中医调养膏方丛书

丛书主编 巴元明

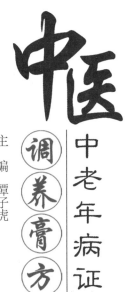

中医 中老年病证

调养膏方

主编 谭子虎
副主编 刘煜 杨琼

长江出版传媒
湖北科学技术出版社

图书在版编目（ＣＩＰ）数据

中医中老年病证调养膏方 / 谭子虎主编. -- 武汉 ：
湖北科学技术出版社，2021.8
　（中医调养膏方丛书 / 巴元明主编）
　ISBN 978-7-5706-0949-9

　Ⅰ．①中… Ⅱ．①谭… Ⅲ．①老年病－膏剂－方书
Ⅳ．①R289.51

　中国版本图书馆 CIP 数据核字(2020)第 233653 号

策　　划：赵襄玲　兰季平　王小芳

责任编辑：张波军　　　　　　　　　　　　　　封面设计：曾雅明

出版发行：湖北科学技术出版社　　　　　　　　电话：027-87679468

地　　址：武汉市雄楚大街 268 号　　　　　　　邮编：430070

　　　　　（湖北出版文化城 B 座 13-14 层）

网　　址：http：//www.hbstp.com.cn

印　　刷：武汉邮科印务有限公司　　　　　　　　　　　邮编：430205

700×1000　　　　　　　1/16　　　　　　　24.25 印张　　　310 千字

2021 年 8 月第 1 版　　　　　　　　　2021 年 8 月第 1 次印刷

定价：58.00 元

"中医调养膏方丛书"编委会

主　编　巴元明

编　委　（以姓氏笔画为序）

丁　霈	于晓林	万　君	王　平	王　芳	王　玲	王　爽
王　敏	王元元	王文广	王亦宸	王安锋	王志宏	王林群
王闻婧	王甜甜	王琦苑	王紫琳	尹绪文	邓阿黎	甘爱萍
左新河	龙剑文	卢园园	叶　松	田　曼	乐　芹	皮先明
朱　晶	朱光建	任　朦	华　川	华　丽	向庆伟	向希雄
刘　洋	刘　煜	刘　静	刘汉玉	刘进进	刘夏清	刘晓鹰
刘嘉敏	关　冰	祁正亮	许方雷	杜俊峰	李　卉	李　扬
李　鸣	李　恒	李玉婷	李成银	李伟男	李贤炜	李金彩
李恒飞	李晓东	李路扬	杨　波	杨　琳	杨　琼	杨海涛
肖红慧	肖金凤	吴　双	吴　伟	吴辉坤	何堂清	余昇昇
余新健	邹银水	张　恒	张　萌	张　群	张　馨	张仁谦
张远梅	张金金	张思沅	张雪荣	陈　延	陈　瑶	陈伟栋
陈宏慈	陈继东	陈雪莲	林雪娇	罗俊华	罗接红	牧亚峰
岳维真	金　实	金　晶	周　易	周　毅	周忠明	周珊珊
郑明明	房璁璁	赵　勇	赵井苓	赵易平	赵诗超	胡　勇
胡刚明	胡锦庆	柳　阳	柳　强	柳　慧	柳弘汉	段云雁
姜惠中	秦丹梅	夏　晶	夏方妹	夏新红	钱　蓉	倪慧敏
徐　琦	徐　静	徐忆芳	徐克菲	徐敏芳	徐婧文	郭　逸
郭　琳	唐卓婷	黄　超	黄　鹤	黄正德	黄金铃	黄晓琳
梅应兵	曹秋实	龚　甜	龚红卫	章　炯	梁禄灵	彭　真
彭　朗	彭文静	喻秀兰	程　伟	程淑玲	鲁艳芳	鲁晓斌
谢　敏	谢立寒	蔡精灵	裴　迅	漆文杰	谭子虎	潘　力
潘丹烨	薛　雪	霍文丽	鞠梦莹			

《中医中老年病证调养膏方》
编委会

主　编　谭子虎

副主编　刘　煜　杨　琼

编　委　（以姓氏笔画为序）

王林群　巴元明　向庆伟　刘进进　祁正亮　李　鸣

李贤炜　张　馨　陈　延　陈宏慈　赵诗超　柳弘汉

梅应兵　彭　朗　蔡精灵

世界卫生组织（WHO）在《迎接 21 世纪的挑战》报告中指出："21世纪的医学，不应继续以疾病为主要研究对象，而应以人类健康作为医学研究的主要方向。"当今医学发展的趋势已由"以治病为目的的对高科技的无限追求"，转向"预防疾病与损伤，维持和提高健康水平"。对于我们每个人来说，健康是根本，是实现自我价值和社会价值的基石，拥有健康就拥有希望、拥有未来、拥有幸福，失去健康就失去了一切。随着医学目的和医学模式的转变，以及人们的健康意识进一步增强，"治未病"的理念与实践被提到前所未有的高度。

"治未病"是中医学重要的预防思想，体现了中医学先进和超前的医学理念，在几千年来的中医药防治疾病实践中，始终焕发着活力和光辉。中医学理论奠基之作《黄帝内经》中有这样一段著名的论述："圣人不治已病治未病，不治已乱治未乱，此之谓也。"这里的"治"，并不单纯指治疗，还含有管理、治理、研究等内容。"治未病"的理念，重在指导人们做到防患于未然，平时就要防病，有了小病就要注意阻止其酿成大患，在病变来临之际要防止其进一步恶化，这样才能掌握健康的主动权，即所谓"消未起之祸，治未病之疾，医之于无事之前，不追于既逝之后"。

在中医学漫长的发展进程中，"治未病"实践一直贯穿始终，总结了大量的养生保健和预防疾病的方法及手段，具有鲜明的特色和显著的优势。历代医家均强调以养生为要务，认为养生保健是实现"治未病"的根本手段，"与其救疗于有疾之后，不若摄养于无疾之先"，形成了独具特色的中华养生文化。对此，英国学者李约瑟说："在世界文化当中，唯独中国人的养生学是其他民族所没有的。"在药物养生方面，从古至今亦积累了丰富的经验。我国最早的药物专著《神农本草经》中载有大量延缓衰老的药物。以后葛洪的《肘后备急方》、孙思邈的《备急千金要方》等，都载有许多益寿延年的方剂。

鉴于此，为确保本丛书质量，我们组织了编委会，分为10个分册出版，各分册主编都是该领域的权威和专家，编写人员也都是经验丰富的临床工作者。

我衷心地希望此丛书对广大读者能有所帮助，是为序。

膏者，滋也，即滋补之意，中医膏方渊源悠久，流传至今。平常所说的膏方是指内服膏滋，是依据中医理论，为个人量身定制的一种兼顾补养与治疗，经特殊加工制成比较稠厚的内服膏状中药，是一种绿色保健养生制剂。膏方进补不仅能调养身体，还能增强体质，提高机体的抗病能力，延年益寿。

内服膏方是汤药（煎剂）浓缩演变发展而来，凡汤剂治疗有效者，皆可熬膏服用。膏方历史悠久，可上溯到成书于战国至西汉时期的《黄帝内经》。在《黄帝内经》中就有关于膏剂的记载，如豕膏、马膏是以动物脂肪为基质，主要外用以治疗外、伤科疾病。

现代社会工作、生活压力大，精神紧张，脑力透支，造成人体各项正常生理机能大幅度退化，抗病能力下降，从而使机体处于亚健康状态，这就非常需要适时进行全面整体的调理。经过长期临床实践检验，膏方在改善健康状况等方面的独特作用不可替代。因为中老年人面临的社会压力较大，负担较重，常处于亚健康状态；加之中老年人五脏衰弱、气血津液衰少的特点，对气候的变化、疾病的抵抗能力减弱，情绪的调节能力减弱。

中老年膏滋方的使用要根据中老年人五脏虚损、气血精津液亏虚以及易伤七情的中医体质特点，按体质选择合适的膏方进补。中医理论认为，人的生命活动以阴阳脏腑气血为依据，阴阳脏腑气血平衡则能健康无恙，延年益寿，故《素问·生气通天论》曰："阴平阳秘，精神乃治。"病邪有阴邪、阳邪，人体正气也有阴阳之气，疾病的发生就是阴阳失去相对平衡，出现阴阳偏盛或阴阳偏衰的结果。因此，利用药物的偏胜之性，来纠正人体阴阳气血的不平衡，"阴平阳秘，精神乃治"，是中医养生和治病的基本思想，也是制定膏方的主要原则。

膏方一般由 20 味左右的中药组成，属大方、复方范畴，且服用时间较长，因此，制定膏方更应注重针对性。所谓针对性，是指应该针对患者的疾病性质和体质类型，经辨证后配方制膏，一人一方，量体用药，方能达到增强体质、祛病延年的目的。

本书论述了膏方的基本知识，根据中老年的疾病的临床特点，从中老年常见心系、肺系、脾胃病、内分泌代谢疾病、风湿免疫病、血液病、神经系统疾病、睡眠障碍疾病、泌尿生殖疾病、妇科疾病、骨关节病以及皮肤病多方面进行系统论述，并设亚健康调理与中老年养生膏方，旨在因病辨证，调理中老年人脏腑、气血、阴阳各方面不足，促使机体恢复，并为广大中老年人提供实用方便的膏方知识，以助于践行"健康中国"的使命。

编者

2021 年 8 月

中医中老年病证调养膏方

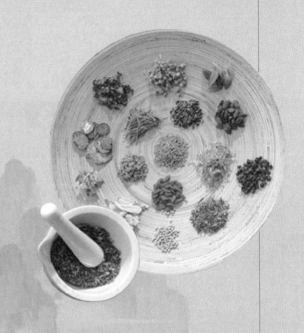

第一章

中老年膏方概述

一、膏方的中医学概念

膏方，又叫膏剂，以其剂型为名，属于中医里丸、散、膏、丹、酒、露、汤、锭八种剂型之一。膏者，滋也，即滋补之意。平常所说的膏方是指内服膏滋，是依据中医理论，为个人量身定制的一种兼顾补养与治疗，经特殊加工制成比较稠厚的内服膏状中药，是一种绿色保健养生制剂。膏方进补不仅能调养身体，还能增强体质，提高机体的抗病能力，延年益寿。

内服膏滋是由汤药（煎剂）浓缩演变发展而来，凡汤丸之有效者，皆可熬膏服用，其有相当漫长的发展历史。

膏的含义较广：如指物，以油脂为膏；如指形态，以凝而不固称膏；如指口味，以甘姜滑腴为膏，《山海经》中曾说"言味好皆滑为膏"；如指内容，以为物之精粹；如指作用，以滋养膏润为长。膏剂有外敷和内服两种，外敷膏剂是中医外治法中常用药物剂型，除用于皮肤、疮疡等疾患以外，还在内科和妇科等病症中使用。

内服膏剂，后来又称为膏方，因其起到滋补作用，也有人称其为滋补药，广泛地使用于内、外、妇、儿、伤骨、眼耳鼻喉等科疾患及大病后体虚者。

在中医理论里，膏方是一种具有高级营养滋补和治疗预防综合作用的成药。它是在大型复方汤剂的基础上，根据各人的不同体质、不同临床表现而确立不同处方，经浓煎后掺入某些辅料而制成的一种稠厚状半流质或冻状剂型。

膏方是根据个人的体质特点，经过辨证论治，一人一方开小灶，膏方可全面调理脏腑，具有补虚扶弱、补中寓治、治中寓补、随病加减、量体施方、灵活功专、无毒高效、简易易服、省时省力等特点，可以长期服用，被誉为最具个性化的成药。膏方与汤剂相比，主要优点在于服用方便，膏方制成后，每天开水冲饮或直接吞服即可，减少了汤剂每天煎煮的麻烦，同时膏方含适量糖分，口感较好，老少皆宜，无汤剂味苦难服之忧。另外，膏方是煎煮浓缩而成，集中了药物中的精华，量少而纯，不含纤维素及杂质，服用起来不损伤胃气，便于消化吸收，药效温和持久，对于平素胃肠功能不佳、体弱多病者尤为适宜。

二、冬令进补与膏方的渊源

1. 冬令进补

冬令进补是我国民间的习俗，有着悠久的历史。中医《素问直解》曰："万物皆生于春，长于夏，收于秋，藏于冬，人亦应之。"古人认为冬三月是"生机潜伏，阳气内藏"的季节，要讲究"养藏之道"，也就是说，冬天是一年四季中保养、积蓄的阶段。冬天人们食欲大增，脾胃运化转旺，此时进补能更好地发挥补药的作用，可以说是投资少，见效快。

冬令进补的种类：

（1）补膏。又称膏方，是将药物浓浓地煎汤，再加入阿胶、鹿角胶、龟板胶等胶质药物，共同煎熬成膏状，根据需要，可加入冰糖或饴糖等矫味。服用时，取一汤匙补膏，放在杯中以开水冲服，十分方便。配制补膏最好请医生根据患者体质与所患疾病，辨证与辨病相结合，进行处方，如同量体裁衣一样，制成完全适合于患者的特点的补膏。

（2）药酒。即将药物浸酒，使药物的有效成分溶解于酒中，服用后可借酒的药力，促进药物疗效最大程度地发挥。由于酒性本热，走而不守，有调和气血，贯通脉络，振阳除寒，祛湿散风之效，一般适用于能够饮酒、体质偏寒者。

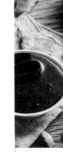

（3）药膳。药膳是中药与食物组合后，通过烹调加工而成的美味佳肴，它具有强身延年、防治疾病的功效。食补也应辨证而施，阳热体质的人不宜多服生姜、大蒜、辣椒、羊肉和狗肉等温性食物，阴寒体质的人，不宜多进水果、冷饮、鸭子、蛏子、蛤蜊等凉性食品。否则达不到进补目的，反而易致疾病丛生。

（4）中成药。中成药进补是指通过服用具有补益作用的中成药来达到进补的目的。如阴虚者常用六味地黄丸、左归丸，阳虚者常用金匮肾气丸、右归丸，气虚者常用补中益气汤，血虚者常用归脾丸等。

在诸多补品中，既体现辨证论治特色，又按传统经验特制的膏滋药，尤适合于冬令进补。因此，冬季也就是服用膏方的最佳时期，民间常讲"冬天进补，春天打虎"。

2. 膏方

内服膏方是汤药（煎剂）浓缩演变发展而来，凡汤剂治疗有效者，皆可熬膏服用。膏方历史悠久，可上溯到成书于战国至西汉时期的《黄帝内经》。在《黄帝内经》中就有关于膏剂的记载，如豕膏、马膏是以动物脂肪为基质，主要外用以治疗外、伤科疾病。

膏方由皮肤外敷，逐步发展到五官科外用或内服治疗疾病，是膏方运用的一大进展。东汉末年，《金匮要略》中的一些所谓"煎"，已与现代膏方的制作方法十分相似，如大乌头煎、猪膏发煎的制法就是现代一般制膏滋方的方法，这也是膏滋方内服的最早记录。南北朝《小品方》有单地黄煎，是最早的滋补膏方。唐代《千金方》中有个别"煎"方已与现代膏滋方完全一致，如苏子煎；王焘《外台秘要》有"煎方六首"。

宋朝膏逐渐代替煎，基本沿袭唐代风格，用途日趋广泛，如南宋《洪氏集验方》收载的琼玉膏，沿用全今。同时膏方中含有动物类药的习惯也流传下来，如《圣济总录》栝蒌根膏，此时膏方兼有治病和滋养的作用。

明清膏方更趋完善和成熟，表现为膏方的命名正规、制作规范，"膏"专指滋补类方剂，"煎"指水煎剂；数量大大增加，临床运用更加广泛。

明朝膏方取得了长足的进步，不论是小型方书，或大中型的医学书籍，均备载膏方。流传至今的膏方有洪基《摄生总要》"龟鹿二仙膏"、龚廷贤《寿世保元》"茯苓膏"以及张景岳的"两仪膏"，《摄生秘剖》中收录二冬膏、玄极膏、山梨膏等方，《赤水玄珠》所载膏方则组成更为复杂。清朝膏方的发展甚为繁荣，上至宫廷，下至民间，良方迭出，运用甚为广泛，制作也考究繁杂。民间医家医案众多，百家争鸣，各有特色。

清代膏方不仅在民间流传，宫廷中亦广泛使用，如《慈禧光绪医方选议》有内服膏滋方近30首。晚清时膏方组成渐复杂，如张聿青《膏方》中膏方用药往往已达二三十味，甚至更多，收膏时常选加阿胶、鹿角胶等，并强调辨证而施，对后世医家影响较大。

"理脾和胃除湿膏：光绪十七年九月十三日，茯苓五钱，陈皮四钱，白术四钱，薏米五钱，炒山药三钱，炒石斛五钱，麦冬四钱，焦三仙各二钱，扁豆五钱，炒茵陈四钱，菊花三钱，甘草三钱，共以水煎透，去渣，加蜜炼成膏。每服二钱，白水冲服。

本方旨在淡渗健脾，清热除湿。

调肝和胃膏：光绪十年五月一十九日，党参三钱，生杭芍四钱，金石斛四钱，桑叶四钱，竹茹三钱，焦三仙九钱，广木香八分，枳壳二钱，橘红一钱五分，生甘草一钱，生於术二钱，共以水熬透，去渣，再透浓汁，兑炼蜜收膏。每服五钱，白开水冲服。

本方调肝和胃，重用生杭芍，切中西太后肝阴亏虚、脾胃不和之证情。"

至近代，膏方续有发展。如秦伯未、蒲辅周等，在调理慢性病时，很喜欢用膏丸缓图，临床治验甚多，近代名家丁甘仁亦擅长以膏论治。综观古今，可见膏方之源远流长。除了上述补益膏剂之外，还有诸

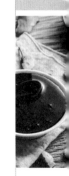

种具有其他功效的夏枯草膏、蒲公英膏、忍冬膏等等，可谓丰富多彩，实为我国传统医药学宝库中之一大宝藏，应当好好继承、整理、研究。

三、"阴平阳秘，以衡为补"—— 传统医学的整体观念

中医理论认为，人的生命活动以阴阳脏腑气血为依据，阴阳脏腑气血平衡则能健康无恙，延年益寿，故《素问·生气通天论》曰："阴平阳秘，精神乃治。"《阴阳应象大论》曰："阳盛则热，阴盛则寒。"《调经论》又曰："阳盛则外热，阴盛则内寒。"即阳邪偏盛表现为实热证，阴邪偏盛表现为实寒证。《调经论》曰："阳虚则外寒，阴虚则内热"，即阳气偏衰，表现为虚寒证，阴精、阴液偏衰表现为虚热证。阴阳失调既是疾病产生的原因，也是人体衰老的根源。所以治疗上就相应提出调整阴阳，以平为期。《至真要大论》曰："谨察阴阳所在而调之，以平为期。"病邪有阴邪、阳邪，人体正气也有阴阳之气，疾病的发生就是阴阳失去相对平衡，出现阴阳偏盛或阴阳偏衰的结果。因此，利用药物的偏胜之性，来纠正人体阴阳气血的不平衡，"阴平阳秘，精神乃治"，是中医养生和治病的基本思想，也是制订膏方的主要原则。

临床所及，中老年人脏气渐衰，运化不及，常常呈现虚实夹杂的复杂病理状态，如果对此忽略不见，一味投补，补其有余，实其所实，往往会适得其反。所以膏方用药，既要考虑"形不足者，温之以气""精不足者，补之以味"，又应根据病者的症状，针对瘀血等病理产物，适当加以行气、活血之品，疏其血气，令其条达，而致阴阳平衡，气血条畅。

膏滋一般以补益之品为主组成，既讲补虚，又兼疗疾。

四、膏方的分类及组方原则

1. 膏方的分类

根据膏方中是否含有动物胶或胎盘、鹿鞭等动物药，可将其分

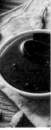

为素膏和荤膏，素膏由中草药组成，不易发霉，四季均可服用；荤膏中则含有动物胶（药），多属温补之剂，且不易久存，一般冬季服用。根据制作过程是否加入蜂蜜将膏方分为清膏和蜜膏，中药煎煮浓缩后直接收膏者为清膏，收膏时加入蜂蜜称为蜜膏（又称"膏滋"），后者尤其适合年老体弱、有慢性病者。

2. 组方原则

膏方一般由 20 味左右的中药组成，属大方、复方范畴，且服用时间较长，因此，制订膏方更应注重针对性。所谓针对性，是指应该针对患者的疾病性质和体质类型，经辨证后配方制膏，一人一方，量体用药，方能达到增强体质、祛病延年的目的。另外，膏方中多含补益气血阴阳的药物，其性黏腻难化，若不顾实际情况，一味纯补峻补，每每会妨碍气血，于健康无益，故配伍用药，至为重要。组方时尤应注意如下几个方面。

（1）辨证立法

膏方不仅是滋补强壮的药品，更是治疗慢性疾病的最佳剂型，所以膏方的制订，首当重视辨证论治。医家应从病者错综复杂的症状中，分析出病因病机病位，衡量正邪之盛衰进退，探求疾病之根源，从而确定固本清源的方药。中医的理、法、方、药特色，必须充分体现在膏方中，这样才能保证治疗的有序和准确。切忌"头痛医头，脚痛医脚"，若用这种方法开出来的膏方，既无理、法、方、药的内容，又无君、臣、佐、使的规律，杂乱无章，患者服后，必定弊多利少。

（2）注重体质差异，量体用药

人体体质的减弱，是病邪得以侵袭、疾病得以产生的主要原因，而体质每因年龄、性别、生活境遇、先天禀赋、后天调养等不同而各有差异，故选方用药也因人而异。如老年人脏气衰退，气血运行迟缓，膏方中多佐行气活血之品；妇女以肝为先天，易肝气郁滞，故宜辅以疏肝解郁之药；小儿为纯阳之体，不能过早服用补品，如果确实需要，多以甘淡之品调养，如四君子、六味地黄等；中年人

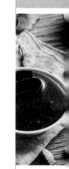

负担堪重，又多七情劳逸所伤，治疗时多需补泻兼施。除此以外，又有诸多个体差异，均需详细分析，根据具体情况，制订不同的治疗计划。

（3）调畅气血阴阳，以平为期

利用药物的偏胜之性，来纠正人体阴阳气血的不平衡，以求"阴平阳秘，精神乃治"，是中医养生和治病的基本思想，也是制订膏方的主要原则。临床所及，中老年人脏气渐衰，运化不及，常常呈现虚实夹杂的复杂病理状态，如果对此忽略不见，一味投补，补其有余，实其所实，往往会适得其反。所以膏方用药，既要考虑"形不足者，温之以气""精不足者，补之以味"，又应根据病者的症状，针对瘀血等病理产物，适当加以行气、活血之品，疏其血气，令其条达，而致阴阳平衡。

（4）斡旋脾胃升降，以喜为补

清代著名医家叶天士曾谓"食物自适者即胃喜为补"，为临床药物治疗及食物调养的重要法则，同样适合于膏方的制订。口服膏方后，胃中舒服，能消化吸收，方可达到补益的目的，故制订膏方，总宜佐以运脾健胃之品，或取檀香拌炒麦芽，以醒脾开胃；或用桔梗、枳壳，以升降相因；或配伍陈皮、楂曲以消食化积；尤其是苍术一味，气味辛香，为运脾要药，加入众多滋腻补品中，则能消除补药黏腻之性，以资脾胃运化之功。中医习惯在服用膏方进补前，服一些开路药，或祛除外邪，或消除宿滞，或运脾健胃，处处照顾脾胃的运化功能，确具至理。

（5）着意通补相兼，动静结合

用膏方进补期间，既不能一味呆补，又不宜孟浪攻泄，而常取通补兼施、动静相合、并行不悖的方法。民间常以驴皮膏进补，时有腹胀便溏等不良反应发生，多因其不符合"通补相兼，动静结合"的原则。补品为"静药"，必须配合辛香走窜之"动药"，动静结合，才能补而不滞。临床可针对中老年人常见的心脑血管病，如高血压、

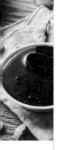

高血脂、冠心病、脑梗死、糖尿病等，辨证选用"动药"，例如取附子温寒解凝，振奋心阳；取大黄、决明子通腑排毒，降低血脂；取葛根、丹参活血化瘀，净化血液等，与补药相配，相使相成，而起到固本清源之效。

另外四时之气的升降沉浮对疾病会有不同程度的影响，古代医家据此提出随时为病、当随病制方的治疗思想。如金元医家李杲在《脾胃论·脾胃将理法》中提出："春时有疾，于所用药内加清凉风药，夏月有疾加大寒之药，秋月有疾加温气之药，冬月有疾加大热药，是不绝生化之源也。"说明春天多风邪为患，须在方中加入祛风药，如荆芥、薄荷、菊花、桑叶之类；夏天有病多热疾，须加适量的寒凉药，如黄连、黄芩、石膏、知母之类；秋天有病多燥邪，宜加入温润气分药，如杏仁、紫苏叶、桔梗、沙参之类；冬天有病多寒邪，宜加入一些温热药，如附子、干姜之属。注意用药与四时相应，以适应温、热、寒、凉、升、降、沉、浮的规律，不绝生化之源。受这种思想的影响，结合各个季节的易发病症，则可以在不同的时令，根据病情及气候，采用相应的四时用药法，随证应变，亦可以用膏方的形式来治病及防病。故膏方不仅仅局限于冬令时节应用。

膏方之制订，遵循辨证论治法度，具备理、法、方、药之程序，不仅养生，更能治病。因膏方服用时间长，医者必须深思熟虑，立方力求平稳，不能小有偏差。偶有疏忽，与病情不合。故开一般处方易，而膏方之制定难。膏方是一门学问，又属中华文化之遗泽，应当传承不息，发扬光大。

五、膏方的原料及制作

好膏需要好药材。最好的药，才能做出最好的膏方，所以在做膏方时，对膏方药材的道地性要求很高，古代本草谈药材必谈产地，以示正宗。同样一味药，道地药材的价值要比普通药材高 1 ~ 2 倍，甚至更高，也只有好药材，药力才会高。只有用好药，配好方，才

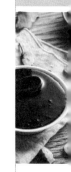

能熬出好膏方，祛病养生保健康。一般阿胶、人参等是膏方"君药"，最为中医保养所推崇。阿胶味甘性平，入肺、肝、肾经，不但是滋阴补血之上品，而且可以保持膏剂的稠厚度，是收膏必备之药。所以对于熬制膏方，阿胶的正宗性和地道性也很重要。《本草纲目》明确记载："阿胶，出东阿，故名阿胶。"其正宗性可见一斑。山东东阿县的地下水是制作阿胶必不可少的原料，同时也是为什么东阿产的阿胶最独特、最道地之所在。所以，配制膏方所用的阿胶最好是采用东阿产的道地阿胶，也只有这样才能确保膏方的品质和疗效。其次，膏方的品质与制膏的工艺也有很大的关系。行内熬膏有七字诀：浸、煎、榨、化、滤、熬、收。熬膏需要一套流程和制度。

1. 膏方的原料组成

（1）中药饮片。一般需辨证施治，根据个人情况而不同，一人一方，一般 20 味左右。

（2）细料药。是膏方处方中较为贵重药物的统称，是体现补益虚损的重要部分。使用时可煎、研粉（超微）等方法的选择。

动物：羚羊角、鹿茸、海龙、海马、珍珠、紫河车、蛤蚧、熊胆等。

植物：西红花、三七、冬虫夏草、人参、红参、西洋参等。

（3）药食两用的补益药。黑芝麻、核桃仁、桂圆等。

（4）胶类药。膏方中阿胶、鹿角胶、龟板胶、鳖甲胶等的统称。

阿胶：养血止血，滋阴润肺。

鹿角胶：温肾助阳，生精补髓，活血散结。

龟板胶：滋阴潜阳，补肾，健骨。

鳖甲胶：滋阴潜阳，软坚散结。

功效：补益虚损，助于膏滋固定成形的作用。

用量：每料膏方参考用量为 200g 左右。

用法：可单选一味，或多胶合用。应先将选用的胶类用黄酒浸泡软化，隔水炖烊备用。

（5）糖类有蜂蜜、白糖、红糖、冰糖、饴糖、甜菊糖、木糖醇、

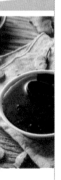

元贞糖、阿斯巴甜等。

作用：可改善膏方的口感，补益缓中作用，有助于膏方的固定成形。

用量：每料膏方用量为 250～500g 左右。

用法：制膏前须做预加工。阳虚气虚者用红糖；阴虚者用冰糖；糖尿病、心血管病者宜用木糖醇、元贞糖、阿斯巴甜等。

蜂蜜有滋润、补中解毒防腐的作用。

（6）其他辅料。常用黄酒、浸泡荤胶。

性味：其味甘辛，大热。

功效：活血通络，散寒，矫味去腥。

用量：每 250～500g 药胶可辅配 250g 黄酒。

用法：胶类用黄酒浸泡软化，隔水炖烊。

2. 膏方的制作

膏方的功效毋庸置疑，而其制作过程同样非常讲究，膏方的定制加工流程，主要为如下七个步骤：

（1）配方

方法：将饮片、细料和辅料配齐分装。

通常内服膏方有两种类型，一种是可以在药房买到的现成膏方药，如治疗咳嗽的"枇杷膏"，治疗痛经的"益母膏"，治疗体虚多病的"十全大补膏"等，这一类膏方药，大多药物组成简单，作用单纯。另一种是必须根据自己的体质和疾病，经过医生全面诊断和辨证以后拟定的膏方，一般应该先采用汤剂处方诊治服用一段时间，确定有效之后，将有效处方的用量增大 10～15 倍以上，即成为一次拟定的膏方剂量。

（2）浸药

浸泡制作膏方的药材，浸泡药材是做膏方的第一步，一般都要浸泡 24 小时，要用冷水，这样才能把药材中的有效成分泡出来，这是保证膏方质量的第一步。

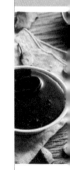

方法：饮片以专用容器加水适量，充分浸透 24 小时。

将药物和匀后，放入有盖的容器内，容器以砂锅最佳，也可用铜锅或搪瓷锅、铝锅，但不可用铁锅，以免引起化学反应。然后在其中加入适量的冷水浸泡，一般以水高出药面 15cm 为度，浸泡时间约 24 小时，这样，药物中的有效成分容易煎出来。

（3）提取

又叫"煎煮清膏"。第一道煎煮，开始时用武火加温，沸腾后改用文火慢煎。为了防止粘锅，要用竹铲不断搅拌。

方法：浸透饮片入药锅，一开始用大火煎，先煎到沸腾，再改用小火，一边煎一边搅拌去除表面泡沫。煮到 2~3 小时，过滤取出药液，药渣加冷水再煎。这样反复 3 次，合并药液。关键是一定要确保煎满"三汁"才行。"三汁"是非常有讲究的，第一汁是为了让药材可以充分吸收，第二汁是为了把药材的成分煎出来，第三汁是为了能让药材彻底吸收。一环扣一环，缺一不可。

因为大部分药，在煎膏锅里都要煎 2 次以上，药量很多的话，就要 3 次，这样才能完全把精华煎出来。俗话说"煎药要煎透"。所谓"透"，就是恰如其分的意思。先用大火将药液煮沸，再用小火煎煮，保持微沸，煎煮时应及时搅拌，并去除浮于表面的泡沫，以免药液溢出，煮至 2 小时后，过滤取出药液，药渣续加冷水再煎，第二次加水量一般以淹没药料即可，如法煎煮 3 次为度，合并药液，静置沉淀，再用四层纱布过滤 3 次，尽量减少药液中的杂质。

（4）浓缩

方法：取过滤后的药液置入药锅中，加入另煎细料药液，加热至沸，撇去浮沫。将煎出的药液再放在小火上煎煮蒸发浓缩，同时不断用筷子或竹扁搅动药液，防止焦化，逐渐形成稠膏状，趁热用筷子或竹扁取浓缩的药液滴于干燥皮纸上，以滴膏周围不见水迹为度。此谓清膏。至于人参、冬虫夏草等贵重药物，则不宜与他药同煎，以免造成浪费，应该用小火另煎浓汁，于收膏时将药汁冲入，或将

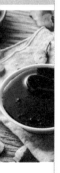

人参、冬虫夏草研成细粉，于收膏时调入膏中亦可，这样可以充分发挥其药效。

（5）收膏

方法：在浓缩药液中加入胶类、黄酒和糖类细料，不断搅拌至胶块完全烊化，倒入药锅继续加热搅拌至药汁滴下呈线或柱，再加入贵重细料，充分搅拌成膏滋。在稠膏状的药液中加入阿胶、龟板胶、鹿角胶等胶剂和适量蜂蜜或冰糖、蔗糖，用小火煎熬并不断用筷子搅拌和匀的过程就是收膏。糖类和胶类的配料，均应根据需要选用，例如阴血虚弱者，可选用驴皮胶、龟板胶；阳气虚弱者，可选用鹿角胶；阴阳两虚者，可选用龟鹿二仙胶；便秘者可选用蜂蜜；糖尿病患者可避免用糖类；肝病者可不用黄酒浸胶等。在这一过程中，重点强调了"滴药如柱"和"挂旗"两个特殊名词。所谓"滴药如柱"，就是形容整个药液经过熬制后呈现出的黏稠状态。滋补膏收膏的时间要凭经验把握。用竹铲挑起锅内膏转一圈，如果膏成薄片状往下流，行内称"挂旗"，是指在经过了"滴药成柱"的状态之后，滞留在竹扁上的药液由于重力作用所形成的一个个小旗子形状。通常出现这两种情况，就说明这膏滋药快制作好了。这时把果品、人参粉等加入调匀，马上出锅，放在消毒过的容器里就好了。

收膏药包括：①胶类。临床以驴皮胶，即阿胶最为常用，关于用量，笔者通过临床实践体会到，胶类过多会滋腻碍胃，过少则难以凝膏成形，一般情况阿胶可用200g左右。根据患者的体质亦可选用鹿角胶、龟板胶等，但它们胶质较薄，用量要酌加，并宜多胶混用。总之，由于膏滋药的稠度是与胶类、糖类以及饮片中的滋腻药配比有关，因此还须参照具体情况增减胶类用量。②糖类。一般可用冰糖、砂糖、饴糖、蜜糖，但后三者凝膏时的硬度和明洁度均不如前者，因此临床上冰糖为最常用，以滋补药为主的膏滋，冰糖的用量可以掌握在500g左右，要是处方中苦寒药较多，为避免苦寒伤脾败胃，冰糖可用至1kg左右。

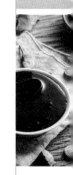

（6）分装

方法：膏滋乘热快速倒入事先清洗、消毒过的专用容器（瓦罐一料一罐，玻璃瓶一料 4～6 瓶）内，或进入自动分装机内分装（每袋 20g，一料约 60 袋）。

（7）凉膏

方法：膏方定制成品在净化环境中凉放备取。

膏方的收藏也是重要的一环，如收藏不妥，极易变霉变质，影响药效。一般存放膏方的容器以瓷罐为宜，切不可用金属的锅、罐存放，以免引起化学反应。膏方由多味药材配伍熬制而成，不含任何防腐剂，在同样冷藏保存的条件下，瓷罐比其他材质盛器更安全。一料膏方通常可服用 4～8 周，所以放置的环境以阴凉干燥为好，如避阳之处或冰箱内。因膏方中糖分含量高，且其中还含有动物蛋白，温度一高容易变质发霉。所以，一般膏滋药应放在阴凉处，如冰箱里或朝北房间，避免靠近厨房炉火边，以防温度过高而霉变。每天取用膏滋药时，不要每次换一只汤匙去掏，以免每天将水分带进罐里促进发霉。最好准备一个小罐，放上一个星期用量，吃完后再添加，既方便又卫生。

中药膏滋是祖国医学的重要组成部分之一，由于其服用方便，较易贮存，疗效显著，特别适用于需滋补的患者，故深受广大患者欢迎。膏滋的处方须医生根据患者的病情和体质辨证施方，其制作可委托医院代为加工，也可以在家中自行煎制，但操作质量将直接影响疗效，因此，必须规范制作。

六、膏方适应人群

1. 亚健康人群

现代都市人由于高强度快节奏的工作、生活不规律、饮酒、吸烟等原因，出现疲劳、失眠、感冒等亚健康状态，可以通过冬令进补服用膏方增强体质，提高生活质量，恢复健康状态。

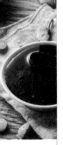

（1）工作压力较大，体力消耗过多，常感乏力倦怠，睡眠不佳的青年人。

（2）无慢性疾病，但身体虚弱，易反复感冒者。

（3）体质下降，常常觉得力不从心的中老年人。

（4）女性产后恢复期，更年期及畏寒肢冷、月经不调、大便秘结者。

（5）肿瘤病人放化疗后体质虚弱者。

（6）性功能低下者。

2. 慢性病患者及体质虚弱者

有慢性疾病史、经治疗后病情稳定者，可以根据季节，结合病症，一边施补，一边治病，这样对疾病的治疗和康复，作用更大。慢性病患者全身机能低下，体质虚弱，抵抗力差，服用膏方，不仅可以补充能量，提高机体免疫力，增强抗病能力，还能治疗所患疾病，改善体质。

3. 肿瘤及手术后患者

肿瘤病人放疗、化疗后以及手术后病人服用膏方，可以补益气血，扶正固本，有效改善身体状态，达到延年益寿的效果。

4. 中老年人群

中老年人人体的各种机能，都将随着年龄的增长，而趋向衰退，而冬令进补，则能增强体质，延缓衰老。

5. 女性

对于女性来说，脾胃主全身元气，脾胃虚弱，元气不足，就容易造成女性的衰老；当脾胃正常运转时，全身的营养不断得到补充，人的抗衰老能力、生命力随之增强，脸部就会红润，皮肤就会充满光泽和弹性。女性畏寒肢冷、面色差、更年期综合征等，通过膏方进补，可以恢复脏腑气血阴阳平衡，还能起到驻容养颜、抗衰老的作用。

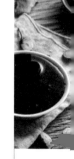

6. 儿童

小儿根据生长需要可以适当进补,尤其是小儿反复呼吸道感染,久咳不愈,厌食、贫血等体虚的患儿宜于调补。

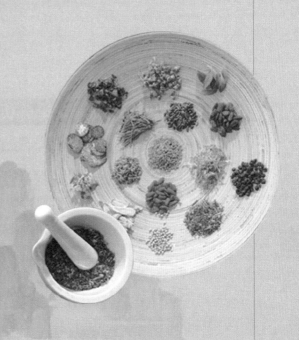

第二章

中老年病的临床特点

一、中老年病中医理论分析

中老年病是随着年龄增长而易发生的一系列疾病，与人体的衰老密切相关。衰老是与多种因素相关的人体变化。遗传因素、自由基增多、体细胞突变、蛋白质合成差错、免疫功能下降、内分泌功能减低、有害物质蓄积、器官功能减退、微量元素代谢异常等。

（一）中老年病的特点

1. 三大特征

①脆弱性：衰老可使机体功能、适应能力、抵抗力均下降；②特殊性：老年人和成年人患一种疾病，虽然疾病本质相同，但由于发生在衰老的机体，所以诊疗和预后有不同之处；③高危性：与成年人相比，并发症与药物不良反应多，手术危险性大，病死率高。

2. 临床特点

①多病共存：北京医院统计 60 ~ 69 岁人组人均患 9.7 种疾病；②起病缓慢：如糖尿病、骨质疏松、痴呆等较长时间内无症状，无法确定其发病时间；③变化迅速：虽然起病隐匿，但当疾病发展到一定阶段，一旦发生应激反应，可使原来勉强维持代偿状态的器官发生功能衰竭，导致病情变化，数小时内达到极点；④发病方式独特：75 岁以上老年人最脆弱的部位是脑、心血管、下尿路等；⑤临床表现不典型：由于疾病的特异症状，共存的多种疾病之间的相互影响，亚临床型多和非老年病医师对老年病特点认识不足等；⑥并发症多；⑦药物不良反应多。

3. 五联征

无论何种疾病发作，都以跌倒、不想活动、精神症状、大小便失禁和生活能力丧失等老年病五联征之一或几项表现出来。

（二）中老年人五脏病变的特点和症候表现

（1）肾脏的病理变化和症候表现。中老年人肾气日衰，肾精不充，清窍失养，则精神萎靡而健忘，耳聋；肾虚，骨髓失养，骨弱无力，则腰膝酸软；肾主二阴，肾气不充，二阴不固，则大小便失禁，阳痿遗精；肾虚，元阳衰微，则畏寒，肢冷，手足不温，倦怠踡卧。故老年人肾精不足者，常可出现耳目失聪、健忘、精神萎靡；腰酸、腿软、阳痿、遗精、两便失禁等证。高龄老人还会出现畏寒肢冷、手足不温、倦怠踡卧等症。

（2）肝脏病理变化和症候表现。肝藏血，指肝是储藏血液的脏器，具有调节周身血量的作用，所谓"人动则血运于诸经，人静则血归于肝脏"。肝血充足，则人动静有序，活动自如。然而，老年人肝脏机能趋于衰弱，加之年老生化之源不足，故往往是藏血少而调节力差。中医认为目受血而能视，筋受血而能动，如果肝血不足，使目失其荣，筋失其养。目失其荣，则视物昏花，眼目干涩而眩晕；筋失其养，则拘挛而动作迟缓。肝乃罢极之本，可耐受疲劳，肝血不足，则不胜劳累，稍觉劳累，其症状即加重。故老年人肝血不足者，常可出现眩晕，眼目干涩，视物昏花，筋脉拘挛而动作迟缓等症。

肝主疏泄，可条达气机，疏畅情志，流通血脉。老年人肝木气衰，则消化力弱；疏泄失常，则情志失调。故老年人肝失疏泄者，常可出现不思饮食、胸胁胀满、烦躁易怒等症。

（3）心脏病理变化和症候表现。心主血，主神志。血为心所主，心脏具有推动血液循环，营养全身的机能。心血充盈，则神得以养，精力充沛。老年人心气衰弱，心脏鼓动无力，则心悸而觉心中空虚；汗为心之液，心气虚，心液外泄，则汗出；心血不足，血不养神，

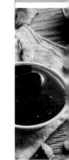

则神疲嗜卧，或失眠、多梦；面、舌均为心之外候，心虚则血不上荣，故面白而舌质淡。

临床上常见的老年患者心悸、胸闷、胸痛等症，均因心气虚弱，心脉瘀阻所致。胸痛，甚则面、唇青紫，冷汗出，四肢厥冷，脉微欲绝，此为心阳暴脱之证，亦属老年病中多见。

（4）脾脏病理变化和症候表现。脾主运化，为气血生化之源。脾运正常，营养充盈，则肌肉丰满，四肢强健有力。老年人脾虚不运，消化吸收机能失常，则食少纳呆，大便溏泻；升降失职，气机阻遏，则脘腹胀满疼痛；脾主四肢肌肉，中气不足，则四肢倦怠、乏力，消瘦；脾主统血，脾虚血失统摄则见出血等证。此外，还有脾虚不运，水湿内停的浮肿；中气下陷的脱肛等，也都是老年脾虚而出现的常见症候。

（5）肺脏病理变化和症候表现。肺主一身之气，通过呼吸，吐故纳新，与自然界大气进行气体交换，以形成胸中之宗气。肺气通调，则水道畅通。老年人肺气虚损，气机壅塞，则呼吸气促，胸闷胸憋；肺气上逆，则生咳嗽。老人虚咳，以干咳无力为其特点；呼吸吐纳不足，则喘息；气虚肌表不固，则汗出；肌肤防御机能减退，则易感冒。故老年人肺气虚损，常见呼吸气促、咳嗽、喘息、胸憋气短、汗出、易感冒等。

（三）中老年人的气血、精津的病变特点和症候表现

年老以后，气血不足，脏腑机能衰退，经络失养，不仅容易衰老，而且还会发生疾病。

气虚，气运不畅，则出现胀满、憋闷；气运不通，经络阻滞，不通则痛。老年人脾胃多虚，脾气虚，则升降失职，水谷不化；若气虚较甚者，还会导致气虚下陷之证。诸如脏器下垂、腹泻、肌肉萎软无力等等。故老年人气虚常表现为气短、乏力、懒言、语言低微、自汗等。

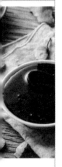

血虚，血不养心则心悸；血不养神，则失眠多梦；心主血，其华在面，心血不足，则面色苍白而无华；肝藏血，其华在爪甲，肝血不足，则爪甲不荣；肌肤失养，则毛发干枯，肌肤干燥；筋脉失养，则肢体麻木。此皆为血虚，机体失养的症候表现。

气为血帅，气虚或气滞，易影响血运不畅，即所谓"气滞则血瘀"。气血瘀滞者，则出现疼痛，甚则出现癥瘕、积聚，以及痹证等。气虚不能摄血，则会导致血不循经，而出现诸种出血之证，如皮肤紫斑、便血、尿血，老年女性还可出现崩漏证。而种种出血症状，又会导致和加重气虚，即所谓"气随血脱"。

精是生命的物质基础，人体之精充盛，则生命力旺盛，长寿不衰；精不足，则生命力衰弱而导致体弱多病，甚至早衰。老年以后，阴精亏损是一个突出的病理变化。精亏，髓海不充，则脑转耳鸣，目眩昏冒；阴精不足，则虚阳浮越，引起阴虚阳亢诸证，如头晕头痛、急躁易怒；阴精亏损，水火不济，心肾不交，则失眠、健忘、虚烦等。

津液是机体内一切水液的总称，有润肌肤、养脏腑、益脑髓、利关节、润孔窍的作用。津液的输布在于三焦气化，老年人脏气虚弱，三焦气化能力不足，故容易出现津液输布失常的症状。津液不得输布，则为水肿；积于关节，则为关节肿胀；积于脏腑，则成湿痰。气化失职，津液不得约束，在外则成汗泄；在上则涕泪俱出，流涎不止；在下则成尿失禁或水泻。老人遗尿、尿频或尿闭不通或点滴而下者多属此证。

我们知道人体的生理机能活动，包括五脏六腑、气血精津，都是以阴阳协调、平衡为健康的保证。老年人的精血虽然已经衰耗，但是体内阴阳仍然应该是相对平衡、相互协调的。只不过这种平衡和协调与一般青壮年相比较，是低度的。正因为如此，老年人对外界的适应能力就会不足，自身平衡的稳定性亦较低。当某些致病因素作用于人体，就会使这种阴阳低度平衡的稳定性遭到破坏，从而发生阴阳失调。阴病，表现为脏腑虚衰，精气血、津液的不足；阳病，

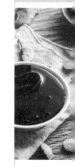

表现为生命活动能力衰减。

中医认为阴虚则生内热，故老年病人属于阴虚者大多表现为低热、盗汗、咽干、心烦、失眠、头晕、便秘、视物昏花、腰膝酸软无力、舌红少苔、脉细数等；当阴虚，筋脉失养时则常常出现肢体颤动、步履不稳等。

阳虚则生内寒，故老年病人属于阳虚者大多表现为畏寒、四肢不温、面色㿠白、精神萎靡、大便溏泄、小便清长、腰膝冷痛、浮肿、阳痿阴缩，舌淡而水滑、脉沉迟等。

（四）中老年人的情志特点

1. 为什么保持情志和调能预防疾病

在2000多年前的中医经典著作《黄帝内经·素问》中就指出"恬淡虚无，真气从之，精神内守，病安从来"，说明精神情绪上要保持清静安宁，不贪欲妄想，就可以保持情志和调，预防疾病；而长期过激或突然剧烈的精神情志活动，超过了人体调节适应范围，往往就会诱发疾病或加重疾病。现代研究也发现，情绪除了可以直接影响神经系统之外，还可影响人的免疫功能、内分泌功能以及机体的其他功能。有很多疾病，人们已经发现与精神情绪有一定的关系。比如溃疡病、高血压病、冠心病、糖尿病、癌症等。

2. 情志过激对五脏的影响

异常的情志活动会伤及人体的五脏六腑，但临床上老年人受异常情志的影响主要是心、肝、脾、肾等病变。

情志过激对心的影响：可出现心悸、怔忡、失眠、健忘或精神恍惚、痴呆或狂乱等症状。情绪过分波动，或长期处于兴奋状态，容易影响心血管系统，造成血管收缩、高血压、心绞痛、心肌梗死。有研究证明，心肌梗死患者中，94%的患者有情绪诱因。此外还包括老年痴呆症、老年精神病等。

情志过激对脾胃的影响：可引起消化不良、消化性溃疡、慢性

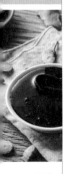

胃炎、慢性结肠炎、慢性肝胆疾病等。

情志过激对肝的影响：可引起高血压、慢性肝胆病、神经功能症、抑郁症等。

情志过激对肾的影响：可引起衰老的提前到来，引起各种老年病的发生。

情志过激还可引起气血不和。

正因为如此，保持情志和调，能起到预防疾病的作用。而安神定志，调节情志则是老年朋友的养生之道。这是精神调节的第一意义。注重精神调养第二意义是有利于疾病的治疗。在人体健康状态下，保持情志、情绪的和调，能够有助于预防疾病的发生，而一旦得了病，良好的情绪有助于体质的改善，疾病的康复。

由此可见，既病之后，不良的情志刺激，会加重病情；但良好的情志则有利于疾病的康复。哪怕在患病期间，舒畅的心情、乐观的情绪、愉快的精神，能使气血和调，阴平阳秘，有利于体质的改善，疾病的康复。

（五）中医"养神"

中医所谓的"养神"，就是调养精神，也是中医养生保健的一个重要内容。神在于养，养神的方法中医有虚静养神和安心养神等内容。首先应乐观愉快，保持心情舒畅。老年人气血俱衰，所以更应注意保持舒畅的心情、开朗的性格、乐观的精神。其次应注重养神，主动调和情志。虽然舒畅情志可以通过各种不同的养生方法，但要做到情志舒畅，特别应注意精神上的调养，也就是强调情志的"自我修养"。

"虚静养神"主张清心寡欲、省思少虑等清静主张，虽有消极之处，但在调养精神保健延年方面，却有可取之处。思想情志上要保持虚静安宁，不贪欲妄想，就可保持情志和调，预防疾病。在虚静养神方面，节制嗜欲，戒除杂念，能使气血和调，保精全神，有

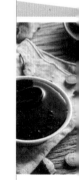

利于健康长寿。

（六）食疗"养神"

饮食对老年人健康很重要，大家都知道中老年人应多吃新鲜蔬菜和水果，少吃荤菜和动物内脏，因为蔬菜、水果里含有维生素、纤维素，而荤菜、内脏里含有胆固醇，过高的胆固醇会引起动脉硬化。这些认识都是有道理的，但是老年人健康饮食的首要前提是合理膳食，就是要做到全面均衡，适量营养。多吃蔬菜、水果，少吃荤菜、内脏，目的也是平衡饮食。中医在长期医疗实践中积累了丰富而宝贵的饮食调理经验，特别强调"药食同源"，饮食调理包括食养和食疗。所谓食养就是应用食物的作用，来防止疾病，促进健康长寿，也就是应用食物养生。所谓食疗，就是应用食物治疗疾病，也包括应用某些食物配合药物促进疾病的康复，中医称之为食疗。

中医传统的饮食调理，主要包括食养、食疗，当然还有另外一些重要内容，比如，有节制的合理进食、良好的饮食习惯，以及饮食忌口等。

中医的饮食调理与老年人的健康长寿关系十分密切。首先，我们大家都知道，饮食是生命活动的需要，人体通过摄取食物获得营养以维持生命活动，也是老年人健康长寿的基本保证。其次，饮食调理得当，不仅可以保持人体的正常功能，提高机体抗病能力，还有食疗的功能，即通过饮食疗法治疗某些疾病。反之饮食不当则可诱发某些疾病或产生一些不良的影响。孙思邈主张："安身之本，以资于食。"《素问·上古天真论》："上古之人，其知道者，法于阴阳，和于术数，饮食有节，起居有常，不妄作劳，故能形与神俱，而尽终其天年，度百岁乃去。"从这段话可以了解到，自古以来，中医都很重视饮食调理，老年人必须"饮食有节"，再配合其他摄生方法，就可使老年人做到健康长寿。

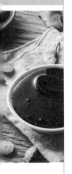

二、中老年期虚损体质特点

（一）中老年人生理特点变化

（1）外貌变化。身高下降（椎间盘脱水变薄），体重减轻（细胞器官组织萎缩、脱水），皮下脂肪减少，过氧化脂质增多而致异常。

（2）水减少。细胞内液的减少，其含水量由 42% 下降至 35%。

（3）细胞数量减少。细胞数量减少，各种细胞数量的减少，一般从成年期以后就开始了。体内钾、氢、脱氧核糖核酸数量减少。

（4）脂肪增加。男性脂肪随增龄变化比女性更明显，青年人占体重百分比为 17% 左右，而老年人可能更多。

（5）神经系统。脑沟增大，脑膜增厚，腔室扩大，脑的水分减少可达 20%，脂褐素（老年色素）含量增加，RNA 含量降低，当增加到一定程度时，可导致细胞萎缩与死亡。

（二）中老年人的五脏虚损——功能衰退

中老年人的全身性退化既包括了功能性的退变，也包括了物质上的衰减，还包括了心理上的衰老。因此，老年人的生理特点可概括为脏腑功能虚损、气血精津液等物质的减少以及心理衰老。

不同的脏器具有不同的功能特点，不同脏器的虚损也有不同的表现。在老年人，人体的各个脏器功能均出现不同程度的衰减。

心：在临床上或在日常生活中经常可以见到许多老年人总感到心悸、胸闷、气短、乏力、不耐久劳、夜寐不安、容易惊醒、眩晕等，而做心电图等检查则又往往是正常的。其实这就是老年人的心脏功能不断老化的表现。因此，我们平时要重视对心脏的保养。

肺：肺主要涉及人的呼吸功能、免疫功能，并与人体的水液代谢有一定的关系。由于老年人肺的通气功能、抵御外邪的能力减退。因此，其耐缺氧能力较差，平时容易外感，且不易恢复，对季节、

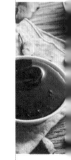

气候的变化、交替适应性差等，易发生呼吸道病变。

脾：脾是人出生以后人体各项功能活动所需营养物质的直接来源，参与人体的水液代谢。人到中年以后，特别是进入老年后，脾的功能出现不同程度的衰减，脾的虚损，主要表现为食欲的减退，或饮食无味，或口味异常，常伴有腹胀、不易消化、大便不调以及肌肉弹性的下降、舌苔腻等。

肝：肝与人体许多功能有关，如人的精神情志活动、饮食的消化吸收、气血的运行、运动平衡、月经生育以及解毒等。中老年人普遍存在着肝脏功能活动的衰减和异常，一是肝的物质不足，出现胁痛、目涩目糊、入夜抽筋、爪甲无华；二是肝的功能衰退和失常，对饮食物的消化吸收调节障碍，则出现食欲不振、腹胀、嗳气、大便失调。

肾：肾与人体的许多功能和生命活动有关，在中老年人中肾亏的现象十分普遍，而且是随年龄增长。肾虚的出现率 40～49 岁为 60%，以后每增长 10 岁，肾虚比例递增 10%，80 岁以上则为 90% 以上。人在进入中老年以后，普遍会出现精力不济、体力下降、发疏发白、牙齿松动脱落、记忆力下降、性欲减退、生殖力下降乃至丧失，腰膝酸软、听力减退、耳鸣、夜尿频多等，这些表现都与肾亏有关。

（三）气血精津液不足——物质缺损

在中医学中，气血精津液既是构成人体又是维持人体生命活动的基本物质。人在步入中老年以后，五脏功能日渐虚损，产生和代谢这些基本物质的功能也逐步减退；而机体对这些物质的需求则有增无减。因此在老年人，各种物质的减少会引起人体众多的生理性改变。下面讲讲气血精津液不足的几种情况。

气血不足。气血衰少在老年人中十分普遍，既有单纯性的气虚或血亏，更多的则是气血两虚。如气虚常常出现神疲乏力，少气懒言等，平素易感、面色无华，多汗，眩晕；血亏则表现为毛发干枯，

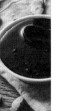

肌肤粗糙,爪甲枯萎,以及心悸失眠,健忘,神疲乏力、视物昏花等等;气血两虚则两者互见。

津亏液少。津液是机体一切水液的总称,对人体具有滋润和营养作用。津液不足则无以润泽皮肤毛发等,出现肌肤粗糙、弹性下降、毛发干枯、皮肤瘙痒;津液不足,润滑无力,肠道干枯则肠燥便秘;津液不足,不能上承口舌,则口干舌燥,入夜尤甚。因此在临床上,老年性皮肤瘙痒、老年性便秘、口干等现象非常常见。

精血不足。虽然引起衰老的原因很多,但目前趋于一致的看法是精血亏虚是人体衰老的核心环节。人在发育到顶峰后,随着年龄的增长,日益出现了精少,从而引起生理性的衰老。精血不足普遍存在于老年人中,而精亏的程度则决定了老年人衰老进程的快慢和衰老程度的轻重。在老年人普遍出现精力不济,体力不支,生殖功能和性欲减退,甚至丧失,两鬓斑白,头发稀疏甚则脱发,牙齿松动甚至脱落,记忆减退,腰膝酸软,容易骨折等等,都是因为精血不足所致。

(四)易伤七情——心理衰老

老年人由于脏腑功能的衰减,气血精亏,从而使精神情志活动所需的营养物质减少;同时因脏腑功能的老化,人的各种感知能力也明显下降,如听觉、嗅觉、视觉、触觉等,致使许多高级而复杂的精神、心理活动出现不同程度的异常变化,因这些活动的本身就是建立在感知功能的基础上。此外,老年人由于其社会角色、社会地位等的改变,多种事件(包括家庭、社会、个人等)的影响,均能刺激、加剧其心理活动,出现种种变化。因此许多老年人都会表现出不同程度的心理衰老,表现形式多种多样,如性格改变、喜怒无常、自负孤独、喜谈往事、自私多疑、睡眠障碍、记忆下降、抑郁焦虑、注意力难以集中,等等。

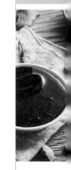

三、中老年病康复预后

中老年人的健康日益成为我们关注的热点，中医强调"三分治，七分养"，坚持"防重于治"的原则，其着重保健养生从根本上防止疾病的发生，并利用药物、针灸疗法、拔罐疗法、推拿疗法、刮痧疗法、敷药法、中药熏洗等中医传统治疗疾病，对中老年病的治疗有着独特的优势。

中老年人的调补原则：延缓衰老的发生或衰老的进程。

精神保养。精神因素在人的养生保健和疾病防治中的作用十分重要和突出，这种作用的重要性常常超出我们的想象。在日常生活中经常可以见到有些人因突受精神刺激和打击，在短时间内会变得很苍老憔悴，甚至一夜白发；也有一些重病不愈的患者因受到好的精神因素的鼓舞而使病情大为好转甚至霍然痊愈，这都说明了精神因素的重要性。因此老年人的养生保健要充分重视对精神的调节和保养，包括道德情操的修养、陶冶，尽可能地少欲望、少杂念、做到随遇而安、知足常乐，也就是中医养生中所提倡的"恬淡虚无"，乐观豁达，保持年轻的心态，并要尽可能多参加一些文娱活动和社交活动。所有这些对健康都是十分有益的。

生活保养。这涉及老年人日常生活中的方方面面，包括饮食保养、运动保养、房事保养等。其中在饮食保养方面应做到食有定时、定量，食不过饱，切忌暴饮暴食。许多研究表明，在一定限度内的节食能在一定程度上延缓衰老。同时饮食的烹调贵在调和，不宜过食刺激性的饮食，并要注意合理的饮食结构，不以自己的饮食嗜好来作为饮食的标准。运动保养对老年人而言同样很重要，通过运动既能促使人的气血运行，经络疏通，又能激发人的机能，但运动必须有节制，不宜过度，同时在运动形式的选择上，不宜过于激烈，像太极拳、慢跑、游泳等较为适合。人在进入老年以后如仍有适度的性生活对健康是有益处的，但房事过度和节欲对健康都有害。

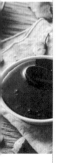

医疗保养。虽然我们今天讨论的是老年人的生理特点，但我们应该知道真正绝对健康的老年人几乎没有，在老年人总存在着这样那样的疾患。因此医疗保养对老年人来讲显得尤为重要。医疗保养至少应包括有病早治和调补防病。

有病早治。我们知道，健康人的生理性衰老的进程十分缓慢，而任何病理性的改变则对人体的伤害性极大，会大大加速衰老的进程，而且老年人患病以后极易变化。因此对老年人要及时发现病情、诊断疾病，有的放矢地治疗。这对老年人的养生保健、延缓衰老具有重要的意义，老年人对此要有清醒的认识，予以高度的重视。

调补防病。这是中医药的优势所在。人在没有疾病，相对健康的时候，应用适当的方法和药物调补身体，增强和改善体质，以加强和提高机体自身的防御能力，这样既可延缓人体的生理性衰老，又能对抗病理性衰老的发生。

四、中老年病膏滋方的使用

（一）中老年膏方应按体质进补

中老年膏滋方的使用要根据中老年人五脏虚损、气血精津液亏虚以及易伤七情的中医体质特点，按体质选择合适膏方进补。人们都认为，膏方进补离不开人参、鹿茸，膏方就是一般保健品，每个人都可以使用。其实，这些观点是非常错误的。这个"补"，应该理解为删多余、补不足，寓固本清源为一体。膏方需要医生正确运用中医基础理论，辨体质、辨症候、辨年龄，进行个体化防病治病的一种独特的治疗手段。

气虚体质的人，表现为神疲倦怠、动则气喘、饮食无味、脉弱无力等，可以选用由人参、黄芪、茯苓、白术等中药制成的膏方。

血虚体质的人，表现为面色苍白、头晕健忘、失眠少神、脉细无力等，可以选用由阿胶、熟地、当归、白芍等中药制成的膏方。

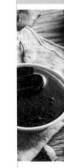

阴虚体质者,表现为形体瘦削、口干咽燥、渴欲饮水、潮热盗汗等,可以选用由麦冬、沙参、龟板胶、枸杞等中药制成的膏方。

阳虚体质者,表现为畏寒肢冷、性欲淡漠、尿频遗尿、腹中冷痛等,可以选用由鹿角胶、杜仲、蛤蚧、核桃仁等中药制成的膏方。

膏方虽好,使用时亦应区别对待,不可盲目使用。

1. 进补的时间

早在唐代,大医学家孙思邈就曾指出"年五十以上,四季勿阙补药",认为人在中年以后,进补不分季节。一般来讲,进补的时间应掌握以下原则。

(1)季节性进补。根据不同季节的特性,选用不同的进补药物。如冬季以滋补、温补为主,秋季以润补为主因秋季较为干燥,夏季以清补为主,春季以柔补为主,而平补则可用于一年四季。

(2)冬令进补。是指在冬至前后进行进补,这是自古以来认为最佳的进补时机。为什么呢?有四个原因。

其一,冬季为封藏之令,也是生发之气始萌之季,在冬季进补可以预防来年的春季患病,所谓"冬令进补,春季打虎"。

其二,冬至前后,气候寒冷,各种活动减少,人的代谢活动相对较为低下;同时人的胃口较好,对各种物质容易吸收。因此,冬令进补有利于对补品的吸收。

其三,大多数滋补品容易变质,不宜储存,遇热则更易变坏。而冬至前后,气候寒冷,一般补品易于储存而不变质。

其四,中药的药品中以温性居多,而冬季对人体的阳气要求较高,损耗也较多,因而需要温补。

(3)随时进补。有些老年人体质虚弱,但靠冬令进补显然无法在短时内改善其虚弱状态,必须长期进补,不分季节。

2. 进补原则

总的原则就是必须遵循"虚则补之",无论是生理性的还是病理性的,只要出现了虚损现象,就可进补。在具体使用时应坚持以

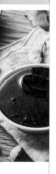

下几点。

（1）长期性。坚持少量、长期、多次、平衡的原则，做到细水长流。老年人的虚损并非短时内所致，有的是生理性，有的是因疾病因素引起。因此在进补时切忌有一口就想吃成胖子的想法。短时内服用大量的补益药物，不但无效，反而会有反作用。只有坚持细水长流的原则，才能从根本上改善体质。同时必须认识到任何一种或一类补益药的长期使用都有可能导致机体的不平衡，因此必须综合进补保持平衡的原则。

（2）个体性。坚持辨证施补，因人而异。在日常生活中经常可以见到朋友之间互相推荐某种补品，但服用以后，有的有效，而有的则无效，甚至出现副作用。这是为什么呢？究其原因就在于每个人的身体、体质状况和虚损状况不一样，自然补益药物的选用也应不同。也就是说，补益药物的选用必须具有个体性。如气虚则补气，可用黄芪、人参类的药物；血虚则补血，用熟地、何首乌、当归等药物；阴虚则补阴，用沙参、枸杞、麦冬等药；阳虚则补阳，可用菟丝子、补骨脂、淫羊藿、杜仲等药物。如是气阴两虚或气血不足，则气阴双补、益气补血。

（3）时段性。所谓的时段性是指膏方的服用必须根据人体的身体状况、气候变化、环境改变等因素而随时调整、停用。这是在服用膏方期间必须遵循的原则。人的身体状况随时在发生变化。在服用膏方期间，如发生了感冒、发热或者腹泻，或其他问题，就应暂时停用膏方。即便该膏方对其很有作用，也应如此。因为在感冒期间，治疗上当以发散祛邪为主，如同时服用膏方，一则浪费，二则唯恐闭门留寇，从而不利于感冒的治疗。同样，发生腹泻时，应以止泻为主。待感冒或腹泻治愈，再开始服用膏方。而季节气候、地理环境的改变，同样会引起人的身体状况的变化，对膏方的服用也应有所调整。

（二）服用膏方应注意的问题

1. 禁忌证

（1）慢性病患者在急性发作阶段不宜服用膏方。

（2）外感急性疾病时不宜服用膏方。

（3）传染病患者在急性期和活动期均不宜服用膏方。

（4）处于经期的女性，以及妊娠者（前3个月之内）不宜服用膏方。

2. 服用前的个体状态调整

（1）心理调节。安定情志，遇事不怒，避免因怒与思虑而损伤肝脾。如遇肝胆失衡，须调治脾肾，配合调泄肝胆，通利水湿。

（2）生理调节。预防感冒。凡遇外感风寒之邪，侵袭人体之后，应先予疏风散寒，调和脾胃。

饮食得当，避免暴饮暴食而大伤脾胃。凡遇有伤食中寒，出现腹胀、腹痛、泄泻等症状，应以散寒消滞、和中化湿之法调整。

3. 服用方法

（1）冲服。取一汤匙膏方置于杯（碗）中，冲入90℃左右的开水，调匀溶解后服用。少数有特殊需要者，也可按医嘱用温热的黄酒冲服。

（2）调服。用适当的汤药或适量黄酒等，隔水炖热，调和均匀服下。主要用于一些胶剂，如阿胶、鹿角胶等的研细末。

（3）含服。将膏滋含在口中慢慢溶化后，咽下膏汁。

服用时段：常规膏方需连续服用50天左右，以冬令膏方为例，是从每年的冬至起，即冬至以后的"一九"开始，到"六九"结束；或服至次年的立春前结束。

服用剂量：膏方每次服用1汤匙，10～20g。

服用时间：常规情况下膏方宜在两餐间服用，每日1～2次。对于主要用于补心脾、安心神的膏方，宜在睡前15～30分钟服用。

其他要求：在进服膏方期间，可适度运动，但要防止劳倦过度，应避免烟酒过度。

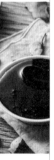

4. "忌口"要求

（1）服用膏方的常规"忌口"要求是避免进食辛辣、肥腻、生冷等不易消化及有特殊刺激性的食物。

（2）服用滋补性膏方不宜饮茶、咖啡、可乐等；人参膏忌服萝卜；首乌膏忌猪、羊血及铁剂。

（3）阴虚体质者，须忌食辛热食品，如狗肉、牛肉、姜、蒜、葱、甜食等，同时也需忌食海鲜之类发物，如黄鱼、带鱼等。

（4）阳虚体质者，须忌食寒性食品，如蟹、柿子、黄瓜等，并忌用或避免过用厚味腻滞之品。

（5）温补肾阳之品切忌滥用，食服鹿鞭、牛鞭、羊肉等要注意观察有无虚火表象，以防助火动血、产生变证。

5. 不适反应及处理

（1）消化滞缓。服用膏方几天后如出现不思饮食、腹胀等胃纳不利状况，应暂停服用膏方，改服 1～2 周理气和胃消导药后，再恢复少量服用，逐步加量。第二年服用膏方前的开路方，应尽可能祛除湿浊，调整好胃肠功能。

开路方：部分使用者在服用膏方前针对性地服用的汤药，目的是调整其生理状态，从而更好地发挥膏方养生的功效。

（2）内热过重。服用膏方几天后如出现齿浮口苦、鼻衄、面部升火、低热、大便秘结等状况，可用清热泻火解毒通腑药煎煮取汁，放入膏方中一起服用，以纠偏差；或随时就诊，以汤药调理。

（3）肠道刺激。服用膏方几天后如出现大便溏薄甚至泄泻，应先暂时停服膏方，可用一些理气健脾的药物，配合清淡易于消化的饮食，待脾胃功能恢复后，从少量开始恢复服用，根据自身消化能力，逐步加量。

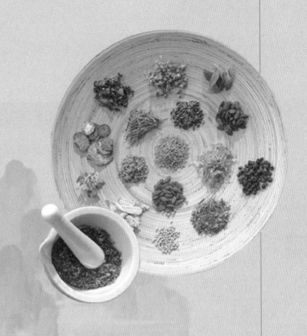

中老年心系病调养膏方

一、中老年心系病的特点分析

心系疾病是老年人临床最常见的疾病之一，与老年脑系疾病、肺系疾病、肿瘤，并称影响老年人身体健康的四大疾病。

心脏的主要功能在于：①主血脉。全身的血液，都要依赖于心脏的搏动而输送到全身，发挥其濡养的作用；脉是血液运行的通道，脉道的通利与否，营气和血液的功能健全与否，直接影响着血液的正常运行。②主神志。广义地说，就是包括人体的形象，以及面色、眼神、语言、肢体活动等形态；狭义地说，就是指人的精神、意识、思维活动等。随着年龄的增长，老年人最易出现心气虚或心阳虚，气虚推动不力，血液瘀阻脉络，导致血瘀；阳虚则易生痰浊，痹阻心络，出现胸痹、心痛、心悸等疾患；血瘀痰浊，夹杂为病，蒙蔽清窍，痹阻脑络，加之老年人肾精渐亏，髓海不足，易于出现健忘等病。

因此，中老年人心系疾病，多是本虚标实，血瘀、痰浊夹杂为病。

治疗中老年人心系疾病，应该照顾到中老年人心系的病理生理特点，扶正与祛邪并举，以"扶正不致留邪，祛邪不致伤正"为度。

益心气的药物，常用人参、西洋参、党参、太子参、黄芪、白术等；助心阳的药物，常用肉桂、附子等；养心阴的药物，常用生地、麦冬等；通心阳的药物，常用桂枝、薤白等；活血化瘀的药物，常用丹参、三七、红花、牡丹皮等；化痰浊的药物，常用瓜蒌、半夏、陈皮等。用药还应当注意脏腑的相互关系，心火下降于肾，肾水上济于心，这样才能心肾相交，水火既济。

二、冠心病膏方

冠状动脉粥样硬化性心脏病（coronary atherosclerotic heart disease）是冠状动脉发生动脉粥样硬化病变而引起血管腔狭窄或阻塞，造成心肌缺血、缺氧或坏死而导致的心脏病，常常被称为"冠心病"（coronary heart disease，CHD），也称缺血性心脏病（ischemic heart disease）。主要分为慢性冠脉病和急性冠脉综合征。前者包括稳定型心绞痛、缺血性心肌病和隐匿性冠心病等。本节主要介绍慢性冠脉病。

慢性冠心病的发病特点为阵发性的前胸压榨性疼痛或憋闷感，主要位于胸骨后部，可放射至心前区和左上肢，常因劳累后发作，持续数分钟，休息或服用硝酸酯类药物后缓解。

本病属于中医学的"胸痹病""心痛病"等范畴。

（一）临床表现

（1）症状。临床表现多样。其典型症状为胸痛。胸痛部位主要在胸骨体之后可波及心前区，常放射至左肩、左臂内侧，或至颈、咽或下颌部，性质为压迫、发闷或紧缩感，偶伴有濒死的恐惧感，发作常由体力劳动或情绪激动所诱发，持续多为 3 ~ 5 分钟。停止诱发活动，或口服硝酸甘油等硝酸酯类药物后数分钟缓解。其他不典型症状包括气短、乏力、大汗、恶心、呕吐等。

（2）体征。一般无异常体征，心绞痛发作时常见心率增快、血压升高、表情焦虑、出汗、皮肤冷等。

（二）理化检查

（1）实验室检查。血糖血脂检查可了解冠心病危险因素；胸痛明显者需查心肌损伤标志物肌钙蛋白、肌酸激酶及同工酶，以与急性冠脉综合征相鉴别。

（2）心电图检查。静息状态下多数患者在正常范围，也可表现

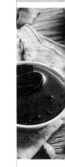

为非特异性 ST 段和 T 波改变。心绞痛发作时，绝大多数患者可出现暂时性心肌缺血而引起的 ST 段移位（ST 段压低 ≥ 0.1mV），发作缓解后恢复，有时出现 T 波倒置。

（3）多层螺旋 CT 冠状动脉成像（CTA）。进行冠状动脉二维、三维重建，用于判断冠脉管腔狭窄程度及管壁钙化情况。

（4）冠脉造影。为有创检查手段，是目前诊断冠心病较准确的方法。

（三）辨证膏方

本病的基本病机为胸阳失运，心脉痹阻。病位在心，又与脾、肝、肾功能失调，气血阴阳亏虚有关，为本虚标实之证。本虚为气血阴阳亏虚，标实为气滞、寒凝、痰浊、血瘀。在本病的形成和发展过程中，一般由实到虚，如瘀血内阻，新血不生，而致心阴不足；阴寒内盛，阴损及阳，而致心阳亏虚；心气不足，心阳亏虚，无力鼓动血脉，又使血瘀不行而致胸痹。

1. 寒凝心脉症

【症候】 卒然心痛如绞，或心痛彻背，背痛彻心，或感寒痛甚，心悸气短，形寒肢冷，冷汗自出，喜暖喜热，面色苍白或紫暗灰滞，苔白，脉沉紧或促。多因气候骤冷或感寒而发病或加重。

【治法】 温经散寒，活血通痹。

膏方：当归四逆汤

【来源】 张仲景《伤寒论》辨厥阴病脉证并治第十二，"手足厥寒，脉细欲绝者，当归四逆汤主之。"

【组成】 当归 120g、桂枝 90g、白芍 90g、细辛 30g、通草 60g、大枣 100g、炙甘草 60g、薤白 100g。

【图解】

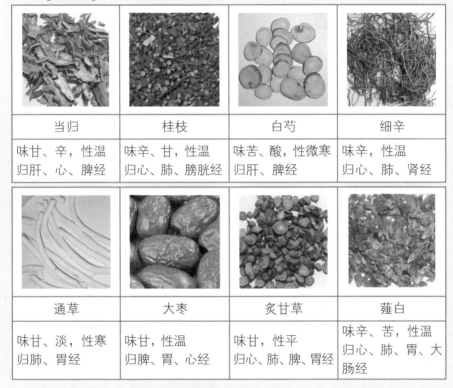

当归	桂枝	白芍	细辛
味甘、辛，性温 归肝、心、脾经	味辛、甘，性温 归心、肺、膀胱经	味苦、酸，性微寒 归肝、脾经	味辛，性温 归心、肺、肾经
通草	大枣	炙甘草	薤白
味甘、淡，性寒 归肺、胃经	味甘，性温 归脾、胃、心经	味甘，性平 归心、肺、脾、胃经	味辛、苦，性温 归心、肺、胃、大肠经

【制法】　上述药物加水浸泡 24 小时。大火烧开 1 小时，小火煮 3 小时，滤汁去渣，如此三煎，合并滤液，加热浓缩为膏，再将蜂蜜、冰糖等辅料，冲入清膏和匀，小火熬炼至挂旗，收膏即可。

【功效】　温经散寒、活血通痹。

【用法】　每次 15 ~ 20g，每日 2 次，在两餐之间，用温开水冲服。

【注意事项】　服药期间注意监测肾功能；伴有肾功能不全者，去细辛。

2. 气滞心胸症

【症候】　心胸满闷不适，隐痛，痛无定处，时欲太息，遇情志不畅时易诱发或加重，或兼有脘腹胀闷，得嗳气或矢气则舒，苔薄或薄腻，脉细弦。

【治法】 疏调气机，和血舒脉。

膏方：逍遥散加味

【来源】 《太平惠民和剂局方》。

【组成】 柴胡150g、当归150g、白芍150g、白术150g、茯苓150g、生姜150g、薄荷60g、炙甘草60g、郁金150g。

【图解】

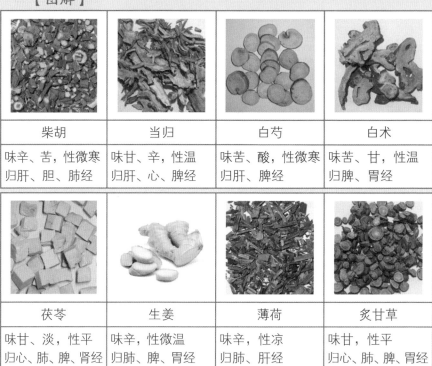

柴胡	当归	白芍	白术
味辛、苦，性微寒 归肝、胆、肺经	味甘、辛，性温 归肝、心、脾经	味苦、酸，性微寒 归肝、脾经	味苦、甘，性温 归脾、胃经
茯苓	生姜	薄荷	炙甘草
味甘、淡，性平 归心、肺、脾、肾经	味辛，性微温 归肺、脾、胃经	味辛，性凉 归肺、肝经	味甘，性平 归心、肺、脾、胃经

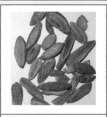

郁金
味辛、苦，性寒 归肝、心、肺经

【制法】 上述药物，除薄荷外，加水浸泡24小时。大火烧开1小时，转小火煮3小时，起锅前10分钟下薄荷，滤汁去渣，如此三煎，合并滤液，加热浓缩为膏，再将蜂蜜、冰糖等辅料，冲入清膏和匀，小火熬炼至挂旗，收膏即可。

【功效】 疏肝行气，理脾和血。

【用法】 每次15～20g，每日2次，在两餐之间，用温开水冲服。

【注意事项】 若心痛胸闷明显，加蒲黄、五灵脂；心烦失眠者，加丹参、酸枣仁。

3. 痰浊闭阻症

【症候】 胸闷重而心痛轻，体型肥胖，痰多气短，阴雨天易于发作或加重，伴倦怠乏力，纳呆便溏，口中黏腻，恶心，咯吐痰涎，头晕，舌胖大，苔白腻，脉滑。

【治法】 化痰渗湿，泄浊开结。

膏方：祛湿通脉膏

【来源】 河南省郑州市中医院王利然医师报道，由参苓白术散合二陈汤加减化裁而来，具有健脾理气、化痰渗湿、泄浊开结之功。

【组成】 苍术100g、白术100g、陈皮60g、姜半夏60g、厚朴60g、茯苓50g、泽泻90g、薏苡仁100g、瓜蒌皮90g、桔梗100g、山楂150g、麦芽300g、丹参100g。

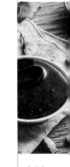

【图解】

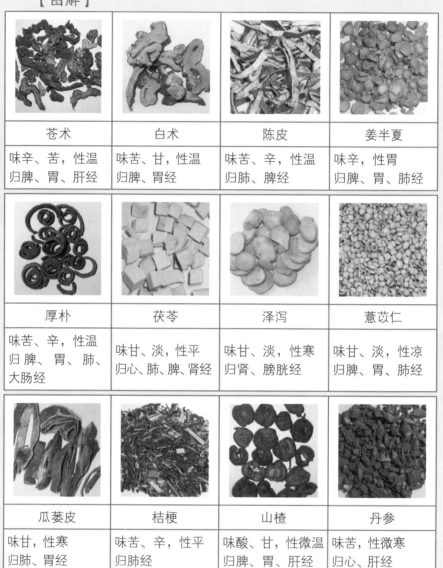

苍术	白术	陈皮	姜半夏
味辛、苦，性温 归脾、胃、肝经	味苦、甘，性温 归脾、胃经	味苦、辛，性温 归肺、脾经	味辛，性胃 归脾、胃、肺经
厚朴	茯苓	泽泻	薏苡仁
味苦、辛，性温 归脾、胃、肺、大肠经	味甘、淡，性平 归心、肺、脾、肾经	味甘、淡，性寒 归肾、膀胱经	味甘、淡，性凉 归脾、胃、肺经
瓜蒌皮	桔梗	山楂	丹参
味甘，性寒 归肺、胃经	味苦、辛，性平 归肺经	味酸、甘，性微温 归脾、胃、肝经	味苦，性微寒 归心、肝经

【制法】　上述药物加水浸泡24小时。大火烧开1小时，转小火煮3小时，滤汁去渣，如此三煎，合并滤液，加热浓缩为膏，再将蜂蜜、冰糖等辅料，冲入清膏和匀，小火熬炼至挂旗，收膏即可。

【功效】　健脾理气，化痰渗湿，泄浊开结。

【用法】　每次15～20g,每日2次,在两餐之间,用温开水冲服。

【注意事项】　冠心病患者多合并糖尿病,应避免蜂蜜、糖等辅料。

4. 瘀血痹阻症

【症候】　心胸疼痛剧烈,痛有定处,如刺如绞,或痛引肩背,伴有胸闷,日久不愈,舌质暗红,或紫暗,有瘀斑,舌下瘀筋,苔薄,脉涩或结、代、促。

【治法】　活血化瘀,通脉止痛。

膏方：血府逐瘀汤

【来源】　《医林改错》上卷,方叙:"血府逐瘀汤,治胸中血府血瘀之症。"

【组成】　桃仁120g、红花90g、当归90g、生地黄90g、牛膝90g、川芎45g、桔梗45g、赤芍60g、枳壳60g、甘草60g、柴胡30g。

【图解】

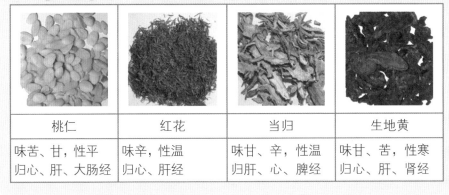

桃仁	红花	当归	生地黄
味苦、甘,性平 归心、肝、大肠经	味辛,性温 归心、肝经	味甘、辛,性温 归肝、心、脾经	味甘、苦,性寒 归心、肝、肾经

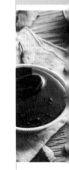

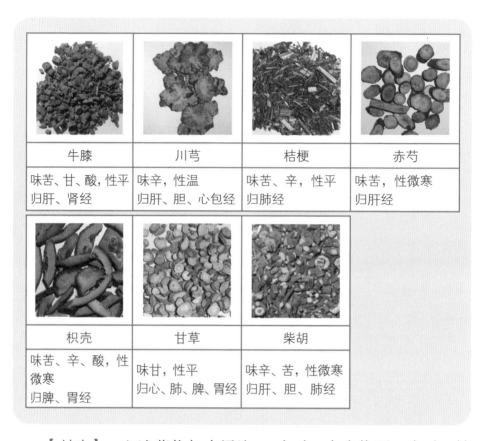

牛膝	川芎	桔梗	赤芍
味苦、甘、酸,性平 归肝、肾经	味辛,性温 归肝、胆、心包经	味苦、辛,性平 归肺经	味苦,性微寒 归肝经

枳壳	甘草	柴胡
味苦、辛、酸,性微寒 归脾、胃经	味甘,性平 归心、肺、脾、胃经	味辛、苦,性微寒 归肝、胆、肺经

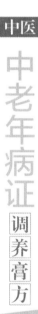

【制法】 上述药物加水浸泡 24 小时。大火烧开 1 小时,转小火煮 3 小时,滤汁去渣,如此三煎,合并滤液,加热浓缩为膏,再将蜂蜜、冰糖等辅料,冲入清膏和匀,小火熬炼至挂旗,收膏即可。

【功效】 活血化瘀,行气止痛。

【用法】 每次 15～20g,每日 2 次,在两餐之间,用温开水冲服。

【注意事项】 若气机郁滞较重,加川楝子、香附、青皮等以疏肝理气止痛。

5. 心气不足症

【症候】 心胸隐痛,间断发作,胸闷气短,动则益甚,心中动悸,倦怠乏力,神疲懒言,面色㿠白,或易出汗,舌质淡红,舌体胖,边有齿痕,苔薄白,脉细缓。

【治法】 益气活血,养心通脉。

膏方：颜氏益心汤

【来源】　颜德馨验方，本方是颜老气血双调的代表方。

【组成】　党参 150g、黄芪 150g、葛根 90g、川芎 90g、丹参 150g、赤芍 90g、山楂 90g、决明子 30g、石菖蒲 45g、降香 30g。

【图解】

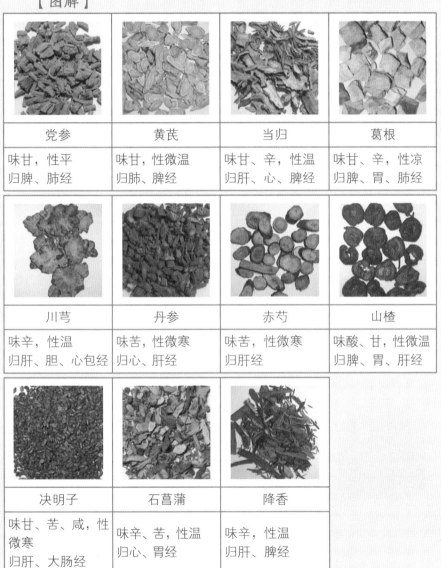

党参	黄芪	当归	葛根
味甘，性平 归脾、肺经	味甘，性微温 归肺、脾经	味甘、辛，性温 归肝、心、脾经	味甘、辛，性凉 归脾、胃、肺经
川芎	丹参	赤芍	山楂
味辛，性温 归肝、胆、心包经	味苦，性微寒 归心、肝经	味苦，性微寒 归肝经	味酸、甘，性微温 归脾、胃、肝经
决明子	石菖蒲	降香	
味甘、苦、咸，性微寒 归肝、大肠经	味辛、苦，性温 归心、胃经	味辛，性温 归肝、脾经	

【制法】 上述药物降香除外，加水浸泡24小时。大火烧开1小时，转小火煮3小时，起锅前10分钟下降香，滤汁去渣，如此三煎，合并滤液，加热浓缩为膏，再将蜂蜜、冰糖等辅料，冲入清膏和匀，小火熬炼至挂旗，收膏即可。

【功效】 益气活血，养心通脉。

【用法】 每次15~20g，每日2次，在两餐之间，用温开水冲服。

【注意事项】 心悸者，加生龙骨300g、生牡蛎300g。胸闷不畅者，加枳壳300g、瓜蒌皮150g。

6. 心阴亏虚症

【症候】 心胸疼痛时作，或灼痛，伴心悸怔忡，五心烦热，口燥咽干，潮热盗汗，舌红，苔薄或少苔，脉细数。

【治法】 滋阴清热，养心安神。

膏方：阴虚血阻膏

【来源】 《中医膏方指南》，系左归丸加减。

【组成】 生地黄200g、熟地黄200g、当归150g、川芎150g、赤芍150g、桃仁100g、三七粉50g、丹参300g、女贞子200g、枸杞子200g、墨旱莲200g、五味子100g、阿胶200g、龟板胶110g。

【图解】

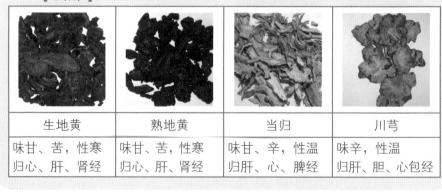

生地黄	熟地黄	当归	川芎
味甘、苦，性寒 归心、肝、肾经	味甘、苦，性寒 归心、肝、肾经	味甘、辛，性温 归肝、心、脾经	味辛，性温 归肝、胆、心包经

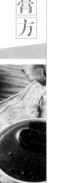

中医 中老年病证 调养膏方

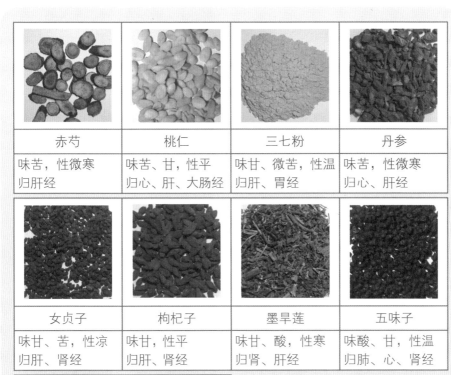

赤芍	桃仁	三七粉	丹参
味苦，性微寒 归肝经	味苦、甘，性平 归心、肝、大肠经	味甘、微苦，性温 归肝、胃经	味苦，性微寒 归心、肝经
女贞子	枸杞子	墨旱莲	五味子
味甘、苦，性凉 归肝、肾经	味甘，性平 归肝、肾经	味甘、酸，性寒 归肾、肝经	味酸、甘，性温 归肺、心、肾经
阿胶	龟板胶		
味甘，性平 归肺、肝、肾经	味咸、肝，性凉 归肝、肾、心经		

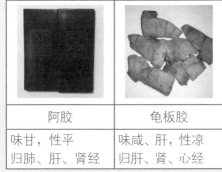

【制法】 上述药物除龟板胶、阿胶、三七粉外，余药加水煎煮3次，滤汁去渣，合并滤液，加热浓缩为清膏，调入三七粉，再将阿胶、龟板胶加适量黄酒，浸泡后隔水炖烊，冲入清膏和匀，加入蜂蜜、冰糖等辅料，小火熬炼至挂旗，收膏即可。

【功效】 滋阴清热，养心安神。

【用法】 每次15～20g，每日2次，在两餐之间，用温开水冲服。

【注意事项】 伴心悸失眠者，可加炒枣仁300g，柏子仁

100g。

7. 心阳不振症

【症候】　胸闷或心痛较著，伴气短，心悸怔忡，自汗，动则更甚，神倦怯寒，面色㿠白，四肢欠温，舌质淡胖，苔白腻，脉沉细迟。

【治法】　补益阳气，温振心阳。

膏方：胸阳痹阻膏

【来源】　《中医膏方指南》，系右归丸加减。

【组成】　肉桂30g、枳实150g、薤白200g、桂枝150g、细辛50g、干姜50g、川芎150g、赤芍150g、黄芪300g、当归150g、丹参200g、党参200g、附子60g、鹿角胶120g、阿胶100g。

【图解】

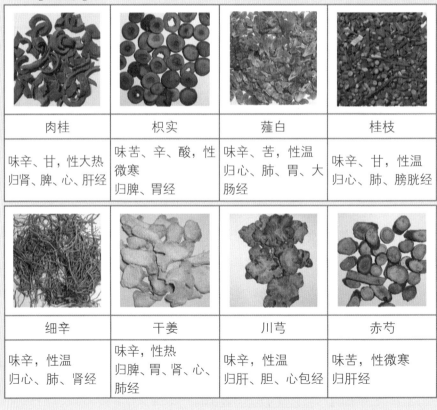

肉桂	枳实	薤白	桂枝
味辛、甘，性大热 归肾、脾、心、肝经	味苦、辛、酸，性微寒 归脾、胃经	味辛、苦，性温 归心、肺、胃、大肠经	味辛、甘，性温 归心、肺、膀胱经

细辛	干姜	川芎	赤芍
味辛，性温 归心、肺、肾经	味辛，性热 归脾、胃、肾、心、肺经	味辛，性温 归肝、胆、心包经	味苦，性微寒 归肝经

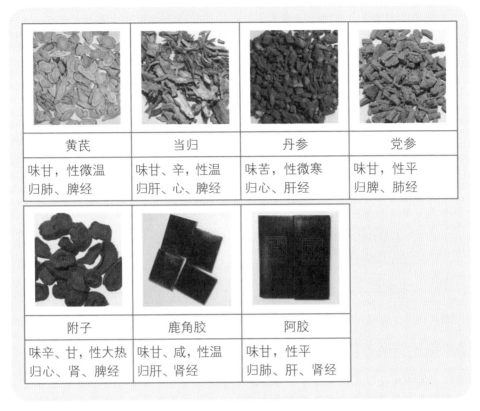

黄芪	当归	丹参	党参
味甘，性微温 归肺、脾经	味甘、辛，性温 归肝、心、脾经	味苦，性微寒 归心、肝经	味甘，性平 归脾、肺经

附子	鹿角胶	阿胶
味辛、甘，性大热 归心、肾、脾经	味甘、咸，性温 归肝、肾经	味甘，性平 归肺、肝、肾经

【制法】 附子先煎 1 小时，余药除鹿角胶、阿胶外，加水煎煮 3 次，滤汁去渣，合并滤液，加热浓缩为清膏，再将阿胶、鹿角胶加适量黄酒，浸泡后隔水炖烊，冲入清膏和匀，加入蜂蜜、冰糖等辅料，小火熬炼至挂旗，收膏即可。

【功效】 补益阳气，温振心阳。

【用法】 每次 15～20g，每日 2 次，在两餐之间，用温开水冲服。

【注意事项】 附子先煎 1 小时至无麻口感；心悸气短者，加红参 20g；服药期间注意监测肾功能；伴有肾功能不全者，去细辛。

三、动脉硬化症膏方

动脉硬化是动脉的一种非炎症性病变，可使动脉管壁增厚、变硬、失去弹性、管腔狭窄。常见的动脉硬化症包括动脉粥样硬化、小动脉硬化和动脉中层硬化。小动脉硬化是小型动脉弥漫性增生性病变，主要发生在高血压患者。动脉中层硬化多累及中型动脉，常见于四肢动脉，尤其是下肢动脉，在管壁中层有广泛钙沉积，多不产生明显症状。动脉粥样硬化因临床上多见，且意义重大，因此习惯上称之为动脉硬化。

本病中医证属"脉痹""积症"等范畴。痰浊血瘀贯穿动脉粥样硬化始终。而本病之中后期常因眩晕、头痛、失眠、健忘、肢体麻木、活动无力、语言不清归属于中医的"眩晕""头痛""失眠""健忘""中风""痴呆""虚损"等范畴。

（一）临床表现

（1）症状。本病因受累血管分布不同而出现多样的症状。如冠状动脉粥样硬化导致冠心病；肾动脉粥样硬化可引起顽固性高血压，长期缺血可导致肾萎缩并发展为肾衰竭；颅脑动脉粥样硬化可因血栓脱落导致脑血管意外，或因长期慢性缺血造成脑萎缩；肠系膜动脉粥样硬化，导致消化不良，肠张力减低、便秘、腹痛等症状；下肢动脉粥样硬化可由于血液供应障碍，引起下肢发凉麻木，间歇性跛行等症状。

（2）体征。主动脉粥样硬化可见收缩期血压升高期、脉压增宽、桡动脉触诊可类似促脉等。下肢动脉粥样硬化可见足背动脉搏动减弱或消失，如动脉完全性闭塞时可产生坏疽。

（二）理化检查

本病缺乏敏感而又特异性的早期实验室诊断方法。

（1）部分患者有脂质代谢异常，表现为 TC 增高、TG 增高、LDL-C 增高、ApoB 增高、HDL-C 降低、ApoA 降低。

（2）多普勒超声检查有助于判断动脉的血流情况和血管病变。

（3）CT 血管造影（CTA），核磁共振显像血管造影（MRA）可无创显像动脉粥样硬化病变。

（4）血管内超声显像和血管镜检查是辅助血管内介入治疗的新

的检查方法。

（三）辨证膏方

本病病位在脉，与心、脾、肾相关。现代中医认为"痰""瘀"是动脉硬化形成的病理基础。患者年过半百、阴气自半，血气运行不畅而产生痰瘀，积于脉道导致脉管狭窄而形成动脉粥样硬化。因此本病最常见的症型为：气虚痰瘀互结证和阴虚痰瘀互结证。

故治疗时，活血化瘀和化痰消浊应该贯穿治疗本病的始终。此外，脾胃为后天之本、气血化生之源，脾胃不足，气血生化乏源，则心气不足，血脉推动无力，气血运行不畅，导致血瘀，脾失健运，又会聚生痰浊。故仍应该以培养心脾为主，兼以活血化瘀、化痰消浊。

1. 气虚痰瘀互结症

【症候】 神疲乏力，少气懒言，时有心悸，劳则加重，休息则减轻，不思饮食，舌淡苔白腻，脉细弱。伴血脂升高，颈动脉粥样硬化斑块形成。

【治法】 益气养心，消瘀化痰。

膏方：黄芪通脉合剂

【来源】 由山东省荣军总医院制剂室提供，临床治疗闭塞性动脉硬化症。

【组成】 黄芪300g、何首乌100g、当归200g、川芎200g、桃仁100g、莪术50g、水蛭50g、葛根300g、山楂400g、桑寄生200g、泽泻200g。

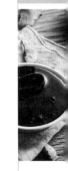

【图解】

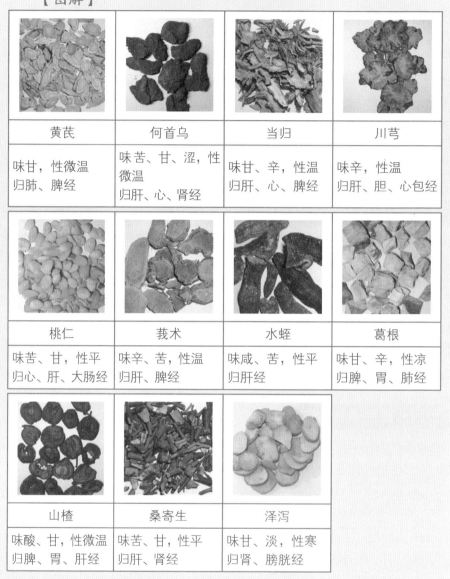

黄芪	何首乌	当归	川芎
味甘，性微温 归肺、脾经	味苦、甘、涩，性微温 归肝、心、肾经	味甘、辛，性温 归肝、心、脾经	味辛，性温 归肝、胆、心包经
桃仁	莪术	水蛭	葛根
味苦、甘，性平 归心、肝、大肠经	味辛、苦，性温 归肝、脾经	味咸、苦，性平 归肝经	味甘、辛，性凉 归脾、胃、肺经
山楂	桑寄生	泽泻	
味酸、甘，性微温 归脾、胃、肝经	味苦、甘，性平 归肝、肾经	味甘、淡，性寒 归肾、膀胱经	

【制法】 上述药物，加水浸泡 24 小时。大火烧开 1 小时，转小火煮 3 小时，滤汁去渣，如此三煎，合并滤液，加热浓缩为膏，再将蜂蜜、冰糖等辅料，冲入清膏和匀，小火熬炼至挂旗，收膏即可。

【功效】 益气养心，消瘀化痰。

【用法】 每次15~20g，每日2次，在两餐之间，用温开水冲服。

【注意事项】 可酌情加用四君子汤、二陈汤等健脾化痰方药。

2. 阴虚痰瘀互结症

【症候】 心烦失眠，五心烦热，盗汗，思虑劳心则症状加重，时有心悸，耳鸣，头晕目眩，口干，舌红少津，苔薄黄或少苔，脉细数，或不思饮食，舌淡苔黄腻，脉细弱。伴血脂升高，颈动脉粥样硬化斑块形成。

【治法】 滋阴养血，消瘀化痰。

膏方：地黄饮子合桃红四物汤

【来源】 《圣济总录》，本用于治疗肾虚痰瘀之瘖痱，现代医家用于治疗动脉粥样硬化。

【组成】 生地黄300g、巴戟天300g、山茱萸200g、石斛200g、肉苁蓉20g、附子20g、五味子100g、肉桂20g、茯苓200g、麦门冬200g、石菖蒲100g、远志100g、桃仁100g、红花50g、川芎100g、当归200g、炒白芍100g。

【图解】

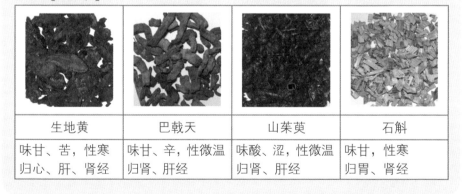

生地黄	巴戟天	山茱萸	石斛
味甘、苦，性寒 归心、肝、肾经	味甘、辛，性微温 归肾、肝经	味酸、涩，性微温 归肾、肝经	味甘，性寒 归胃、肾经

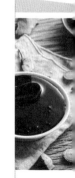

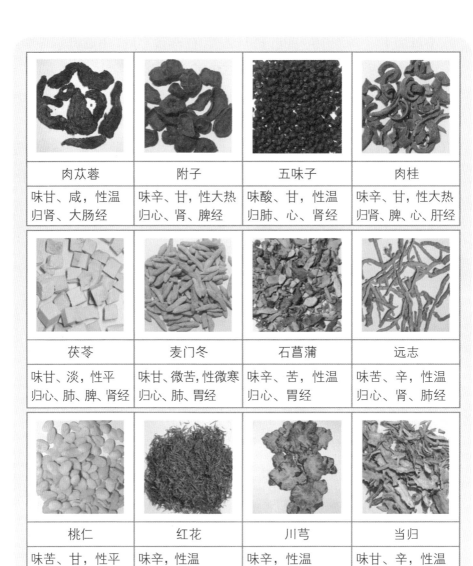

肉苁蓉	附子	五味子	肉桂
味甘、咸，性温 归肾、大肠经	味辛、甘，性大热 归心、肾、脾经	味酸、甘，性温 归肺、心、肾经	味辛、甘，性大热 归肾、脾、心、肝经
茯苓	麦门冬	石菖蒲	远志
味甘、淡，性平 归心、肺、脾、肾经	味甘、微苦，性微寒 归心、肺、胃经	味辛、苦，性温 归心、胃经	味苦、辛，性温 归心、肾、肺经
桃仁	红花	川芎	当归
味苦、甘，性平 归心、肝、大肠经	味辛，性温 归心、肝经	味辛，性温 归肝、胆、心包经	味甘、辛，性温 归肝、心、脾经

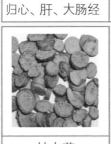

炒白芍

味苦、酸，性微寒
归肝、脾经

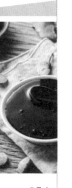

【制法】　附子先煎 1 小时，余药加水煎煮 3 次，滤汁去渣，合并滤液，加热浓缩为清膏，加入蜂蜜、冰糖等辅料，小火熬炼至挂旗，收膏即可。

【功效】　滋阴养血，消瘀化痰。

【用法】　每次 15～20g，每日 2 次，在两餐之间，用温开水冲服。

【注意事项】　根据患者阴虚情况，酌情使用附子、肉桂，避免伤阴。

四、心律失常膏方

心律失常（cardiac arrhythmia）是指心脏冲动的频率、节律、起源部位、传导速度或激动次序的异常。心律失常是中老年人常见的一种疾病，按其发生原理，可分为冲动形成异常和冲动传导异常两大类，前者包括窦性心动过缓、窦性心动过速、窦性心律不齐、期前收缩、阵发性心动过速、房扑、房颤、室扑、室颤等；后者主要包括窦房传导阻滞、房内传导阻滞、房室传导阻滞（一度、二度、三度）、束支或分支阻滞、预激综合征等。不同种类的心律失常预后完全不同，因此，明确诊断和选择相应的治疗方法尤为重要。

本病中医证属"心悸""怔忡""虚劳"等范畴，其病位在心，与脾、肾、肝、胆密切相关。心悸因惊恐、劳累而发，时作时止，不发时如常人，病情较轻者为惊悸；若终日悸动，稍劳尤甚，全身情况差，病情较重者为怔忡。怔忡多伴惊悸，惊悸日久不愈者亦可转为怔忡。此外，老年人神经官能症也常见心悸，可参照本篇辨证治疗。

（一）临床表现

（1）症状。本病以心胸部悸动不安为主症，自觉心脏跳动异常、惊慌不安，不能自主为特征，常伴有胸前不舒、乏力懒言等症状。心悸发动时，还常伴有特征性的脉象变化，可出现急脉、缓脉、结脉、

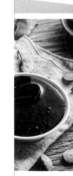

代脉、促脉等。严重者可出现头晕喘促，不能平卧，出现晕厥等症状。

（2）体征。听诊可见心率节律的异常。此外也可见心音强弱的变化，如左束支传导阻滞，可伴随第二心音反常分裂。按摩颈动脉窦可提高迷走神经张力，减慢窦房结冲动发放频率和延长房室结传导时间与不应期，可对某些心律失常的中止和诊断提供帮助。但老年患者因其可能诱发脑梗死应避免使用。

（二）理化检查

（1）心电图检查。是诊断心律失常最重要的一项无创性检查技术。

（2）动态心电图。可以连续记录患者 24 小时的心电图，患者日常工作和活动均不受限制。这项检查便于了解心悸与晕厥等症状的发生是否与心律失常有关，明确心律失常与心肌缺血发作与日常活动的关系以及昼夜分布特征。

（3）食管心电图。解剖上左心房后毗邻食管，因此食管心电图能够记录到清晰的心房电位，能进行心房快速起搏和程序电刺激，对常见室上性心动过速发生机制的判断可提供帮助。

（4）心腔内电生理检查。为有创检查手段，是目前诊断心律失常较准确的方法。

（三）辨证膏方

本病病位在心，与脾、肾、肝、胆等脏腑关系密切。起病初期，病位多在心脾（胆），久病则累及肝肾，中老年心悸以虚症为主，或气血不足，或阴阳受损，水饮痰火，瘀血阻滞夹杂为病。如脾不生血，心血不足，心神失养则动悸。脾失健运，痰湿内生，扰动心神，心神不安而发病。肾阴不足，不能上制心火，或肾阳亏虚，心阳失于温煦，均可发为心悸。肝（胆）气郁滞，气滞血瘀，或气郁化火，致使心脉不畅，心神受扰，亦可引发心悸。

故治疗时，心悸虚症应补益气血，调理阴阳，以求气血调畅，

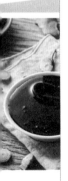

阴平阳秘，并配合应用养心安神之品，促进脏腑功能的恢复。心悸实症应化痰、消饮、活血化瘀，并配合应用重镇安神之品，以求邪去正安，心神得宁。根据虚实之多少，攻补兼施，或以攻邪为主，或以扶正为主。

1. 心气不敛症

【症候】 心悸，善惊易恐，劳则加重，休息则减轻，神疲乏力，虚烦胸闷，少寐多梦易醒，不思饮食，舌淡苔薄白，脉细弱。

【治法】 益气养心，镇惊安神。

膏方：平补镇心丹

【来源】 《太平惠民和剂局方》卷五："论诸风恍惚惊悸皆因体虚受风邪，心气不足，入于心经者，与定志丸、降心丹、平补镇心丹、辰砂妙香散。"

【组成】 酸枣仁200g、车前子100g、茯苓100g、五味子100g、肉桂100g、麦门冬100g、茯神100g、天门冬100g、熟地黄100g、山药100g、红参50g、朱砂15g、远志100g、炙甘草100g。

【图解】

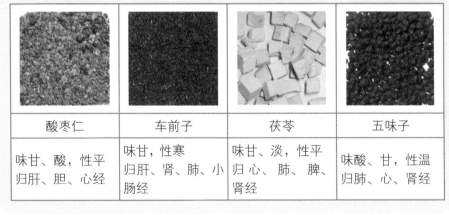

酸枣仁	车前子	茯苓	五味子
味甘、酸，性平 归肝、胆、心经	味甘，性寒 归肝、肾、肺、小肠经	味甘、淡，性平 归心、肺、脾、肾经	味酸、甘，性温 归肺、心、肾经

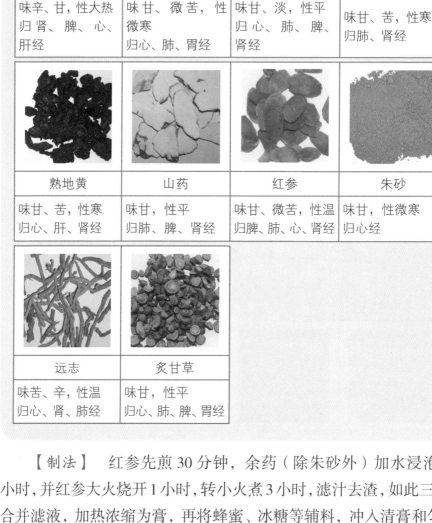

肉桂	麦门冬	茯神	天门冬
味辛、甘,性大热 归肾、脾、心、肝经	味甘、微苦,性微寒 归心、肺、胃经	味甘、淡,性平 归心、肺、脾、肾经	味甘、苦,性寒 归肺、肾经
熟地黄	山药	红参	朱砂
味甘、苦,性寒 归心、肝、肾经	味甘,性平 归肺、脾、肾经	味甘、微苦,性温 归脾、肺、心、肾经	味甘,性微寒 归心经
远志	炙甘草		
味苦、辛,性温 归心、肾、肺经	味甘,性平 归心、肺、脾、胃经		

【制法】　红参先煎30分钟,余药(除朱砂外)加水浸泡24小时,并红参大火烧开1小时,转小火煮3小时,滤汁去渣,如此三煎,合并滤液,加热浓缩为膏,再将蜂蜜、冰糖等辅料,冲入清膏和匀,小火熬炼至挂旗,收膏,加入朱砂和匀即可。

【功效】　益气养血,镇惊安神。

【用法】　每次15～20g，每日2次，在两餐之间，用温开水冲服。

【注意事项】　可酌情使用朱砂。

2. 心血不足症

【症候】　心悸气短，头晕目眩，少寐多梦，健忘，面色无华，倦怠乏力，纳呆食少，腹胀便溏，舌淡红，脉细弱。

【治法】　补血养心，益气安神。

膏方：人参养荣汤

【来源】　《太平惠民和剂局方》卷五："治积劳虚损，四肢沉滞，骨肉酸疼，呼吸少气，行动喘啜，小腹拘急，心虚惊悸，咽干唇燥，饮食无味，阴阳衰弱。"

【组成】　白芍300g、当归100g、陈皮100g、黄芪100g、肉桂100g、人参100g、白术100g、炙甘草100g、熟地黄70g、五味子70g、茯苓70g、远志50g、生姜50g、大枣50g。

【图解】

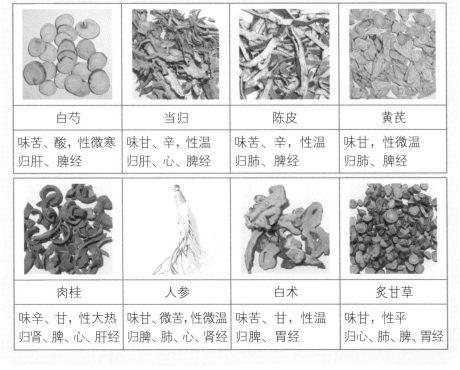

白芍	当归	陈皮	黄芪
味苦、酸，性微寒 归肝、脾经	味甘、辛，性温 归肝、心、脾经	味苦、辛，性温 归肺、脾经	味甘，性微温 归肺、脾经

肉桂	人参	白术	炙甘草
味辛、甘，性大热 归肾、脾、心、肝经	味甘、微苦，性微温 归脾、肺、心、肾经	味苦、甘，性温 归脾、胃经	味甘，性平 归心、肺、脾、胃经

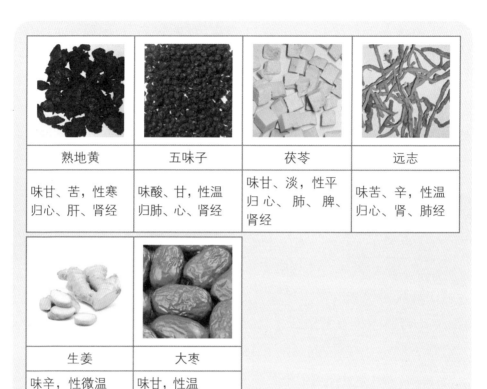

熟地黄	五味子	茯苓	远志
味甘、苦，性寒 归心、肝、肾经	味酸、甘，性温 归肺、心、肾经	味甘、淡，性平 归心、肺、脾、肾经	味苦、辛，性温 归心、肾、肺经

生姜	大枣
味辛，性微温 归肺、脾、胃经	味甘，性温 归脾、胃、心经

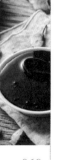

【制法】　人参先煎 30 分钟，余药加水浸泡 24 小时，并人参大火烧开 1 小时，转小火煮 3 小时，滤汁去渣，如此三煎，合并滤液，加热浓缩为膏，再将蜂蜜、冰糖等辅料，冲入清膏和匀，小火熬炼至挂旗，收膏即可。

【功效】　补气养血，安养心神。

【用法】　每次 15~20g，每日 2 次，在两餐之间，用温开水冲服。

【注意事项】　食后饱胀者加生谷芽 100g、生麦芽 100g。

3. 阴虚火旺症

【症候】　心悸易惊，心烦失眠，五心烦热，盗汗，思虑劳心则症状加重，伴有耳鸣，腰酸，头晕目眩，口干，舌红少津，苔薄黄或少苔，脉细数。

【治法】　滋阴清火，养心安神。

膏方：天王补心丹

【来源】 《校注妇人良方》卷六。

【组成】 生地黄 400g、当归 200g、天门冬 200g、麦门冬 200g、柏子仁 200g、酸枣仁 200g、人参 50g、玄参 50g、丹参 50g、茯苓 50g、远志 50g、五味子 50g、桔梗 50g、朱砂 10g。

【图解】

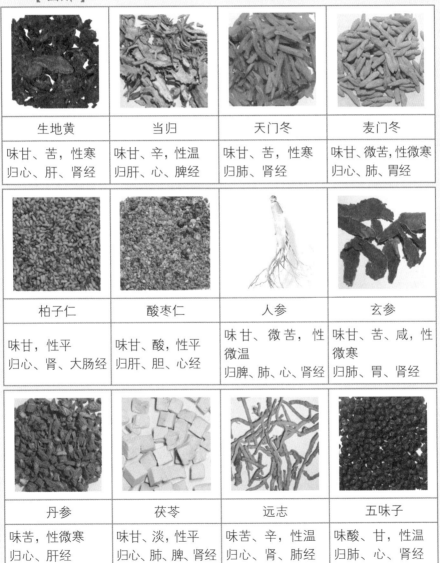

生地黄	当归	天门冬	麦门冬
味甘、苦，性寒 归心、肝、肾经	味甘、辛，性温 归肝、心、脾经	味甘、苦，性寒 归肺、肾经	味甘、微苦，性微寒 归心、肺、胃经
柏子仁	酸枣仁	人参	玄参
味甘，性平 归心、肾、大肠经	味甘、酸，性平 归肝、胆、心经	味甘、微苦，性微温 归脾、肺、心、肾经	味甘、苦、咸，性微寒 归肺、胃、肾经
丹参	茯苓	远志	五味子
味苦，性微寒 归心、肝经	味甘、淡，性平 归心、肺、脾、肾经	味苦、辛，性温 归心、肾、肺经	味酸、甘，性温 归肺、心、肾经

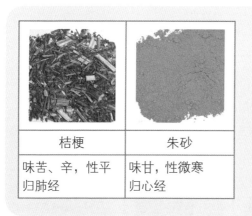

桔梗	朱砂
味苦、辛，性平 归肺经	味甘，性微寒 归心经

【制法】 人参先煎30分钟，余药（除朱砂外）加水浸泡24小时，并人参大火烧开1小时，转小火煮3小时，滤汁去渣，如此三煎，合并滤液，加热浓缩为膏，再将蜂蜜、冰糖等辅料，冲入清膏和匀，小火熬炼至挂旗，收膏，加入朱砂和匀即可。

【功效】 滋阴清热，补心安神。

【用法】 每次15~20g，每日2次，在两餐之间，用温开水冲服。

【注意事项】 可酌情使用朱砂。

4. 心阳不振症

【症候】 心悸不安，心中空虚，气息短促，心胸憋闷，动则尤甚，形寒肢冷，面色㿠白，舌淡苔白，脉虚弱，或沉细无力。

【治法】 温补心阳，安神定悸。

膏方：炙甘草汤

【来源】 《千金翼方》："治虚劳不足，汗出而闷，脉结悸，行动如常。"

【组成】 炙甘草200g、桂枝150g、生姜150g、麦门冬200g、火麻仁200g、红参100g、阿胶100g、大枣100g、生地黄500g。

【图解】

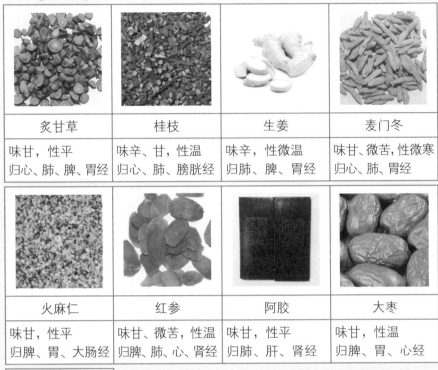

炙甘草	桂枝	生姜	麦门冬
味甘，性平 归心、肺、脾、胃经	味辛、甘，性温 归心、肺、膀胱经	味辛，性微温 归肺、脾、胃经	味甘、微苦，性微寒 归心、肺、胃经
火麻仁	红参	阿胶	大枣
味甘，性平 归脾、胃、大肠经	味甘、微苦，性温 归脾、肺、心、肾经	味甘，性平 归肺、肝、肾经	味甘，性温 归脾、胃、心经

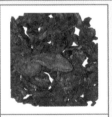

生地黄
味甘、苦，性寒 归心、肝、肾经

【制法】　红参先煎 30 分钟，余药除阿胶外，加水煎煮 3 次，滤汁去渣，合并滤液，加热浓缩为清膏，再将阿胶加适量黄酒，浸泡后隔水炖烊，冲入清膏和匀，加入蜂蜜、冰糖等辅料，小火熬炼至挂旗，收膏即可。

【功效】　温补心阳，安神定悸。

【用法】 每次 15~20g,每日 2 次,在两餐之间,用温开水冲服。

【注意事项】 严重者加生龙骨、牡蛎各 200g,捣碎先煎 30 分钟。

5. 水气凌心症

【症候】 心悸,胸闷痞满,饮食减少或渴不欲饮,下肢浮肿,形寒肢冷,伴有眩晕,恶心呕吐,流涎,小便不利,舌淡苔滑或沉细而滑。

【治法】 振奋心阳,化气利水。

膏方:金匮肾气丸

【来源】 《金匮要略》痰饮咳嗽病脉证并治第十二:"夫短气有微饮,当从小便去之,苓桂术甘汤主之,肾气丸亦主之。"

【组成】 熟地黄 240g、山药 120g、山茱萸 120g、茯苓 90g、泽泻 90g、丹皮 90g、肉桂 30g、附子 30g。

【图解】

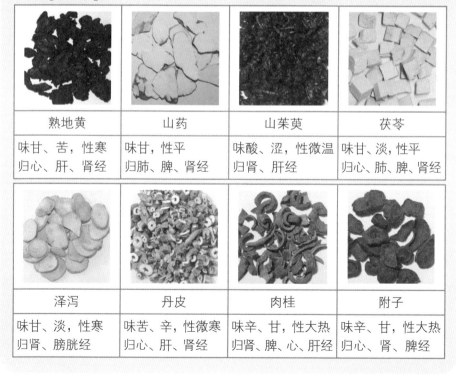

熟地黄	山药	山茱萸	茯苓
味甘、苦,性寒 归心、肝、肾经	味甘,性平 归肺、脾、肾经	味酸、涩,性微温 归肾、肝经	味甘、淡,性平 归心、肺、脾、肾经

泽泻	丹皮	肉桂	附子
味甘、淡,性寒 归肾、膀胱经	味苦、辛,性微寒 归心、肝、肾经	味辛、甘,性大热 归肾、脾、心、肝经	味辛、甘,性大热 归心、肾、脾经

【制法】　上药加水浸泡24小时。大火烧开1小时，转小火煮3小时，滤汁去渣，如此三煎，合并滤液，加热浓缩为膏，再将蜂蜜、冰糖等辅料，冲入清膏和匀，小火熬炼至挂旗，收膏即可。

【功效】　振奋心阳，化气利水。

【用法】　每次15～20g，每日2次，在两餐之间，用温开水冲服。

【注意事项】　酌情与苓桂术甘汤合用。

6. 血脉瘀阻症

【症候】　心悸，胸闷不适，心痛时作，痛如针刺，面唇紫暗，舌质紫暗或有瘀斑，脉涩或结或代。

【治法】　活血化瘀，理气通络。

膏方：血府逐瘀汤

【来源】　《医林改错》："血府逐瘀汤所治症目：心跳心忙，用归脾安神等方不效，用此方百发百中。"

【组成】　当归300g、生地黄300g、桃仁400g、红花300g、枳壳200g、赤芍200g、柴胡100g、炙甘草100g、桔梗150g、川芎150g、牛膝300g。

【图解】

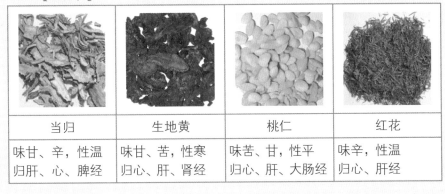

当归	生地黄	桃仁	红花
味甘、辛，性温 归肝、心、脾经	味甘、苦，性寒 归心、肝、肾经	味苦、甘，性平 归心、肝、大肠经	味辛，性温 归心、肝经

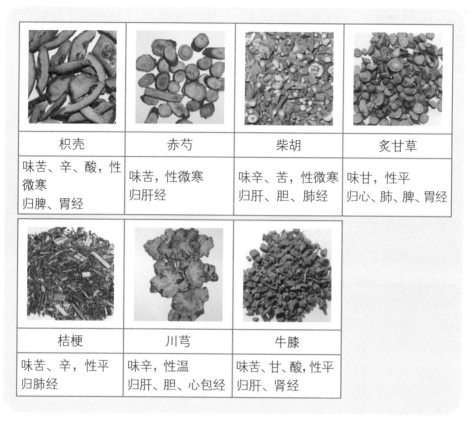

枳壳	赤芍	柴胡	炙甘草
味苦、辛、酸,性微寒 归脾、胃经	味苦,性微寒 归肝经	味辛、苦,性微寒 归肝、胆、肺经	味甘,性平 归心、肺、脾、胃经

桔梗	川芎	牛膝
味苦、辛,性平 归肺经	味辛,性温 归肝、胆、心包经	味苦、甘、酸,性平 归肝、肾经

【制法】　上药加水浸泡24小时。大火烧开1小时,转小火煮3小时,滤汁去渣,如此三煎,合并滤液,加热浓缩为膏,再将蜂蜜、冰糖等辅料,冲入清膏和匀,小火熬炼至挂旗,收膏即可。

【功效】　活血化瘀,理气通络。

【用法】　每次15～20g,每日2次,在两餐之间,用温开水冲服。

【注意事项】　血瘀重症者可加三七100g、丹参200g。

7. 痰火扰心症

【症候】　心悸时发时止,受惊易作,胸腹痞满,食少痰多,失眠多梦,口干苦,大便秘结,小便短赤,舌红苔黄腻,脉弦滑。

【治法】　清热化痰,宁心安神。

膏方：黄连温胆汤

【来源】　《六因条辨》。

【组成】　黄连 30g、竹茹 120g、枳实 60g、半夏 60g、橘红 60g、炙甘草 30g、生姜 60g、茯苓 100g。

【图解】

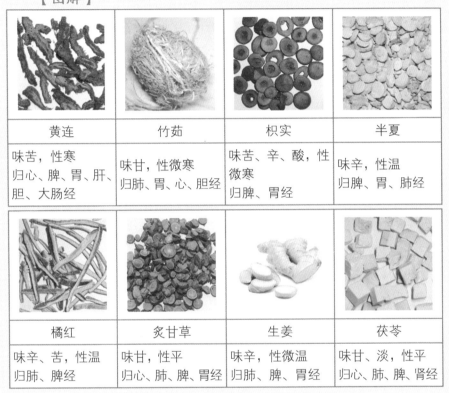

黄连	竹茹	枳实	半夏
味苦，性寒 归心、脾、胃、肝、胆、大肠经	味甘，性微寒 归肺、胃、心、胆经	味苦、辛、酸，性微寒 归脾、胃经	味辛，性温 归脾、胃、肺经

橘红	炙甘草	生姜	茯苓
味辛、苦，性温 归肺、脾经	味甘，性平 归心、肺、脾、胃经	味辛，性微温 归肺、脾、胃经	味甘、淡，性平 归心、肺、脾、肾经

【制法】　上药加水浸泡 24 小时。大火烧开 1 小时，转小火煮 3 小时，滤汁去渣，如此三煎，合并滤液，加热浓缩为膏，再将蜂蜜、冰糖等辅料，冲入清膏和匀，小火熬炼至挂旗，收膏即可。

【功效】　清热化痰，宁心安神。

【用法】　每次 15～20g，每日 2 次，在两餐之间，用温开水冲服。

【注意事项】　要注意中焦脾胃的调护，酌情加入太子参、白术、黄芪等药物益气健脾。

五、健忘膏方

健忘是指以记忆功能下降为主要表现的认知功能障碍，多因老年人脑动脉硬化、脑萎缩、神经衰弱等疾病导致。

健忘又称"喜忘""善忘""多忘"，其既是一种症状，又是病名。祖国医学认为，"心主神明"，健忘多由心气不足导致，如《圣济总录·心脏门》云"健忘之病，本于心虚，血气衰少，精神错馈，故志动乱而多忘也"。故本病放在本章中论述。随着中医学的发展，"肾精髓脑"学说逐渐获得认可。肾精不足，不能上充濡养脑窍，导致健忘。故本病中医多由心、肾二脏论治。

（一）临床表现

（1）症状。本病已记忆力下降为主，特别是近事记忆下降，常常说话间忘了方才所说之事。远事记忆下降不明显，能够良好地回忆孩提和青年时期发生的事情。常常伴有心烦、失眠、眩晕、动作迟缓等症状。

（2）体征。本病多无阳性体征。

（二）理化检查

（1）实验室检查。血、尿常规，肝、肾功能多正常。或有血糖、血脂升高。糖尿病和高脂血症是脑动脉硬化重要的危险因素。

（2）影像学检查。CT检查，可见脑萎缩、脑室扩大。颅脑MRI检查可显示双侧颞叶海马萎缩，多发腔隙性脑梗死、脑白质病变等。

（3）脑电图。可出现轻度弥漫性异常波。

（4）神经心理学检查。对患者认知评估领域应包括记忆功能、语言功能、时间空间定向能力、应用能力、注意力、知觉（视、听）和执行能力等17个领域。临床常用的工具有：①评估认知功能量表，简易精神状况检查量表（MMSE）、蒙特利尔认知测验（MoCA）。

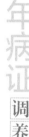
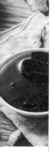

②评估精神行为量表，汉密尔顿抑郁量表（HAMD）。

（三）辨证膏方

本病病位在脑，与心、脾、肾相关。中老年健忘症，病因病机较为复杂。

或因思虑过度，劳伤心脾，案牍劳形耗伤心血，如陈言《三因极一病症方论》云："脾主意与思，意者记所往事，思则兼心之所为也……今脾受病，则意舍不清，心神不宁，使人健忘。"心伤则血耗，脾伤则胃衰而气血生成不足，血少不能养其脏，因而健忘。或年老肾虚，髓海渐空，林佩琴《类证治裁》有"健忘论治"专篇，认为脑主记忆："脑为元神之府，精髓之海，实记忆所凭也。"同时脑主记忆与心肾相关："夫人之神宅于心，心之精依于肾，而脑为元神之府，精髓之海"，髓海渐空，导致健忘。此外，痰浊瘀血，痹阻心窍也是健忘的重要病机。危亦林《世医得效方》有治健忘类方，认为痰迷心包，清窍被蒙，可致健忘"痰迷心包，健忘失事，言语如凝"。唐容川《血证论》中有"凡心有瘀血，亦令健忘"的论述。老年患者情志不畅，或气虚寒凝，血瘀于脉，或中风后痰瘀阻络，元神失养，发为健忘。

故治疗时，多以补益心脾肾为主，配以活血化瘀，豁痰开窍之品。对于脾胃虚弱，消化不良的患者，适当添加砂仁、鸡内金、陈皮、麦芽、山楂之类健脾开胃、消食的药物，有一定的制约或预防补益药物滋腻的作用，使补而不滞，补中有通。

1. 心脾两虚症

【症候】　遇事健忘，伴面色萎黄，心悸失眠，神疲乏力，活动后加剧，脘腹胀满，食少便溏，舌淡有齿痕苔白，脉细弱。

【治法】　益气养心，健脾补血。

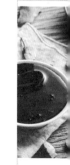

膏方：归脾汤

【来源】　严用和《济生方》惊悸怔忡健忘门"治思虑过度，劳伤心脾，健忘怔忡"。

【组成】　白术 100g、茯神 100g、炙黄芪 100g、龙眼肉 100g、酸枣仁 100g、红参 50g、木香 50g、炙甘草 30g、生姜 100g、大枣 50g。

【图解】

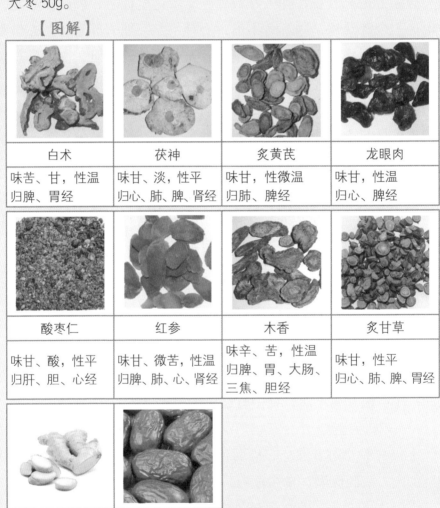

白术	茯神	炙黄芪	龙眼肉
味苦、甘，性温 归脾、胃经	味甘、淡，性平 归心、肺、脾、肾经	味甘，性微温 归肺、脾经	味甘，性温 归心、脾经
酸枣仁	红参	木香	炙甘草
味甘、酸，性平 归肝、胆、心经	味甘、微苦，性温 归脾、肺、心、肾经	味辛、苦，性温 归脾、胃、大肠、三焦、胆经	味甘，性平 归心、肺、脾、胃经
生姜	大枣		
味辛，性微温 归肺、脾、胃经	味甘，性温 归脾、胃、心经		

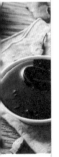

【制法】　红参先煎 30 分钟，余药加水浸泡 24 小时，并红参大火烧开 1 小时，转小火煮 3 小时，滤汁去渣，如此三煎，合并滤液，加热浓缩为膏，再将蜂蜜、冰糖等辅料，冲入清膏和匀，小火熬炼至挂旗，收膏即可。

【功效】　益气养血，镇心安神。

【用法】　每次 15～20g，每日 2 次，在两餐之间，用温开水冲服。

【注意事项】　若兼急躁易怒、面红目赤口干苦者，加牡丹皮、栀子清肝凉血。

2. 肾精亏虚症

【症候】　健忘，伴腰膝酸软，动作迟缓，发脱齿摇，失眠多梦，潮热盗汗，夜尿频多，舌红苔白，脉沉弱。

【治法】　补肾健脾，填精养神。

膏方：加减薯蓣丸

【来源】　湖北省中医院院内制剂，由薯蓣丸加减化裁而来，临床广泛用于认知功能下降，虚劳诸不足的患者。

【组成】　山药 300g、熟地黄 120g、白芍 120g、当归 100g、远志 60g、茯苓 100g、川芎 50g、制何首乌 100g、党参 120g、石菖蒲 100g、白术 100g、杜仲 100g、枸杞子 100g、五味子 60g。

【图解】

山药	熟地黄	白芍	当归
味甘，性平 归肺、脾、肾经	味甘、苦，性寒 归心、肝、肾经	味苦、酸，性微寒 归肝、脾经	味甘、辛，性温 归肝、心、脾经

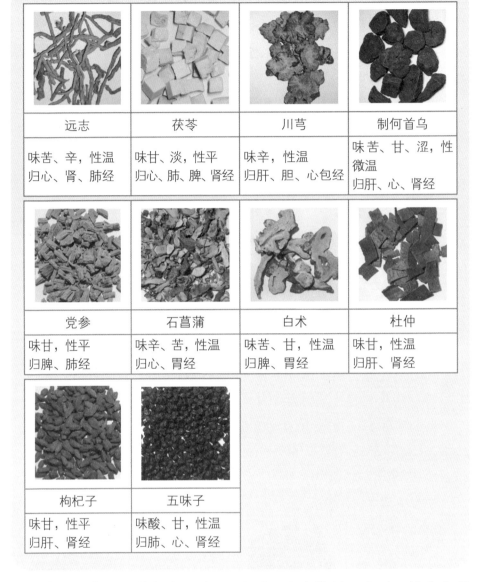

远志	茯苓	川芎	制何首乌
味苦、辛，性温 归心、肾、肺经	味甘、淡，性平 归心、肺、脾、肾经	味辛，性温 归肝、胆、心包经	味苦、甘、涩，性微温 归肝、心、肾经
党参	石菖蒲	白术	杜仲
味甘，性平 归脾、肺经	味辛、苦，性温 归心、胃经	味苦、甘，性温 归脾、胃经	味甘，性温 归肝、肾经
枸杞子	五味子		
味甘，性平 归肝、肾经	味酸、甘，性温 归肺、心、肾经		

【制法】 上药加水浸泡 24 小时。大火烧开 1 小时，转小火煮 3 小时，滤汁去渣，如此三煎，合并滤液，加热浓缩为膏，再将蜂蜜、冰糖等辅料，冲入清膏和匀，小火熬炼至挂旗，收膏即可。

【功效】 补肾健脾，填精养神。

【用法】 每次 15～20g，每日 2 次，在两餐之间，用温开水冲服。

【注意事项】 肝功能异常者酌情使用何首乌用量，使用期间禁止饮酒。

3. 心肾不交症

【症候】 健忘，伴心烦不寐，口燥咽干，五心烦热，头晕耳鸣，舌红苔薄白，脉细数。

【治法】 交通心肾，滋阴降火。

膏方：天王补心丹

【来源】 《校注妇人良方》卷六："宁心保神，益血固精，壮力强志，令人不忘。清三焦，化痰涎，祛烦热，除惊悸，疗咽干，育养心神。"

【组成】 人参 60g、茯苓 60g、玄参 60g、丹参 60g、桔梗 60g、远志 60g、当归 90g、五味子 90g、麦门冬 90g、天门冬 90g、柏子仁 90g、酸枣仁 90g、生地黄 300g。

【图解】

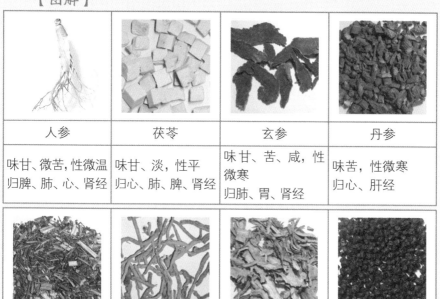

人参	茯苓	玄参	丹参
味甘、微苦，性微温 归脾、肺、心、肾经	味甘、淡，性平 归心、肺、脾、肾经	味甘、苦、咸，性微寒 归肺、胃、肾经	味苦，性微寒 归心、肝经
桔梗	远志	当归	五味子
味苦、辛，性平 归肺经	味苦、辛，性温 归心、肾、肺经	味甘、辛，性温 归肝、心、脾经	味酸、甘，性温 归肺、心、肾经

中老年心系病调养膏方

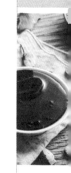

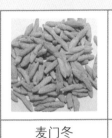	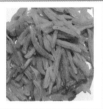	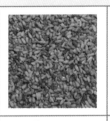	
麦门冬	天门冬	柏子仁	酸枣仁
味甘、微苦,性微寒 归心、肺、胃经	味甘、苦,性寒 归肺、肾经	味甘,性平 归心、肾、大肠经	味甘、酸,性平 归肝、胆、心经

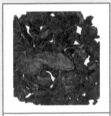
生地黄
味甘、苦,性寒 归心、肝、肾经

【制法】　人参先煎30分钟,余药加水浸泡24小时,并人参大火烧开1小时,转小火煮3小时,滤汁去渣,如此三煎,合并滤液,加热浓缩为膏,再将蜂蜜、冰糖等辅料,冲入清膏和匀,小火熬炼至挂旗,收膏即可。

【功效】　交通心肾,滋阴降火。

【用法】　每次15～20g,每日2次,在两餐之间,用温开水冲服。

【注意事项】　与交泰丸合用。热象明显者可加丹皮、栀子清热降火。

4. 痰浊上扰症

【症候】　善忘,伴头重如裹,头部昏沉感,胸脘痞闷,恶心痰多,舌淡苔白腻,脉弦滑。

【治法】　健脾化浊,豁痰开窍。

膏方：加味茯苓汤

【来源】 《世医得效方》卷九："加味茯苓汤，治痰迷心包，健忘失事，言语如痴。"

【组成】 人参100g、法半夏100g、陈皮150g、茯苓100g、甘草30g、益智仁50g、香附子50g。

【图解】

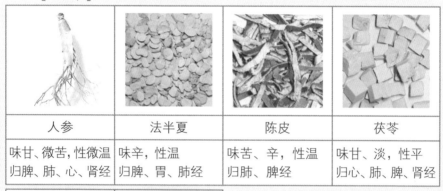

人参	法半夏	陈皮	茯苓
味甘、微苦,性微温 归脾、肺、心、肾经	味辛,性温 归脾、胃、肺经	味苦、辛,性温 归肺、脾经	味甘、淡,性平 归心、肺、脾、肾经

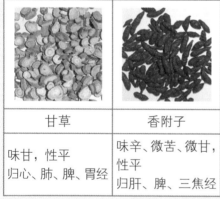

甘草	香附子
味甘,性平 归心、肺、脾、胃经	味辛、微苦、微甘,性平 归肝、脾、三焦经

【制法】 人参先煎30分钟，余药加水浸泡24小时，并人参大火烧开1小时，转小火煮3小时，滤汁去渣，如此三煎，合并滤液，加热浓缩为膏，再将蜂蜜、冰糖等辅料，冲入清膏和匀，小火熬炼至挂旗，收膏即可。

【功效】 健脾化浊，豁痰开窍。

【用法】 每次15~20g,每日2次,在两餐之间,用温开水冲服。

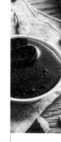

【注意事项】 可加炙远志 50g、石菖蒲 50g。

5. 瘀血痹阻症

【症候】 善忘，伴胸满不舒，口干欲饮但不欲咽，皮肤干枯、甲错，甚者谵妄或者发狂，舌紫暗或有瘀斑，苔白，脉细涩。

【治法】 活血化瘀，开窍醒脑。

膏方：血府逐瘀汤

【来源】 王清任医林改错《上卷》方叙："血府逐瘀汤，治胸中血府血瘀之症。"

【组成】 桃仁 120g、红花 90g、当归 90g、生地黄 90g、牛膝 90g、川芎 45g、桔梗 45g、赤芍 60g、枳壳 60g、甘草 60g、柴胡 30g。

【图解】

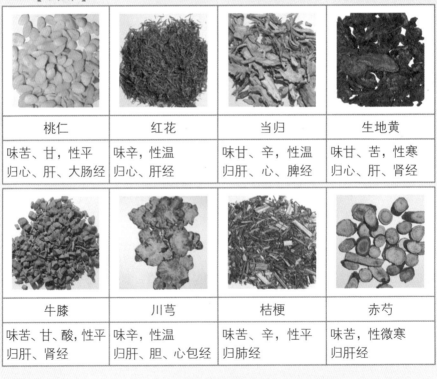

桃仁	红花	当归	生地黄
味苦、甘，性平 归心、肝、大肠经	味辛，性温 归心、肝经	味甘、辛，性温 归肝、心、脾经	味甘、苦，性寒 归心、肝、肾经

牛膝	川芎	桔梗	赤芍
味苦、甘、酸，性平 归肝、肾经	味辛，性温 归肝、胆、心包经	味苦、辛，性平 归肺经	味苦，性微寒 归肝经

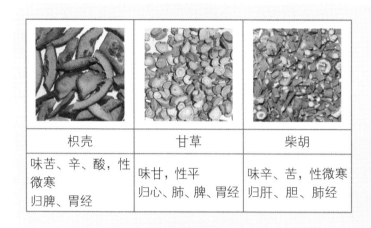

枳壳	甘草	柴胡
味苦、辛、酸,性微寒 归脾、胃经	味甘,性平 归心、肺、脾、胃经	味辛、苦,性微寒 归肝、胆、肺经

【制法】 上述药物加水浸泡 24 小时。大火烧开 1 小时,转小火煮 3 小时,滤汁去渣,如此三煎,合并滤液,加热浓缩为膏,再将蜂蜜、冰糖等辅料,冲入清膏和匀,小火熬炼至挂旗,收膏即可。

【功效】 活血化瘀,开窍醒脑。

【用法】 每次 15 ~ 20g,每日 2 次,在两餐之间,用温开水冲服。

【注意事项】 中风病血瘀明显者,可加用大活络丹。

六、心力衰竭膏方

心力衰竭(heart failure,HF)是指各种心脏结构或功能性疾病,导致心室充盈和(或)射血功能受损,心排血量不能满足机体组织代谢需要,以肺循环和(或)体循环瘀血,器官组织血液灌注不足,为临床表现的一组综合征。

根据病情发展速度的快慢其可分为急性心力衰竭和慢性心力衰竭两种类型。慢性心力衰竭临床以左心衰竭较常见,多见于高血压性心脏病、冠状动脉粥样硬化性心脏病、二尖瓣及主动脉瓣关闭不全等疾病。单纯右心衰竭较少见,可见于肺源性心脏病、肺动脉瓣狭窄、房间隔缺损等疾病。服用调补类膏方十分适宜,对缓解症状、改善心功能均有益。而急性心力衰竭是指心脏在短时间内发生心肌收缩力明显减低或心室负荷加重而导致心排血量急剧下降,甚至丧失排血功能而出现的临床综合征。临床以急性左心衰竭为常见，表现为急性肺水肿，甚至发生心源性休克或心搏骤停，一般不适宜服用膏方。

本病属于中医学"心悸""怔忡""咳喘""水肿""饮证""虚劳"等范畴。中医认为，心衰以虚为本，但可因虚致实，而致本虚标实，错综复杂。"本虚"指气血阴阳亏虚；"标实"指血瘀、水饮为患。根据治病必求其本的原则，主张益气温阳是治疗心衰的基本治法，利水祛瘀是缓解心衰症状的重要环节。

（一）临床表现

（1）症状。①左心衰竭以肺循环瘀血及心排血量降低为主要表现。可见不同程度的呼吸困难如劳力性呼吸困难、夜间阵发性呼吸困难、端坐呼吸等；肺泡和支气管黏膜瘀血，可见咳嗽、咯血、咳痰；因组织灌注不足，可见乏力，倦怠，运动耐量减低，头晕心慌；肾血流量减少，可见少尿及肾功能损害。②右心衰竭以体循环瘀血为主。主要症状有双下肢水肿和胃肠道及肝淤血引起的腹胀、食欲不振、恶心呕吐等。

（2）体征。①左心衰可见肺部湿性啰音，心脏扩大及相对性二尖瓣关闭不全的反流性杂音、肺动脉瓣区第二心音亢进及舒张期奔马律。②右心衰竭可见双下肢对称性凹陷性水肿；颈静脉搏动增强充盈怒张、肝脏肿大、肝颈静脉回流征阳性；心脏可因右心室显著扩大，而出现三尖瓣关闭不全的反流性杂音。

（二）理化检查

（1）实验室检查：①利钠肽。临床上常用的 BNP 及 NT-proBNP，是心衰诊断、管理、临床事件风险评估的重要指标。未经治疗者若利钠肽水平正常，可基本排除心衰诊断。②肌钙蛋白。严重心衰或心衰失代偿期肌钙蛋白可轻微升高，但心衰患者检测肌钙蛋白，更重要的目的是明确是否存在急性冠脉综合征。③常规检查。

血常规、尿常规、肝肾功能、血糖、血脂、电解质、甲状腺功能等。

（2）心电图：心力衰竭并无特异性心电图表现，但可以帮助判断心肌缺血、心肌梗死、传导阻滞、心律失常等；

（3）影像学检查：X线检查是确诊左心衰肺水肿的主要依据，有助于心衰及肺部疾病的鉴别；心脏磁共振能评价左右心室容积、心功能节、段性室壁运动、心肌厚度、瓣膜、先天性畸形、心包疾病，但部分心律失常或起搏器植入的患者不能接受心脏磁共振，故具有一定的局限性。

（4）超声心动图：能够准确地评价各心腔大小变化及心瓣膜功能结构，方便快捷的评估心功能和判断病因，是诊断心力衰竭最主要的仪器检查。以收缩末期及舒张末期的容积差计算 LVEF 作为收缩性心力衰竭的诊断指标，正常 LVEF > 50%；心动周期中，舒张早期心室充盈速度最大值为 E 峰，舒张晚期心室充盈最大值为 A 峰，正常 E/A ≥ 1.2。

（三）辨证膏方

本病病位在心，与肝、脾、肾、肺相关。心力衰竭的基本病机为本虚标实，本虚为心气亏虚，标实为血瘀、水停、痰阻，其中心气不足是贯穿于心力衰竭病程中最基本的病理机制。血瘀为气虚的病理产物，慢性心衰患者根据病情轻重，在临床表现上各不相同，轻者表现为心血瘀阻、面色瘀暗、唇甲青紫舌有瘀斑或瘀点，重者临床表现为肝血瘀或肺血瘀。而水停为心力衰竭的最终结果。正常情况下，津液出入于脉道与血交换，而慢性心衰患者会出现血脉瘀滞，使正常的津液与血交换难以正常进行，导致津液与血留滞，血不利则为水，水津运行无力而导致气虚水停。

心衰时病变脏腑以心为主，旁及肝、脾、肺、肾。早期心衰多表现为心肺气虚，继则逐渐影响脾肾，后期则以心肾阳虚为主，并伴不同程度的瘀血、水饮，形成虚实夹杂之证。

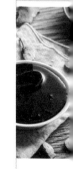

故治疗时，多以补益心气为主，根据疾病发展不同时期和患者症状，配以活血化瘀、温阳化饮之品。

1. 气血两虚症

【症候】　胸闷气短，心慌乏力，动则汗出，眩晕时作，面色无华，舌淡，苔薄白，脉沉无力。

【治法】　补血养心，益气健脾。

膏方：归脾汤

【来源】　严用和《济生方》惊悸怔忡健忘门"治思虑过度，劳伤心脾，健忘怔忡"。

【组成】　白术100g、茯神100g、炙黄芪100g、龙眼肉100g、酸枣仁100g、红参50g、木香50g、炙甘草30g、生姜100g、大枣50g。

【图解】

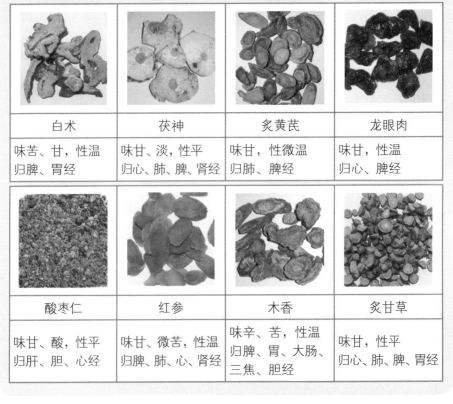

白术	茯神	炙黄芪	龙眼肉
味苦、甘，性温 归脾、胃经	味甘、淡，性平 归心、肺、脾、肾经	味甘，性微温 归肺、脾经	味甘，性温 归心、脾经

酸枣仁	红参	木香	炙甘草
味甘、酸，性平 归肝、胆、心经	味甘、微苦，性温 归脾、肺、心、肾经	味辛、苦，性温 归脾、胃、大肠、三焦、胆经	味甘，性平 归心、肺、脾、胃经

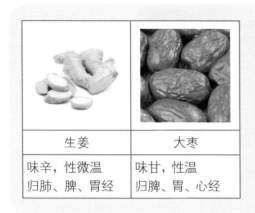

生姜	大枣
味辛，性微温 归肺、脾、胃经	味甘，性温 归脾、胃、心经

【制法】 红参先煎 30 分钟，余药加水浸泡 24 小时，并红参大火烧开 1 小时，转小火煮 3 小时，滤汁去渣，如此三煎，合并滤液，加热浓缩为膏，再将蜂蜜、冰糖等辅料，冲入清膏和匀，小火熬炼至挂旗，收膏即可。

【功效】 补血养心，益气健脾。

【用法】 每次 15～20g，每日 2 次，在两餐之间，用温开水冲服。

【注意事项】 若心悸严重者，可加龙骨、牡蛎各 300 克。

2. 气阴两虚症

【症候】 胸闷气短，心悸汗多，头晕目眩，神疲乏力，手足心热，两颧潮红，可有咳痰带血，舌淡或红，苔薄少，脉细数或结代。

【治法】 益气养阴。

膏方：天王补心丹

【来源】 《校注妇人良方》卷六："宁心保神，益血固精，壮力强志，令人不忘。清三焦，化痰涎，祛烦热，除惊悸，疗咽干，育养心神。"

【组成】 人参 60g、茯苓 60g、玄参 60g、丹参 60g、桔梗 60g、远志 60g、当归 90g、五味子 90g、麦门冬 90g、天门冬 90g、柏子仁 90g、酸枣仁 90g、生地黄 300g。

【图解】

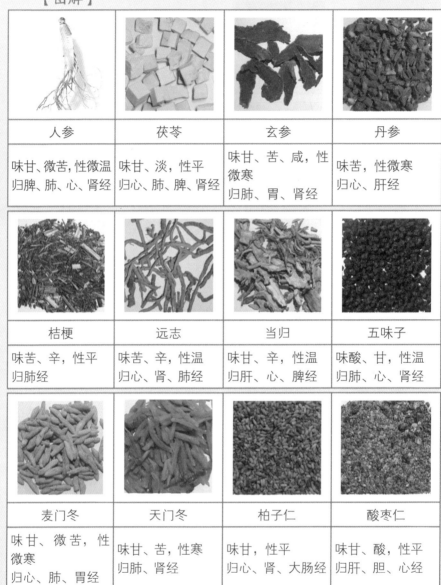

人参	茯苓	玄参	丹参
味甘、微苦,性微温 归脾、肺、心、肾经	味甘、淡,性平 归心、肺、脾、肾经	味甘、苦、咸,性微寒 归肺、胃、肾经	味苦,性微寒 归心、肝经
桔梗	远志	当归	五味子
味苦、辛,性平 归肺经	味苦、辛,性温 归心、肾、肺经	味甘、辛,性温 归肝、心、脾经	味酸、甘,性温 归肺、心、肾经
麦门冬	天门冬	柏子仁	酸枣仁
味甘、微苦,性微寒 归心、肺、胃经	味甘、苦,性寒 归肺、肾经	味甘,性平 归心、肾、大肠经	味甘、酸,性平 归肝、胆、心经

中医 中老年病证 调养膏方

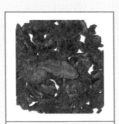

生地黄

味甘、苦，性寒
归心、肝、肾经

【制法】 人参先煎 30 分钟，余药加水浸泡 24 小时，并人参大火烧开 1 小时，转小火煮 3 小时，滤汁去渣，如此三煎，合并滤液，加热浓缩为膏，再将蜂蜜、冰糖等辅料，冲入清膏和匀，小火熬炼至挂旗，收膏即可。

【功效】 交通心肾，滋阴降火。

【用法】 每次 15～20g，每日 2 次，在两餐之间，用温开水冲服。

【注意事项】 热象明显者可加牡丹皮、栀子清热降火。

3. 心阳虚衰症

【症候】 胸闷心慌，气短乏力，形寒肢冷，面色苍白，舌质淡或淡暗，苔白，脉沉弱或沉缓。

【治法】 温阳补气。

膏方：金匮肾气丸

【来源】 《金匮要略》痰饮咳嗽病脉证并治第十二："夫短气有微饮，当从小便去之，苓桂术甘汤主之，肾气丸亦主之。"

【组成】 生地黄 400g、山药 300g、山茱萸 300g、茯苓 200g、泽泻 300g、牡丹皮 200g、肉桂 100g、附子 100g。

【图解】

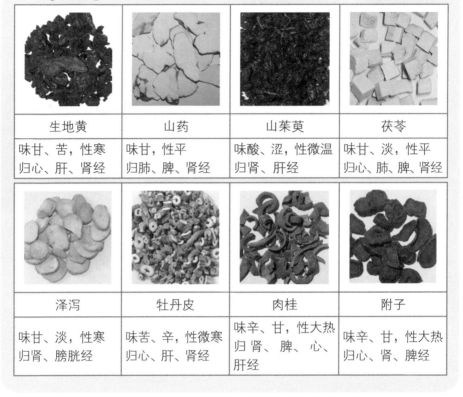

生地黄	山药	山茱萸	茯苓
味甘、苦,性寒 归心、肝、肾经	味甘,性平 归肺、脾、肾经	味酸、涩,性微温 归肾、肝经	味甘、淡,性平 归心、肺、脾、肾经
泽泻	牡丹皮	肉桂	附子
味甘、淡,性寒 归肾、膀胱经	味苦、辛,性微寒 归心、肝、肾经	味辛、甘,性大热 归肾、脾、心、肝经	味辛、甘,性大热 归心、肾、脾经

【制法】 附子先煎 30 分钟,余药加水浸泡 24 小时,并附子大火烧开 1 小时,转小火煮 3 小时,滤汁去渣,如此三煎,合并滤液,加热浓缩为膏,再将蜂蜜、冰糖等辅料,冲入清膏和匀,小火熬炼至挂旗,收膏即可。

【功效】 温阳补气。

【用法】 每次 15~20g,每日 2 次,在两餐之间,用温开水冲服。

【注意事项】 气虚明显者加红参 100g。

4. 气虚血瘀症

【症候】 心悸不安,胸闷不舒,心痛阵作,乏力气短,面色晦暗,唇甲青紫,或伴下肢微肿,小便短少,或见胁下结块胀痛,咳痰带血,舌质紫暗或有瘀斑,脉细涩或结代。

【治法】 补气温阳,活血化瘀。

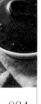

膏方：保元汤合桃红四物汤

【来源】 《张氏医通》祖剂："治一切元气虚弱之症。"

【组成】 人参100g、肉桂50g、甘草60g、黄芪150g、熟地黄150g、当归150g、白芍100g、川芎80g、桃仁90g、红花60g。

【图解】

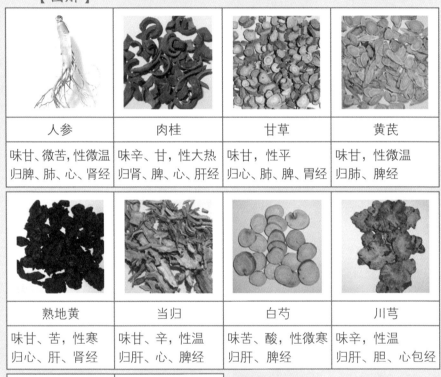

人参	肉桂	甘草	黄芪
味甘、微苦,性微温 归脾、肺、心、肾经	味辛、甘,性大热 归肾、脾、心、肝经	味甘,性平 归心、肺、脾、胃经	味甘,性微温 归肺、脾经
熟地黄	当归	白芍	川芎
味甘、苦,性寒 归心、肝、肾经	味甘、辛,性温 归肝、心、脾经	味苦、酸,性微寒 归肝、脾经	味辛,性温 归肝、胆、心包经
桃仁	红花		
味苦、甘,性平 归心、肝、大肠经	味辛,性温 归心、肝经		

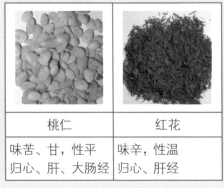

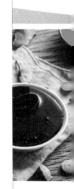

【制法】　人参先煎30分钟，余药加水浸泡24小时，并人参大火烧开1小时，转小火煮3小时，滤汁去渣，如此三煎，合并滤液，加热浓缩为膏，再将蜂蜜、冰糖等辅料，冲入清膏和匀，小火熬炼至挂旗，收膏即可。

【功效】　补气温阳，活血化瘀。

【用法】　每次15～20g，每日2次，在两餐之间，用温开水冲服。

【注意事项】　可加丹参200g。

5. 肺肾两虚症

【症候】　胸闷喘促，心悸气短，动则尤甚，端坐呼吸，不能平卧，痰白而稀，尿少肢肿，腰酸耳鸣，面白唇青，舌质淡暗，苔白，脉虚数或滑数。

【治法】　温肺益气，温阳补肾。

膏方：金水两资汤加味

【来源】　《石室秘录》卷六，燥症门："燥热之极，已生郁之症，不可起床者，不治之症也。"

【组成】　熟地黄300g、山茱萸200g、麦门冬200g、五味子200g、人参100g、白芍100g、肉桂50g、茯苓100g、陈皮50g、法半夏50g。

【图解】

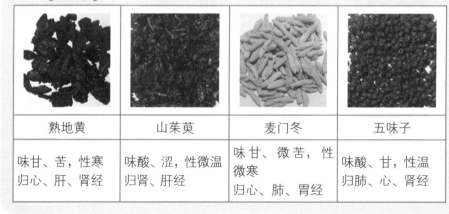

熟地黄	山茱萸	麦门冬	五味子
味甘、苦，性寒 归心、肝、肾经	味酸、涩，性微温 归肾、肝经	味甘、微苦，性微寒 归心、肺、胃经	味酸、甘，性温 归肺、心、肾经

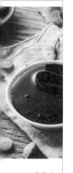

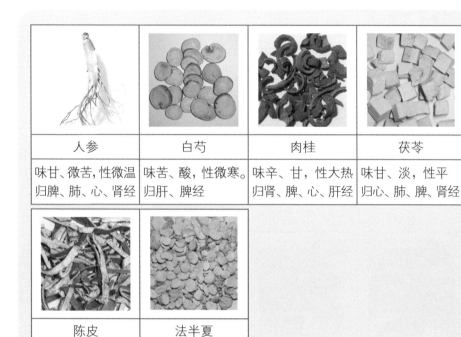

人参	白芍	肉桂	茯苓
味甘、微苦,性微温 归脾、肺、心、肾经	味苦、酸,性微寒。归肝、脾经	味辛、甘,性大热 归肾、脾、心、肝经	味甘、淡,性平 归心、肺、脾、肾经

陈皮	法半夏
味苦、辛,性温 归肺、脾经	味辛,性温 归脾、胃、肺经

【制法】　人参先煎 30 分钟,余药加水浸泡 24 小时,并人参大火烧开 1 小时,转小火煮 3 小时,滤汁去渣,如此三煎,合并滤液,加热浓缩为膏,再将蜂蜜、冰糖等辅料,冲入清膏和匀,小火熬炼至挂旗,收膏即可。

【功效】　温肺益气,温阳补肾。

【用法】　每次 15 ~ 20g,每日 2 次,在两餐之间,用温开水冲服。

【注意事项】　阳虚明显者,加附子 50g 先煎。

6. 阳虚水泛症

【症候】　心悸眩晕,气喘不能平卧,胸脘痞满,肢体浮肿,小便短少,面色苍白,腰膝酸软,形寒肢冷,或伴腹水,舌质淡胖,苔白,脉弦滑结代。

【治法】　温通心阳,化气行水。

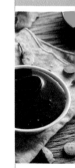

膏方：真武汤加味

【来源】 《伤寒论》卷第六，辨少阴病脉证并治第十一："少阴病，二三日不已，至四五日，腹痛，小便不利，四肢沉重疼痛，自下利者，此为有水气，其人或咳，或小便利，或下利，或呕者，真武汤主之。"

【组成】 附子100g、白术100g、茯苓100g、白芍100g、茯苓200g、桂枝50g、车前子200g、玉米须200g、炙甘草50g。

【图解】

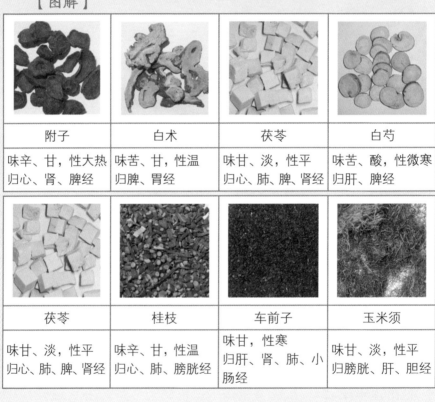

附子	白术	茯苓	白芍
味辛、甘，性大热 归心、肾、脾经	味苦、甘，性温 归脾、胃经	味甘、淡，性平 归心、肺、脾、肾经	味苦、酸，性微寒 归肝、脾经

茯苓	桂枝	车前子	玉米须
味甘、淡，性平 归心、肺、脾、肾经	味辛、甘，性温 归心、肺、膀胱经	味甘，性寒 归肝、肾、肺、小肠经	味甘、淡，性平 归膀胱、肝、胆经

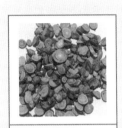

炙甘草

味甘，性平
归心、肺、脾、胃经

【制法】　附子先煎2小时，余药加水浸泡24小时，并附子大火烧开1小时，转小火煮3小时，滤汁去渣，如此三煎，合并滤液，加热浓缩为膏，再将蜂蜜、冰糖等辅料，冲入清膏和匀，小火熬炼至挂旗，收膏即可。

【功效】　温通心阳，化气行水。

【用法】　每次15~20g，每日2次，在两餐之间，用温开水冲服。

【注意事项】　酌情调整附子用量。

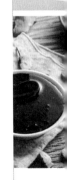

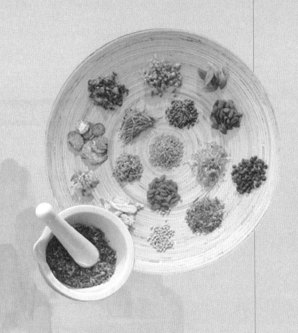

第四章

中老年肺系疾病调养膏方

一、中老年肺系病的特点分析

中医治未病思想始记载于《黄帝内经》。《素问·四气调神大论》曰："是故圣人不治已病治未病，不治已乱治未乱，此之谓也。夫病已成而后药之，乱已成而后治之，譬犹渴而穿井，斗而铸锥，不亦晚乎。""治未病"是中医养生的重要理论基础，"未病养生，防病于先""已病早治，防其传变"。

肺系疾病是最常见的一类危害人民群众身体健康的疾病，肺系疾病如感冒、咳嗽、哮病、喘病等往往随四季气候变化、辛劳疲倦或情志异常而反复发作，未及时调治会随着体内正气抗病能力下降而日益加重，甚者传变至其他脏腑。对于中老年患者来说，未病养生，防病于先就显得尤为重要。根据流行病学调查，多数老年人患有一种或一种以上的慢性病，患病率达 76% ~ 89%，严重影响老年人的生活质量。年过半百而正气日衰，抗病能力逐渐减弱，极易感受外界各种病邪，出现鼻塞、流涕、咳嗽、咳痰、甚至气喘等不适。对于肺系疾病患者来说，在未病之时采取各种养生保健的方法，如调养膏方，来增强体质，提高抗病能力，显得尤为重要。

中老年肺系疾病主要临床表现为咳嗽、咳痰、哮鸣、喘促等，临床过程以反复发作，迁延不愈，逐渐加重为特点，均与肺、脾、肾三脏功能失调相关。肺为气之主，肾为气之根，脾为后天之本，又为气血生化之源。慢性肺系疾病患者多年老体弱，久病迁延，既耗气又伤阴，终至肺、脾、肾三脏俱虚。所以肺系疾病调养膏方的关键在于培补扶正，补肺益肾，兼顾脾土。根据肺、脾、肾的偏损，或以补肺为主，或以健脾为主，或以补肾为主，但始终需顾护中焦脾胃。

　　肺系疾病常因感受外邪,劳逸不均,七情损伤等,导致气化失司,痰饮内阻,久则夹瘀,往往呈现出虚实夹杂的症候。肺系病如咳、痰、哮、喘诸证,"痰饮作祟"是其共同病机,故调理膏方中应分清病邪属性,补虚与驱邪并重。老年人肺系病的致病因素还包括"瘀",正所谓"肺朝百脉",肺又主一身之气,且与肝共调气机升降,王清任更是认为"胸中为血府",一旦肺受外邪所伤,气机不和则血行不畅而生瘀,损及络脉则血溢脉外而成瘀。

　　《素问·藏气法时论》记有"肺苦气上逆,急食苦以泄之""肺欲收,急食酸以收之,用酸补之,辛泻之"。"辛泻之"指辛味入肺发散,有助于肺气的宣发,可驱散表邪。肺气上逆,宜用苦泄之品,肃肺降气,可平咳喘。"肺欲收""用酸补之",针对咳喘气逆,呼吸频数,久则耗散肺气,损及肺体,故用酸补其肺体,收其耗散之气。又肺为娇脏,清虚而处高位,多宜轻清宣肺之品,以达到疏解、宣畅之功。这就是吴鞠通所谓"治上焦如羽,非轻不举"的道理。肺为娇脏,不耐寒热,且肺恶燥,燥则肺气上逆而咳喘,甘润可使肺气自降,清肃之令得行,所以治肺之法,又宜辛平甘润。

　　老年肺系病调养膏方治疗又有其特殊性,须辨证施补,分清脏腑,重在肺、脾、肾。脾胃为后天之本,有胃气则生,无胃气则死,胃纳正常是健康的重要保证。多数肺系疾病在急性加重期往往是中西医结合治疗,特别是病情较重的患者,往往需使用抗生素,如部分头孢类抗生素、喹诺酮类抗生素、大环内酯类抗生素多伴有胃肠道反应,经治疗后咳、痰、喘渐好转,但胃纳无好转甚至加重,因此我们在治疗过程中要加用健脾和胃化痰之品,如党参、白术、半夏等,防止或减轻胃肠道反应。中老年肺系病调养膏方还需顾护正气。中老年人由于正气亏虚,免疫功能往往较差,发生严重肺部感染的概率增加,病死率往往也较高。因此可以在辨证施治的基础上加用益气扶正之品,以提高机体的抗病能力。

老年肺系疾病的患者还应注意气候变化，做好防寒保暖，避免受凉感冒。饮食忌肥腻、生冷、辛辣及过咸，戒烟酒。哮病患者应避免接触刺激性气体、灰尘、花粉；忌食海膻发物等；防止过度疲劳和情志刺激；可适当加强锻炼，以增强体质，提高抗病能力。缓解期应坚守"未发时扶正"和"缓则治其本"的原则，补虚固本以图根治。通过膏方的调治，达到扶正纠偏，改善体质，提高生活质量的目的。

二、反复感冒膏方

（一）定义

感冒主要分为普通感冒和流行性感冒，流行性感冒具有较强的传染性，故本文主要阐述普通感冒。普通感冒是最常见的急性呼吸道感染性疾病，临床常表现为鼻塞、流涕、喷嚏、咽痛以及恶寒、发热、咳嗽等一系列症状，起病较急，四时皆有，以冬春季节为多见。普通感冒大部分是由病毒引起的，鼻病毒是引起普通感冒最常见的病原体。本病为自限性疾病，但易合并细菌感染，导致病情加重并可产生严重的并发症，甚至威胁患者生命。

中医上感冒是指感受触冒风邪，邪犯卫表而导致的常见外感疾病，临床以鼻塞、流涕、喷嚏、咳嗽、头痛、恶寒、发热、全身不适、脉浮为特征，涵括了西医的普通感冒、流行性感冒、上呼吸道感染等疾病。

反复感冒患者，又称感冒易感人群，一般来讲指的是1年之内感冒次数大于等于5次，从中医角度往往属于体虚感冒，患者多素体虚弱常常感冒，或感冒反复发作经久不愈。体虚感冒者，服用一般的感冒成药，疗效均不佳，甚至毫无疗效。因为体虚感冒有不同于其他感冒的特殊性，表现为正虚邪恋，以虚为主，正虚是主要矛盾。

（二）临床表现

（1）症状。常在季节交替和冬、春季节发病，起病较急，早期症状主要以鼻部卡他症状为主，可有喷嚏、鼻塞、流清水样鼻涕，初期也可有咽部不适或咽干，咽痒或烧灼感。2～3天后鼻涕变稠，可伴有咽痛、头痛、流泪、味觉迟钝、呼吸不畅、声嘶等，伴或不伴发热。老年患者因体质虚弱，多伴有基础疾病，抵抗力下降等因素而使本病的临床表现有一定的特点（李建生，2010）：①发病隐匿，临床症状不典型。②基础疾病（如慢性支气管炎、慢性阻塞性肺疾病等）的症状与感冒的症状并见，或因感冒而诱使基础疾病发作。③因体质虚弱而使感冒反复发作，病程长而恢复缓慢。④易合并细菌感染，并发症多见。

（2）体征。鼻腔黏膜充血、水肿、有分泌物，咽部可有充血，胸部体检多无异常。

（三）实验室检查

（1）血液检查：血液分析提示白细胞计数常正常或偏低，淋巴细胞比例升高。

（2）病原学检查：临床上一般不开展普通感冒的病毒学检查，主要用于流行病学研究。

（四）辨证膏方

风邪及夹寒、暑、燥、热等六淫之邪和正气不足是引起感冒的主要因素，病位在上焦肺卫，病机为外邪犯肺，肺失宣肃。但感冒的发生、发展与人体正气的强弱有密切关系。内经有云"盖无虚，故邪不能独伤人"，所以老年人反复感冒有不同于其他感冒的特殊性，表现为正虚邪恋，以虚为主，正虚是主要矛盾。老年患者往往由于年老体弱，正气不足，卫外不固，容易受邪而使疾病反复发作且病程较长。气虚者多易感风寒，阴虚者多易感受风热，阳气虚者，感邪多从寒化，且易感受风寒之邪；阴血虚者，感邪多从热化、燥化，

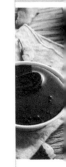

且易感受燥热之邪。治疗上不可过于辛散，应当扶正达邪，重在扶正，扶正为主，解表次之，以扶正促解表以祛邪，表里同治。正如清代名医李用粹在《证治汇补·伤风》中所言："如虚人伤风，屡感屡发，形气病气举虚者，又当补中，而佐以和解，倘专泥发散，恐脾气益虚，腠理益疏，邪乘虚入，病反增剧也。"

调理膏方主要针对反复易感人群，不适用于新感外邪患者。

1. 肺脾气虚症

【症候】　反复外感，每年大于等于 5 次，鼻塞、流涕、喷嚏，面色苍白，自汗畏风，神疲倦怠，少气懒言，周身乏力，舌质淡红，苔薄白，脉细缓。

【治法】　益气固表。

膏方：防感膏

【组成】　黄芪 150g、防风 120g、白术 100g、党参 120g、茯苓 150g、山药 120g、扁豆 100g、莲子 100g、炙甘草 60g、桔梗 120g、蒲公英 120g、牡丹皮 90g、柴胡 100g。

【图解】

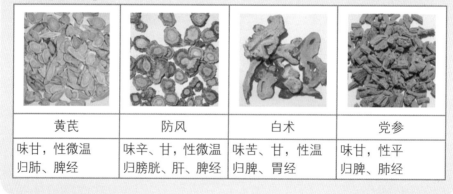

黄芪	防风	白术	党参
味甘，性微温 归肺、脾经	味辛、甘，性微温 归膀胱、肝、脾经	味苦、甘，性温 归脾、胃经	味甘，性平 归脾、肺经

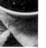

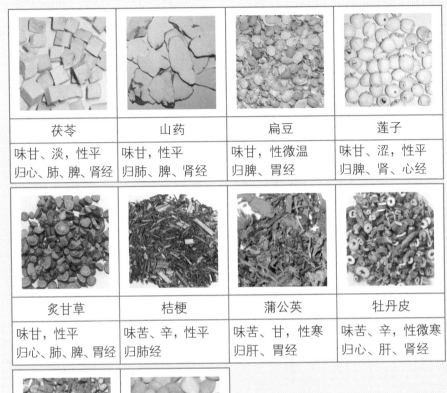

茯苓	山药	扁豆	莲子
味甘、淡，性平 归心、肺、脾、肾经	味甘，性平 归肺、脾、肾经	味甘，性微温 归脾、胃经	味甘、涩，性平 归脾、肾、心经

炙甘草	桔梗	蒲公英	牡丹皮
味甘，性平 归心、肺、脾、胃经	味苦、辛，性平 归肺经	味苦、甘，性寒 归肝、胃经	味苦、辛，性微寒 归心、肝、肾经

柴胡	苦杏仁
味辛、苦，性微寒 归肝、胆、肺经	味苦，性微温 归肺、大肠经

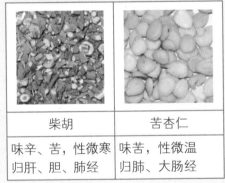

【制法】 上述药物加水浸泡 24 小时。大火烧开 1 小时，小火煮 3 小时，滤汁去渣，如此三煎，合并滤液，加热浓缩为膏，再将蜂蜜、冰糖等辅料，冲入清膏和匀，小火熬炼至挂旗，收膏即可。

【用法】 每次 15~20g，每日 2 次，在两餐之间，用温开水冲服。

2. 气阴两虚症

【症候】 反复外感，每年大于等于 5 次，伴有手足心热，午后颧红，潮热盗汗，形体消瘦，少汗，口干，干咳少痰，舌红少苔，脉细。

【治法】　益气养阴。

膏方　补肺汤加味而成

【组成】　黄芪200g、党参300g、山药300g、黄精300g、百合200g、熟地黄100g、肉苁蓉150g、五味子100g、茯苓150g、木香100g、薏苡仁300g、紫菀100g、桔梗30g、炙甘草60g、阿胶250g。

【图解】

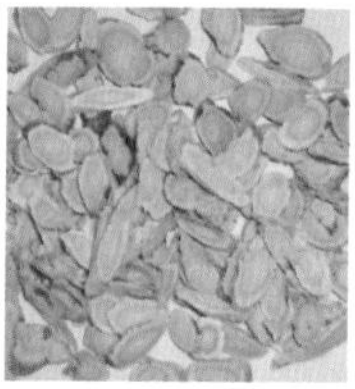 黄芪	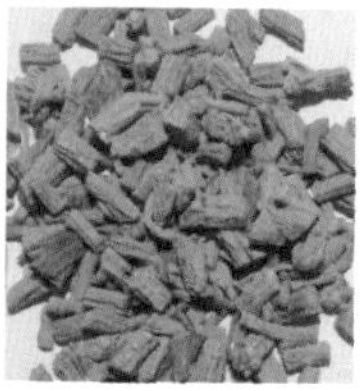 党参	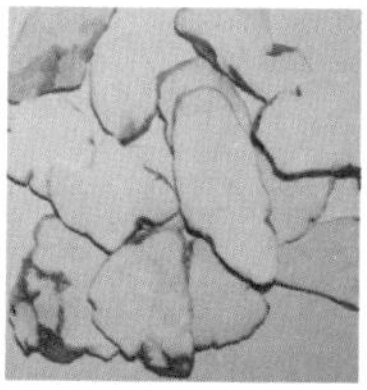 山药	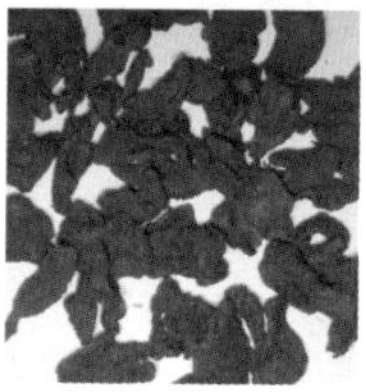 黄精
味甘，性微温 归肺、脾经	味甘，性平 归脾、肺经	味甘，性平 归肺、脾、肾经	味甘，性平 归脾、肺、肾经

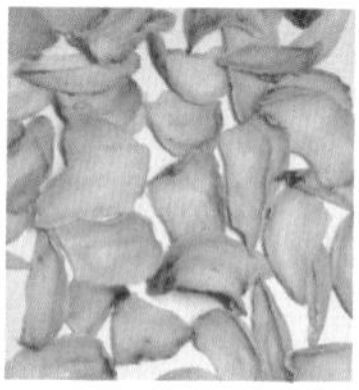 百合	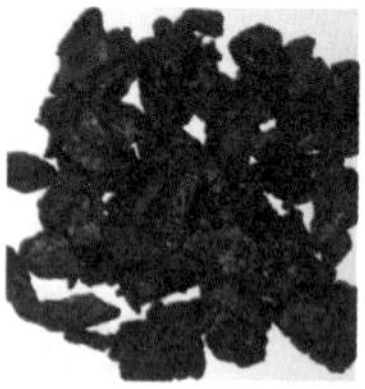 熟地黄	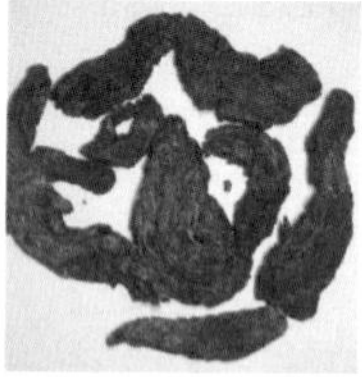 肉苁蓉	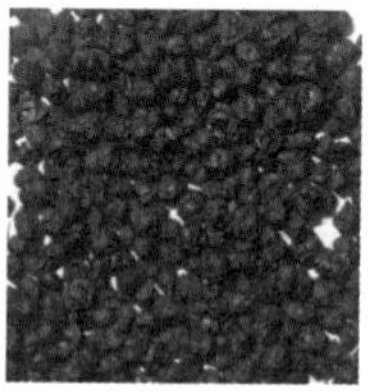 五味子
味甘，性寒 归心、肺经	味甘、苦，性寒 归心、肝、肾经	味甘、咸，性温 归肾、大肠经	味酸、甘，性温 归肺、心、肾经

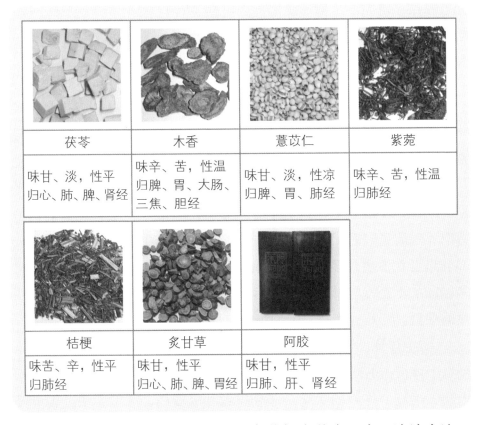

茯苓	木香	薏苡仁	紫菀
味甘、淡，性平 归心、肺、脾、肾经	味辛、苦，性温 归脾、胃、大肠、 三焦、胆经	味甘、淡，性凉 归脾、胃、肺经	味辛、苦，性温 归肺经

桔梗	炙甘草	阿胶
味苦、辛，性平 归肺经	味甘，性平 归心、肺、脾、胃经	味甘，性平 归肺、肝、肾经

【制法】 上药中除阿胶外，余药加水煎煮3次，滤汁去渣，合并滤液，加热浓缩为清膏，再将阿胶加适量黄酒，浸泡后隔水炖烊，冲入清膏和匀，加入蜂蜜、冰糖等辅料，小火熬炼至挂旗，收膏即可。

【用法】 每次15~20g，每日2次，在两餐之间，用温开水冲服。

三、慢性阻塞性肺病膏方

（一）定义

慢性阻塞性肺疾病（chronic obstructive pulmonary disease, COPD, 简称慢阻肺）是一组以持续气流受限为特征的肺部疾病，其气流受限多呈进行性加重。慢阻肺的特征性症状是慢性、进行性加重的呼吸困难，咳嗽和咳痰。慢性咳嗽和咳痰常先于气流受限多年出现，然而有些患者也可以无慢性咳嗽和咳痰的症状。COPD晚期可出现肺动脉高压，进而产生慢性肺源性心脏病及右心衰竭。

本病属于中医学"喘病""肺胀"范畴。

（二）临床表现

（1）症状。①呼吸困难。这是慢阻肺最重要的症状，也是患者体能丧失和焦虑不安的主要原因。患者常描述为气短、气喘和呼吸费力等。早期仅在劳力活动时出现，病情逐渐加重，以至日常活动甚至休息时也感到气短。②慢性咳嗽。通常为首发症状，初起咳嗽呈间断性，早晨较重，以后早晚或整日均有咳嗽，也有少数病例虽有明显气流受限但无咳嗽症状。③咳痰。咳嗽后通常咳少量黏液性痰，部分患者在清晨较多，合并感染时痰量增多，常有脓性痰。④喘息和胸闷。不是慢阻肺的特异性症状，部分患者特别是重症患者有明显的喘息。⑤其他症状。晚期患者有体重下降，食欲减退等。

（2）体征。慢阻肺的早期体征可不明显，随着疾病进展，常出现以下体征：①视诊。胸廓前后径增大，肋间隙增宽，胸骨下角（腹上角）增宽，称为桶状胸。部分患者呼吸变浅，频率增快，辅助呼吸肌（如斜角肌和胸锁乳突肌）参与呼吸运动，严重者可有缩唇呼吸等。呼吸困难加重时常采取前倾坐位。②触诊。双侧语颤减弱。③叩诊。肺部叩诊可呈过清音，肺过度充气可使心浊音界缩小，肺下界和肝浊音界下降。④听诊。双肺呼吸音可减弱，呼气延长，可闻及干性啰音，双肺底或其他肺野可闻及湿啰音，心音遥远，剑突部心音较为清晰响亮。

（三）实验室检查及其他监测指标

（1）肺功能检查。肺功能检查对慢阻肺的诊断、严重程度评价、疾病进展、预后及治疗反应等均有重要意义。第一秒用力呼气容积（forced expiratory volume in one second，FEV1）占用力肺活量（forced vital capacity，FVC）百分比是评价气流受限的一项敏感指标。第一秒用力呼气容积占预计值百分比（FEV1% 预计值），是评估慢阻肺严重程度的良好指标。

根据 FEV1/FVC、FEV1 占预计值百分比和症状可对 COPD 的严重程度做出分级：

Ⅰ级（轻度）：FEV1/FVC < 70%，FEV1 占预计值百分比 ≥ 80%；

Ⅱ级（中度）：FEV1/FVC < 70%，50% ≤ FEV1 占预计值百分比 < 80%；

Ⅲ级（重度）：FEV1/FVC < 70%，30% ≤ FEV1 占预计值百分比 < 50%；

Ⅳ（极重度）：FEV1/FVC < 70%，FEV1 占预计值百分比 < 30%，或 FEV1 < 50% 伴有慢性呼吸衰竭。

（2）胸部 X 线检查。慢阻肺早期 X 线胸片可无明显变化，亦可出现肺纹理增多、紊乱等非特征性改变，末期可出现肺气肿改变。X 线胸片改变对慢阻肺诊断特异性不高，但对慢阻肺与其他疾病（如肺间质纤维化、肺结核等）鉴别具有重要意义。

（3）胸部 CT 检查。高分辨率 CT 对辨别小叶中心型或全小叶型肺气肿及确定肺大疱的大小和数量，有很高的敏感性和特异性。

（4）血气分析。是判断患者是否存在呼吸衰竭以及呼吸衰竭的类型的重要指标。

（5）其他实验室检查。慢阻肺合并细菌感染时，外周血白细胞增高，核左移。痰培养可检出各种病原菌。

（四）疾病分期

（1）急性加重期：急性加重期是指患者出现超越日常状况的持续恶化，短期内患者咳嗽、咳痰、气短和（或）喘息加重，痰量增多，呈脓性或黏液脓性，可伴发热等炎症加重的表现。

（2）稳定期：指患者咳嗽、咳痰、气短等症状稳定或症状轻微。

（五）辨证膏方

调理膏方主要针对慢性阻塞性肺疾病稳定期的患者。

本病是由于肺脏感邪，迁延失治，痰瘀稽留，损伤正气，肺、脾、肾虚损，正虚卫外不固，外邪易反复侵袭，诱使本病发作，其病理变化为本虚标实。急性加重期以标实为主，稳定期以正虚为主。稳定期病机以气（阳）虚、气阴两虚为主，常兼痰湿。有研究表明，采用中医药或中西医结合治疗 COPD 稳定期具有明显的疗效，表现为改善症状，减少急性加重，提高运动能力和生活质量，疗效好于单纯西医治疗。

1. 脾虚痰湿症

【症候】　喘息、气短、动则加重、咳嗽、咯痰色白、乏力、纳呆、舌体胖大或边有齿痕、舌质淡、苔白、脉细。

【治法】　利肺平喘，健脾化痰。

膏方

【组成】　党参 300g、苍术 120g、胆南星 120g、黄芩 300g、防风 90g、白术 90g、山药 150g、泽泻 100g、茯苓 150g、牡丹皮 90g、浙贝母 200g、桔梗 120g、木香 120g、姜半夏 120g、薏苡仁 150g。

【图解】

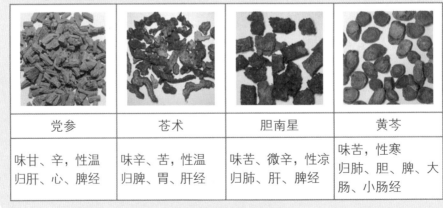

党参	苍术	胆南星	黄芩
味甘、辛，性温 归肝、心、脾经	味辛、苦，性温 归脾、胃、肝经	味苦、微辛，性凉 归肺、肝、脾经	味苦，性寒 归肺、胆、脾、大肠、小肠经

中医
中老年病证
调养膏方

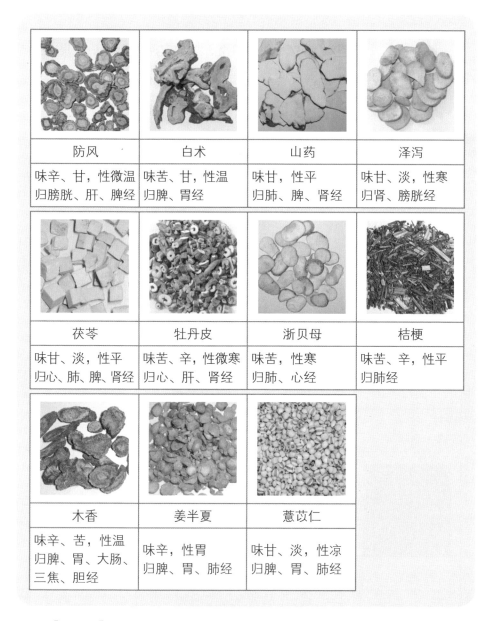

防风	白术	山药	泽泻
味辛、甘，性微温 归膀胱、肝、脾经	味苦、甘，性温 归脾、胃经	味甘，性平 归肺、脾、肾经	味甘、淡，性寒 归肾、膀胱经
茯苓	牡丹皮	浙贝母	桔梗
味甘、淡，性平 归心、肺、脾、肾经	味苦、辛，性微寒 归心、肝、肾经	味苦，性寒 归肺、心经	味苦、辛，性平 归肺经
木香	姜半夏	薏苡仁	
味辛、苦，性温 归脾、胃、大肠、三焦、胆经	味辛，性胃 归脾、胃、肺经	味甘、淡，性凉 归脾、胃、肺经	

【制法】 上述药物加水浸泡 24 小时。大火烧开 1 小时，转小火煮 3 小时，滤汁去渣，如此三煎，合并滤液，加热浓缩为膏，再将蜂蜜、冰糖等辅料，冲入清膏和匀，小火熬炼至挂旗，收膏即可。

【用法】 每次 15～20g，每日 2 次，在两餐之间，用温开水冲服。

2. 肺肾气虚症

【症候】　喘息，气短，动则加重，咳嗽，神疲乏力，腰膝酸软，小便清长，或尿有余沥，舌质淡，苔白，脉沉细数无力。

【治法】　补肺纳肾，降气平喘。

膏方

【方药】　党参300g、五味子120g、核桃肉240g、磁石200g、苏子300g、款冬花240g、半夏240g、橘红120g、紫河车300g、沉香50g。

【图解】

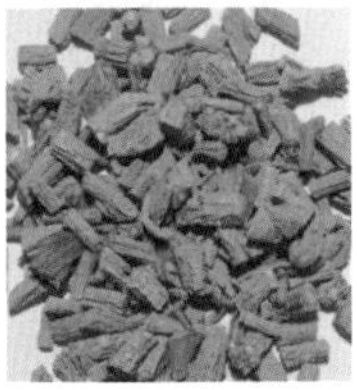 党参	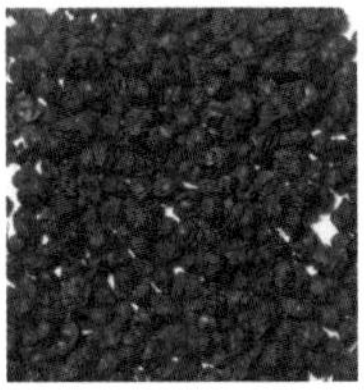 五味子	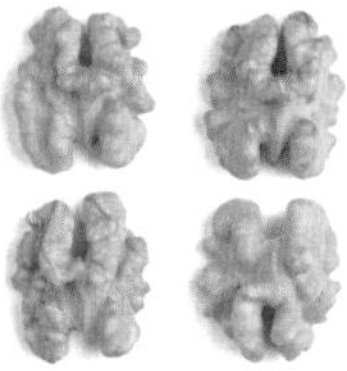 核桃肉	磁石
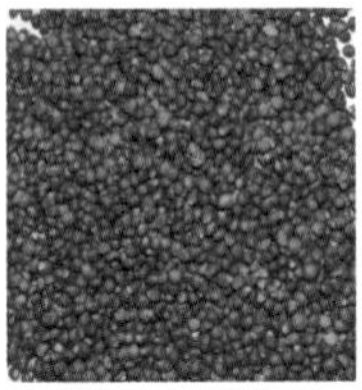 味甘，性平 归脾、肺经	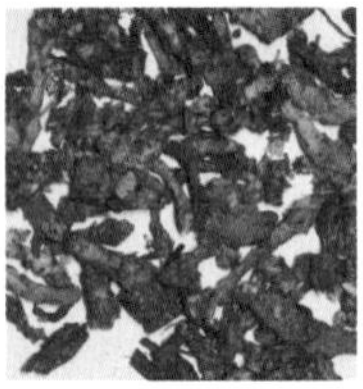 味酸、甘，性温 归肺、心、肾经	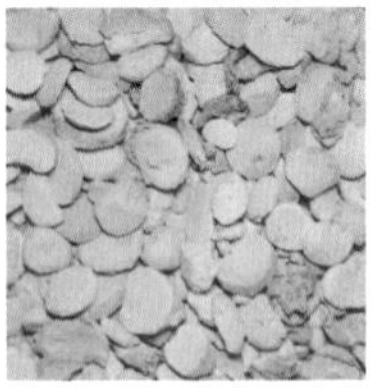 味甘，性温 归肾、肺、大肠经	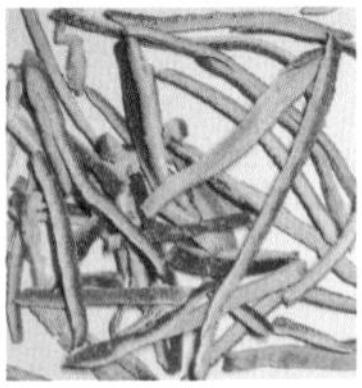 味咸，性寒 归肝、肾、心经
苏子	款冬花	半夏	橘红
味辛，性温 归肺经	味辛、微苦，性温 归肺经	味辛，性温 归脾、胃、肺经	味辛、苦，性温 归肺、脾经

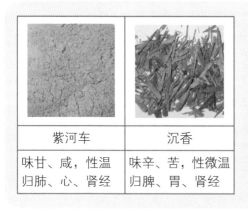

紫河车	沉香
味甘、咸，性温 归肺、心、肾经	味辛、苦，性微温 归脾、胃、肾经

【制法】　上述药物紫河车粉除外，余药加水煎煮3次，滤汁去渣，合并滤液，加热浓缩为清膏，调入紫河车粉，再加入蜂蜜、冰糖等辅料，冲入清膏和匀，小火熬炼至挂旗，收膏即可。

【用法】　每次15~20g，每日2次，在两餐之间，用温开水冲服。

3. 肺肾阴虚症

【症候】　喘息，咳嗽，痰少或咯痰不爽，气短，动则加重，乏力，自汗，盗汗，手足心热，腰膝酸软，或伴有口干，舌质红，少苔，脉细数。

【治法】　补肺滋肾，纳气定喘。

膏方

【方药】　南沙参300g、石斛300g、黄精300g、天花粉120g、黄芩300g、黄芪300g、防风90g、炒白术90g、淮山药150g、泽泻90g、茯苓150g、丹皮90g、五味子90g、木香120g、党参150g、浙贝母200g、姜半夏90g、沉香90g。

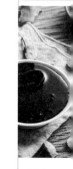

【图解】

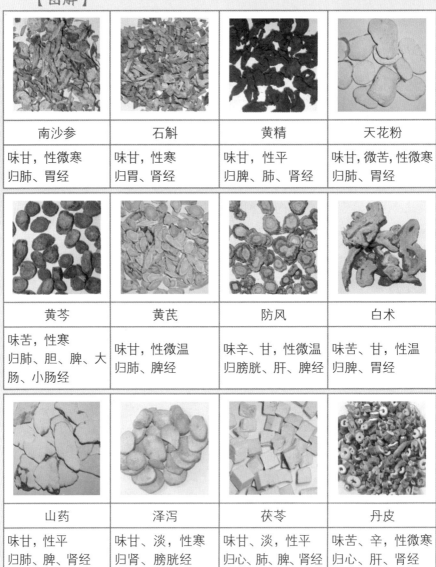

南沙参	石斛	黄精	天花粉
味甘，性微寒 归肺、胃经	味甘，性寒 归胃、肾经	味甘，性平 归脾、肺、肾经	味甘，微苦，性微寒 归肺、胃经
黄芩	黄芪	防风	白术
味苦，性寒 归肺、胆、脾、大肠、小肠经	味甘，性微温 归肺、脾经	味辛、甘，性微温 归膀胱、肝、脾经	味苦、甘，性温 归脾、胃经
山药	泽泻	茯苓	丹皮
味甘，性平 归肺、脾、肾经	味甘、淡，性寒 归肾、膀胱经	味甘、淡，性平 归心、肺、脾、肾经	味苦、辛，性微寒 归心、肝、肾经

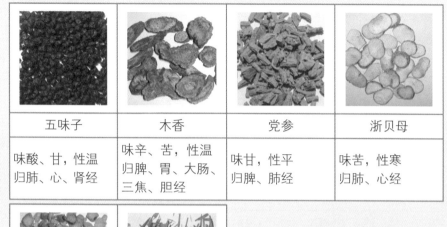

五味子	木香	党参	浙贝母
味酸、甘，性温 归肺、心、肾经	味辛、苦，性温 归脾、胃、大肠、 三焦、胆经	味甘，性平 归脾、肺经	味苦，性寒 归肺、心经

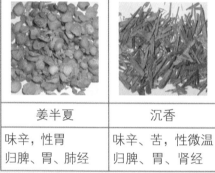

姜半夏	沉香
味辛，性胃 归脾、胃、肺经	味辛、苦，性微温 归脾、胃、肾经

【制法】　上述药物加水浸泡 24 小时。大火烧开 1 小时，转小火煮 3 小时，滤汁去渣，如此三煎，合并滤液，加热浓缩为膏，再将蜂蜜、冰糖等辅料，冲入清膏和匀，小火熬炼至挂旗，收膏即可。

【用法】　每次 15~20g，每日 2 次，在两餐之间，用温开水冲服。

4. 肺肾阳虚症

【症候】　咳嗽气短，动则加甚，腰膝酸软，畏寒肢冷，或有下肢浮肿，舌淡红或紫，苔薄白或略白腻，脉沉细。

【治法】　温肾益气，纳气平喘。

膏方

【方药】　菟丝子 150g、淫羊藿 200g、巴戟天 100g、黄芪 200g、防风 90g、炒白术 100g、淮山药 300g、泽泻 100g、

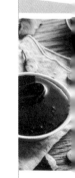

茯苓 120g、牡丹皮 150g、黄芩 150g、肉苁蓉 120g、核桃仁 200g、浙贝母 200g、姜半夏 120g、木香 120g。

【图解】

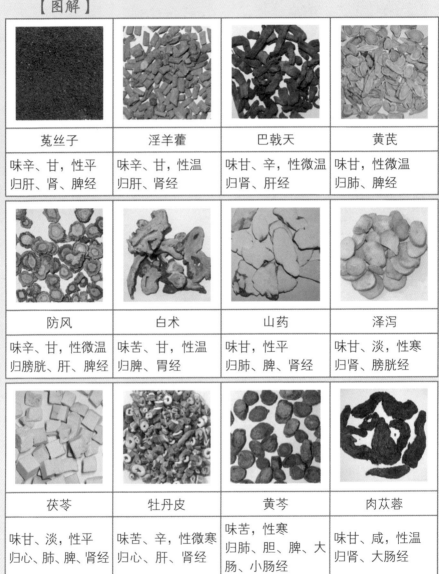

菟丝子	淫羊藿	巴戟天	黄芪
味辛、甘，性平 归肝、肾、脾经	味辛、甘，性温 归肝、肾经	味甘、辛，性微温 归肾、肝经	味甘，性微温 归肺、脾经
防风	白术	山药	泽泻
味辛、甘，性微温 归膀胱、肝、脾经	味苦、甘，性温 归脾、胃经	味甘，性平 归肺、脾、肾经	味甘、淡，性寒 归肾、膀胱经
茯苓	牡丹皮	黄芩	肉苁蓉
味甘、淡，性平 归心、肺、脾、肾经	味苦、辛，性微寒 归心、肝、肾经	味苦，性寒 归肺、胆、脾、大肠、小肠经	味甘、咸，性温 归肾、大肠经

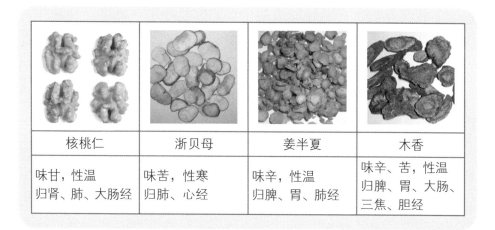

核桃仁	浙贝母	姜半夏	木香
味甘，性温 归肾、肺、大肠经	味苦，性寒 归肺、心经	味辛，性温 归脾、胃、肺经	味辛、苦，性温 归脾、胃、大肠、三焦、胆经

【制法】 上述药物加水浸泡 24 小时。大火烧开 1 小时，转小火煮 3 小时，滤汁去渣，如此三煎，合并滤液，加热浓缩为膏，再将蜂蜜、冰糖等辅料，冲入清膏和匀，小火熬炼至挂旗，收膏即可。

【用法】 每次 15～20g，每日 2 次，在两餐之间，用温开水冲服。

四、慢性支气管炎膏方

（一）定义

慢性支气管炎（chronic bronchitis）是气管、支气管黏膜及其周围组织的慢性非特异性炎症。临床上以咳嗽、咳痰为主要症状，每年发病持续 3 个月，连续 2 年或 2 年以上。排除具有咳嗽、咳痰、喘息症状的其他疾病（如肺结核、肺尘埃沉着症、肺脓肿、心脏病、心功能不全、支气管扩张、支气管哮喘、慢性鼻咽炎、食管反流综合征等疾患）。

因该病的病程较长且患者多为老年人，亦称为"老慢支"。本病属于中医"咳嗽""喘病""痰饮"范畴。

（二）临床表现

（1）症状。缓慢起病，病程长，反复急性发作而病情加重。主要症状为咳嗽、咳痰，或伴有喘息。急性加重系指咳嗽、咳痰、喘息等症状突然加重。急性加重的主要原因是呼吸道感染，病原体可以是病毒、细菌、支原体和衣原体等。

①咳嗽：一般晨间咳嗽为主，睡眠时有阵咳或排痰。

②咳痰：一般为白色黏液和浆液泡沫性，偶可带血。清晨排痰较多，起床后或体位变动可刺激排痰。

③喘息或气急：喘息明显者常称为喘息性支气管炎，部分可能合伴支气管哮喘。若伴有肺气肿时可表现为劳动或活动后气急。

（2）体征。早期多无异常体征。急性发作期可在背部或双肺底听到干、湿啰音，咳嗽后可减少或消失。如合并哮喘可闻及广泛哮鸣音并伴呼气期延长。

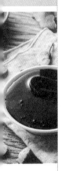

（三）实验室检查

（1）X线检查早期可无异常。反复发作引起支气管壁增厚，细支气管或肺泡间质炎症细胞浸润或纤维化，表现为肺纹理增粗、紊乱呈网状或条索状、斑点状阴影，以双下肺野明显。

（2）呼吸功能检查早期无异常。如有小气道阻塞时，最大呼气流速—容量曲线在75%和50%肺容量时，流量明显减低。

（3）血液检查细菌感染时偶可出现白细胞总数和/或中性粒细胞增高。

（4）痰液检查可培养出致病菌。涂片可发现革兰阳性菌或革兰阴性菌，或大量破坏的白细胞和已破坏的杯状细胞。

（四）疾病分期

慢性支气管炎按病情进展分为3期。

（1）急性发作期。指在一周内出现气短、脓性或黏液脓性痰，痰量明显增加，或伴有发热、白细胞计数增高等炎症表现，或一周内咳嗽、咳痰、喘息中任何一项症状明显加剧。

（2）慢性迁延期。指不同程度的咳嗽、咳痰或喘息症状迁延不愈一个月以上者。

（3）临床缓解期。指经过治疗或自然缓解，症状基本消失，或偶有轻微咳嗽和少量咳痰，保持 2 个月以上者。

（五）辨证膏方

调理膏方主要针对临床缓解期患者。慢性支气管炎缓解期的患者多属于本虚标实，机体抵抗力低下，因此邪气易反复侵袭机体，导致反复的急性加重。因此，维持慢性支气管炎的稳定或者延长慢性支气管炎缓解期比控制急性发作更有临床意义。膏方在防治慢性支气管炎的复发及维持药物疗效方面有其独特的优势，可发挥良好的调理作用。

慢性支气管炎缓解期以本虚为主，主要为肺、脾、肾三脏之虚。初病在肺，久延则肺脾气虚，气不化津，痰浊更易滋生，此即"脾为生痰之源，肺为贮痰之器"之意。久病及肾，以至肺虚不能主气，肾虚不能纳气，由咳致喘。因此慢性支气管炎调理膏方主要以扶正补虚为主，从整体出发，着重调理肺脾肾三脏，并根据本虚标实的主次酌情兼顾。

1. 肺气不足症

【症候】　咳嗽、咳痰，动辄气短，汗出较甚，四肢乏力，舌淡苔白，舌边有齿印，脉细弱或虚大。

【治法】　补肺理气，化痰止咳。

膏方

【方药】　党参 200g、白术 200g、茯苓 200g、陈皮 150g、半夏 150g、甘草 60g、紫菀 150g、款冬花 150g、桔梗 60g、黄芪 150g、川贝母 100g、五味子 150g。

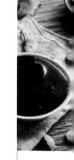

【图解】

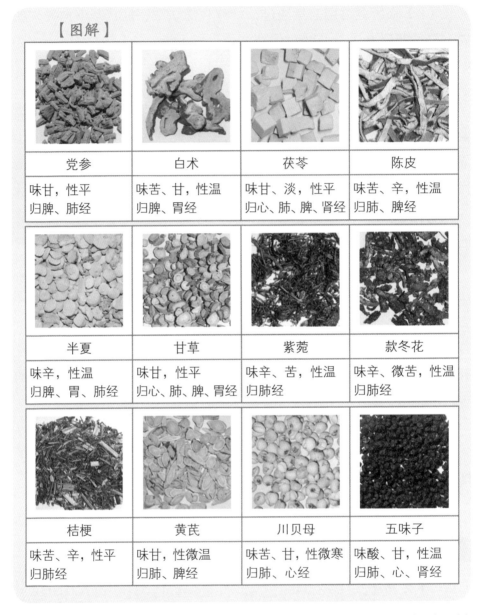

党参	白术	茯苓	陈皮
味甘，性平 归脾、肺经	味苦、甘，性温 归脾、胃经	味甘、淡，性平 归心、肺、脾、肾经	味苦、辛，性温 归肺、脾经
半夏	甘草	紫菀	款冬花
味辛，性温 归脾、胃、肺经	味甘，性平 归心、肺、脾、胃经	味辛、苦，性温 归肺经	味辛、微苦，性温 归肺经
桔梗	黄芪	川贝母	五味子
味苦、辛，性平 归肺经	味甘，性微温 归肺、脾经	味苦、甘，性微寒 归肺、心经	味酸、甘，性温 归肺、心、肾经

【制法】　上述药物加水浸泡 24 小时。大火烧开 1 小时，转小火煮 3 小时，滤汁去渣，如此三煎，合并滤液，加热浓缩为膏，再将蜂蜜、冰糖等辅料，冲入清膏和匀，小火熬炼至挂旗，收膏即可。

【用法】　每次 15~20g，每日 2 次，在两餐之间，用温开水冲服。

2. 肺脾气虚症

【症候】 咳嗽、咳痰，咳痰稀白，自汗畏风，神疲倦怠，少气懒言，周身乏力，食欲减退，食后胃脘作胀，舌质淡红，苔薄白，脉细缓。

【治法】 健脾补肺，化痰止咳。

膏方

【方药】 山药150g、炒扁豆100g、鸡内金60g、炒谷芽60g、党参200g、白术200g、茯苓200g、陈皮150g、半夏150g、川贝母100g、五味子150g、紫菀150g、款冬花150g。

【图解】

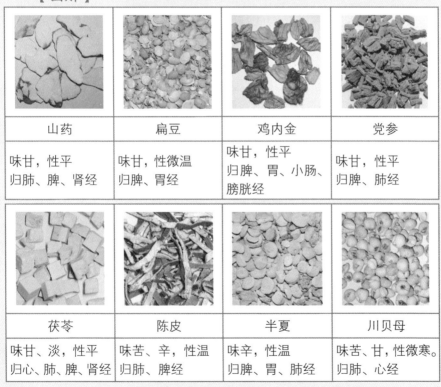

山药	扁豆	鸡内金	党参
味甘，性平 归肺、脾、肾经	味甘，性微温 归脾、胃经	味甘，性平 归脾、胃、小肠、膀胱经	味甘，性平 归脾、肺经
茯苓	陈皮	半夏	川贝母
味甘、淡，性平 归心、肺、脾、肾经	味苦、辛，性温 归肺、脾经	味辛，性温 归脾、胃、肺经	味苦、甘，性微寒。 归肺、心经

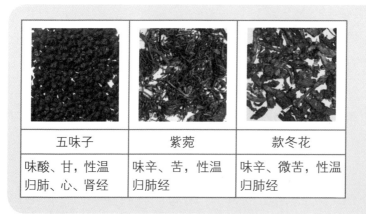

五味子	紫菀	款冬花
味酸、甘，性温 归肺、心、肾经	味辛、苦，性温 归肺经	味辛、微苦，性温 归肺经

【制法】 上述药物加水浸泡 24 小时。大火烧开 1 小时，转小火煮 3 小时，滤汁去渣，如此三煎，合并滤液，加热浓缩为膏，再将蜂蜜、冰糖等辅料，冲入清膏和匀，小火熬炼至挂旗，收膏即可。

【用法】 每次 15～20g，每日 2 次，在两餐之间，用温开水冲服。

3. 肺肾阴虚症

【症候】 咳嗽，痰少黏稠难咯，口干咽燥，手足心热，消瘦颊红，午后潮热，盗汗，舌红少苔，脉细数。

【治法】 滋阴润肺，化痰止咳。

膏方

【方药】 沙参 150g、麦门冬 150g、天门冬 150g、桑白皮 150g、阿胶 200g、川贝母 60g、乌梅 90g、紫菀 100g、五味子 150g、鳖甲 150g、桔梗 150g、甘草 150g。

【图解】

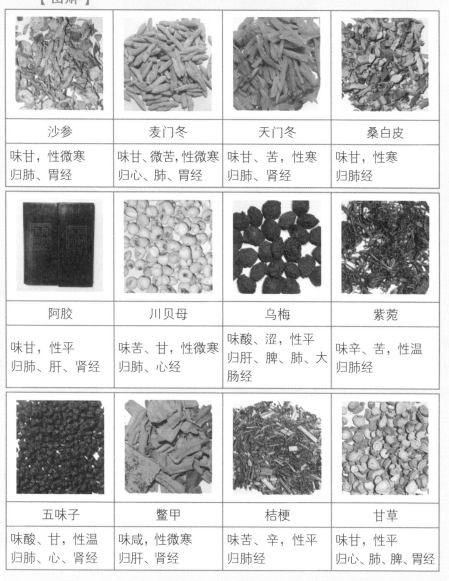

沙参	麦门冬	天门冬	桑白皮
味甘，性微寒 归肺、胃经	味甘、微苦，性微寒 归心、肺、胃经	味甘、苦，性寒 归肺、肾经	味甘，性寒 归肺经
阿胶	川贝母	乌梅	紫菀
味甘，性平 归肺、肝、肾经	味苦、甘，性微寒 归肺、心经	味酸、涩，性平 归肝、脾、肺、大肠经	味辛、苦，性温 归肺经
五味子	鳖甲	桔梗	甘草
味酸、甘，性温 归肺、心、肾经	味咸，性微寒 归肝、肾经	味苦、辛，性平 归肺经	味甘，性平 归心、肺、脾、胃经

【制法】　上述药物除鳖甲、阿胶外，余药加水煎煮 3 次，滤汁去渣，合并滤液，加热浓缩为清膏，将阿胶、鳖甲加适量黄酒，浸泡后隔水炖烊，冲入清膏和匀，加入蜂蜜、冰糖等辅料，小火熬炼至挂旗，收膏即可。

【用法】　每次 15～20g，每日 2 次，在两餐之间，用温开水冲服。

（一）定义

支气管哮喘（bronchial asthma，简称哮喘）是由多种细胞（如嗜酸性粒细胞、肥大细胞、T淋巴细胞、中性粒细胞、气道上皮细胞等）和细胞组分参与的气道慢性炎症性疾病。这种慢性炎症与气道高反应性相关，通常出现广泛多变的可逆性气流受限，并引起反复发作性的喘息、气急、胸闷或咳嗽等症状，常在夜间和（或）清晨发作、加剧，多数患者可自行缓解或经治疗缓解。

本病属于中医"哮病"范畴。

（二）临床表现

（1）症状。为发作性伴有哮鸣音的呼气性呼吸困难或发作性胸闷和咳嗽，常与接触变应原、冷空气、物理、化学性刺激以及上呼吸道感染、运动有关。严重者被迫采取坐位或呈端坐呼吸，干咳或咳大量白色泡沫痰，甚至出现发绀等，有时咳嗽可为唯一的症状（咳嗽变异型哮喘）。哮喘症状可在数分钟内发作，经数小时至数天，用支气管舒张药或自行缓解。某些患者在缓解数小时后可再次发作。在夜间及凌晨发作和加重常是哮喘的特征之一。

（2）体征。发作时胸部呈过度充气状态，有广泛的哮鸣音，呼气相延长。但在轻度哮喘或非常严重哮喘发作，哮鸣音可不出现。心率增快、奇脉、胸腹反常运动和发绀常出现在严重哮喘患者中。非发作期体检可无异常。

（三）实验室和其他检查

（1）痰液检查。大多数哮喘患者痰液中嗜酸性粒细胞计数增高（＞2.5%），且与哮喘症状相关。

（2）呼吸功能检查。是支气管哮喘可变气流受限的客观检查：①支气管舒张试验阳性（吸入支气管舒张剂后，FEV1增加＞

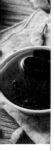

12%，且 FEV1 绝对值＞ 200ml）；②支气管激发试验阳性；③呼气流量峰值（peak expiratory flow，PEF）平均每日昼夜变异率（连续 7 天，每日 PEF 昼夜变异率之和 /7）＞ 10%，或 PEF 周变异率＞ 20%。

（3）动脉血气分析。哮喘发作是由于气道阻塞且通气分布不均，通气/血流比值失衡，可致肺泡—动脉血氧分压差（A-aDO$_2$）增大；严重发作时可有缺氧，PaO$_2$ 降低，由于过度通气可使 PaCO$_2$ 下降，pH 上升，表现为呼吸性碱中毒。若重症哮喘，病情进一步发展，气道阻塞严重，可有缺氧及 CO$_2$ 滞留，PaCO$_2$ 上升，表现呼吸性酸中毒。若缺氧明显，可合并代谢性酸中毒。

（4）胸部 X 线检查。早期在哮喘发作时可见两肺透亮度增加，呈过度通气状态；在缓解期多无明显异常。如并发呼吸道感染，可见肺纹理增加及炎症浸润阴影。

（5）特异性过敏原检测。哮喘患者大多数伴有过敏体质，对众多的过敏原和刺激物敏感。体外检测可检测患者的特异性 IgE，过敏性哮喘患者血清特异性 IgE 可较正常人明显增高。皮肤过敏原测试，用于指导避免过敏原接触和脱敏治疗。

（四）临床分期

根据临床表现哮喘可分为急性加重期、慢性持续期和临床缓解期。哮喘急性发作是指喘息、气急、咳嗽、胸闷等症状突然发生，或原有症状加重，并以呼气流量降低为其特征，常因接触变应原、刺激物或呼吸道感染诱发。慢性持续期是指每周均不同频度和（或）不同程度地出现喘息、气急、胸闷、咳嗽等症状。临床缓解期是指患者无喘息、气急、胸闷、咳嗽等症状，并维持 1 年以上。

（五）辨证膏方

支气管哮喘属于中医学"哮病""痰饮"范畴，病机属本虚标实、虚实夹杂、易反复发作、病程迁延。《黄帝内经》就提出慢性病患需长期治疗、益养益和的观点，如《素问·五常政大论》云："经

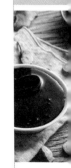

络以通，血气以从，复其不足，与众齐同，养之和之，静以待时，谨守其气，无使顷移。"而膏方多入补益之剂，辨证论治调理阴阳，通过扶正填精，正胜邪退，从而阻断疾病的恶性循环。《素问·八正神明论》曰："上工救其萌芽。"指的是疾病尚未发生之时，但已经有某些先兆或者萌芽，要及时调理治疗，防止发展，预防疾病加重。哮喘缓解期，可根据舌苔脉象辨证施治，主要以肺肾不足为主，可结合体质进行调理。

哮喘缓解期以肺、脾、肾三脏虚损为主。肺虚失于宣降，少气不足以息而喘；脾虚失运，痰湿内生，易犯于肺；肾为气之根，病久易致下元不固，摄纳无权，呼多吸少，动则喘息，气不得续。治疗以扶正为主，肺、脾、肾三脏同补，阴阳并调。

1. 肺气不足症

【症候】 气短声低，动则尤甚，或喉中有轻度哮鸣声，咳痰清稀色白，面色苍白，自汗畏风，易感冒，每因劳倦、气候变化等诱发哮病，舌淡苔白，脉细弱或虚大。

【治法】 补肺固表，止哮平喘。

膏方

【方药】 党参 300g、五味子 120g、核桃仁 200g、磁石 200g、苏子 300g、款冬花 240g、半夏 240g、橘红 120g、紫河车粉 300g、沉香粉 50g。

【图解】

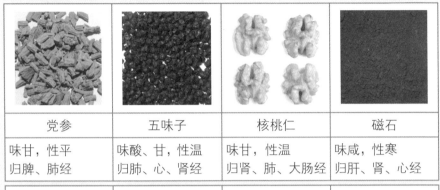

党参	五味子	核桃仁	磁石
味甘，性平 归脾、肺经	味酸、甘，性温 归肺、心、肾经	味甘，性温 归肾、肺、大肠经	味咸，性寒 归肝、肾、心经

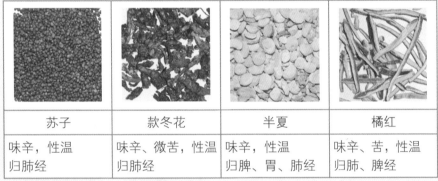

苏子	款冬花	半夏	橘红
味辛，性温 归肺经	味辛、微苦，性温 归肺经	味辛，性温 归脾、胃、肺经	味辛、苦，性温 归肺、脾经

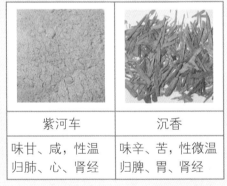

紫河车	沉香
味甘、咸，性温 归肺、心、肾经	味辛、苦，性微温 归脾、胃、肾经

【制法】 上述药物紫河车粉除外，余药加水煎煮 3 次，滤汁去渣，合并滤液，加热浓缩为清膏，调入紫河车粉，再加入蜂蜜、冰糖等辅料，冲入清膏和匀，小火熬炼至挂旗，收膏即可。

【用法】 每次 15～20g，每日 2 次，在两餐之间，用温开水冲服。

2. 脾虚痰湿症

【症候】 平素痰多气短，倦怠无力，面色萎黄，纳呆，或食油腻易于腹泻，每因饮食不当诱发哮病，舌质淡，苔薄腻或白滑，脉细弱。

【治法】 健脾化痰，止哮平喘。

膏方

【方药】 党参300g，苍、白术各100g、黄芩300g、木香120g、防风90g、橘红100g、泽泻100g、茯苓150g、牡丹皮90g、浙贝母200g、桔梗120g、姜半夏120g、薏苡仁150g、砂仁90g。

【图解】

党参	苍术	白术	黄芩
味甘，性平 归脾、肺经	味辛、苦，性温 归脾、胃、肝经	味苦、甘，性温 归脾、胃经	味苦，性寒 归肺、胆、脾、大肠、小肠经

木香	防风	橘红	泽泻
味辛、苦，性温 归脾、胃、大肠、三焦、胆经	味辛、甘，性微温 归膀胱、肝、脾经	味辛、苦，性温 归肺、脾经	味甘、淡，性寒 归肾、膀胱经

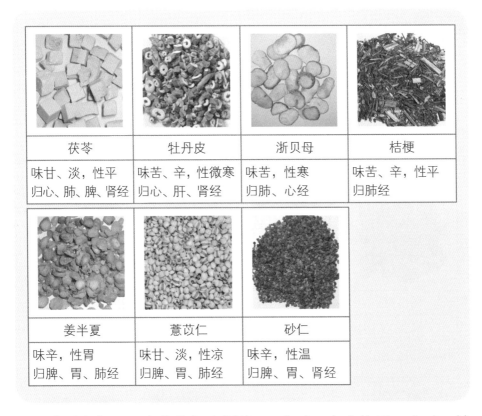

茯苓	牡丹皮	浙贝母	桔梗
味甘、淡，性平 归心、肺、脾、肾经	味苦、辛，性微寒 归心、肝、肾经	味苦，性寒 归肺、心经	味苦、辛，性平 归肺经

姜半夏	薏苡仁	砂仁
味辛，性胃 归脾、胃、肺经	味甘、淡，性凉 归脾、胃、肺经	味辛，性温 归脾、胃、肾经

【制法】　上述药物加水浸泡 24 小时。大火烧开 1 小时，转小火煮 3 小时，滤汁去渣，如此三煎，合并滤液，加热浓缩为膏，再将蜂蜜、冰糖等辅料，冲入清膏和匀，小火熬炼至挂旗，收膏即可。

【用法】　每次 15～20g，每日 2 次，在两餐之间，用温开水冲服。

3. 肺肾两虚症

【症候】　平素短气息促，动则尤甚，吸气不利，或喉中有轻度哮鸣，腰膝酸软，脑转耳鸣，劳累后易诱发哮病，或畏寒肢冷，面色苍白，舌淡苔白，舌质胖嫩，脉象沉细，或颧红，烦热，汗出粘手，舌红苔少，脉细数。

【治法】　补肾纳气，止哮平喘。

膏方

【方药】 熟地黄 150g、山茱萸 120g、茯苓 150g、山药 150g、牡丹皮 120g、泽泻 120g、枸子 150g、核桃仁 120g、知母 100g、黄柏 90g、紫河车 120g、石斛 150g、鳖甲 120g、淫羊藿 120g、阿胶 200g。

【图解】

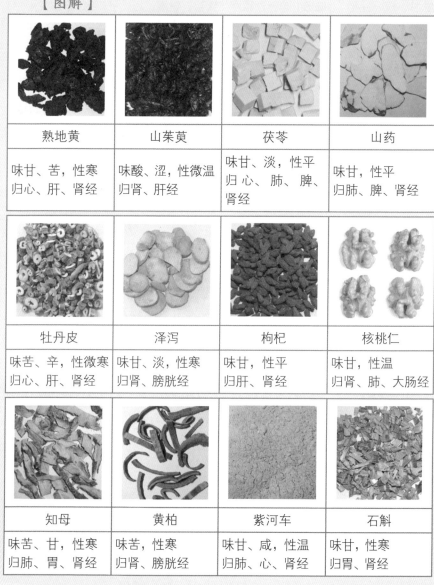

熟地黄	山茱萸	茯苓	山药
味甘、苦，性寒 归心、肝、肾经	味酸、涩，性微温 归肾、肝经	味甘、淡，性平 归心、肺、脾、肾经	味甘，性平 归肺、脾、肾经

牡丹皮	泽泻	枸杞	核桃仁
味苦、辛，性微寒 归心、肝、肾经	味甘、淡，性寒 归肾、膀胱经	味甘，性平 归肝、肾经	味甘，性温 归肾、肺、大肠经

知母	黄柏	紫河车	石斛
味苦、甘，性寒 归肺、胃、肾经	味苦，性寒 归肾、膀胱经	味甘、咸，性温 归肺、心、肾经	味甘，性寒 归胃、肾经

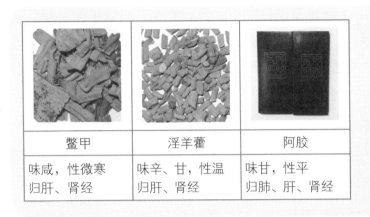

鳖甲	淫羊藿	阿胶
味咸，性微寒 归肝、肾经	味辛、甘，性温 归肝、肾经	味甘，性平 归肺、肝、肾经

【制法】　上述药物除鳖甲、阿胶、紫河车粉外，余药加水煎煮 3 次，滤汁去渣，合并滤液，加热浓缩为清膏，调入紫河车粉，再将阿胶、鳖甲加适量黄酒，浸泡后隔水炖烊，冲入清膏和匀，加入蜂蜜、冰糖等辅料，小火熬炼至挂旗，收膏即可。

【用法】　每次 15～20g，每日 2 次，在两餐之间，用温开水冲服。

【注意事项】　若兼有痰瘀滞络，症见面色晦暗，唇绀指青，舌青紫，脉涩，加莪术 100g、赤芍 100g。

六、慢性咽炎膏方

（一）定义

慢性咽炎为咽部黏膜、黏膜下及淋巴组织的弥漫性炎症，常为上呼吸道慢性炎症的一部分，多见于成年人。病程长，症状顽固，较难治愈。

该病属于中医"喉痹"范畴。

（二）临床表现

（1）症状。一般无明显全身症状，咽部异物感、痒感、灼热感、干燥感或微痛感，常有黏稠分泌物附着于咽后壁，病人晨起时出现频繁的刺激性咳嗽，伴有恶心。无痰或仅有颗粒状藕粉样分泌物咳出，萎缩性咽炎病人偶可咳出带臭味的痂皮。

（2）体征。①慢性单纯性咽炎：黏膜充血，血管扩张，咽后壁有散在的淋巴滤泡，常有少量黏稠分泌物附着在黏膜表面。②慢性肥厚性咽炎：黏膜充血增厚，咽后壁淋巴滤泡显著增生，多个散在突起或融合成块。咽侧索亦充血肥厚。③萎缩性咽炎与干燥性咽炎：黏膜干燥，萎缩变薄，色苍白发凉，常附有黏稠分泌物或带臭味的黄褐色痂皮。

（三）辅助检查

电子咽喉镜可见患者咽部黏膜慢性充血，小血管曲张，呈暗红色，表面有少量黏稠分泌物或咽后壁多个颗粒状滤泡隆起，呈慢性充血状，咽侧索淋巴组织增厚呈条索状，或咽黏膜干燥、菲薄，覆盖脓性干痂。慢性变应性咽炎总 IgE 及血清特异 IgE 检测阳性。慢性反流性咽炎可行胃食管反流相关检查。

（四）辨证膏方

慢性咽炎初病多为气滞，痰湿，湿热致病属实证，后期久病由气及血，由实转虚。此外，慢性咽炎的治疗应当重视情志因素。患慢性咽炎的时间大多较长，尤其是老年患者，大多未能治愈，思想负担过重，情绪往往低落。因此患者的精神因素也很重要，去掉精神负担有助于疗效的提高。

治疗应当扶正祛邪为主，辨证施治。咽喉司饮食，发声音，行呼吸，其正常功能的维持，有赖于肺肾阴液濡养。若由于久病劳损或热病伤阴等原因导致阴液亏耗，不能濡养咽喉，甚或虚火上炎导致咽喉不适。可使用膏方调理。

慢性咽炎迁延不愈多属阴虚有热、痰气互结。但若处于急性发作期，有外感风邪、痰火未尽，则不宜用膏方治疗。

1. 肺肾阴虚，虚火上扰

【症状】 咽部不适，或夜间干痛，有刺激性干咳，说话过多，气候干燥，熬夜或过度疲劳后症状可加重，可伴有耳鸣，听力减退，

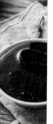

声音嘶哑等。舌红，少苔，脉细数。

【治法】 滋养肺肾，祛湿化痰。

膏方：慢咽膏

【组成】 生地黄200g、天门冬200g、麦门冬200g、白芍100g、赤芍100g、玄参200g、黄芩100g、石斛200g、枇杷叶50g、生甘草60g、丹皮100g、桔梗50g、射干50g、蝉蜕30g。

【图解】

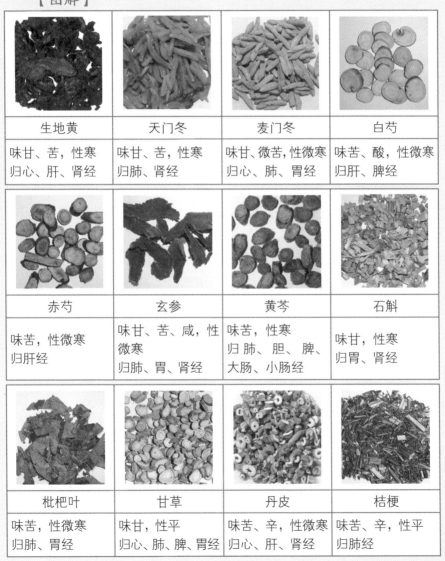

生地黄	天门冬	麦门冬	白芍
味甘、苦，性寒 归心、肝、肾经	味甘、苦，性寒 归肺、肾经	味甘、微苦，性微寒 归心、肺、胃经	味苦、酸，性微寒 归肝、脾经
赤芍	玄参	黄芩	石斛
味苦，性微寒 归肝经	味甘、苦、咸，性微寒 归肺、胃、肾经	味苦，性寒 归肺、胆、脾、大肠、小肠经	味甘，性寒 归胃、肾经
枇杷叶	甘草	丹皮	桔梗
味苦，性微寒 归肺、胃经	味甘，性平 归心、肺、脾、胃经	味苦、辛，性微寒 归心、肝、肾经	味苦、辛，性平 归肺经

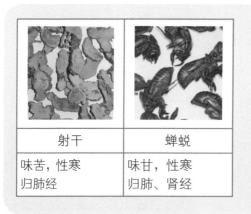

射干	蝉蜕
味苦, 性寒 归肺经	味甘, 性寒 归肺、肾经

【制法】　上述药物加水浸泡 24 小时。大火烧开 1 小时, 转小火煮 3 小时, 滤汁去渣, 如此三煎, 合并滤液, 加热浓缩为膏, 再将蜂蜜、冰糖等辅料, 冲入清膏和匀, 小火熬炼至挂旗, 收膏即可。

【用法】　每次 15～20g, 每日 2 次, 在两餐之间, 用温开水冲服。

2. 痰气郁结, 阻于咽喉

【症状】　咽喉部不适, 有黏痰样感或异物感, 咳之不出, 咽之不下, 苔白腻, 脉弦。

【治法】　疏气化痰。

膏方

【方药】　法半夏 200g、陈皮 200g、茯苓 200g、甘草 60g、厚朴 100g、生地黄 200g、玄参 200g、制胆南星 60g、石菖蒲 100g、桔梗 60g。

【图解】

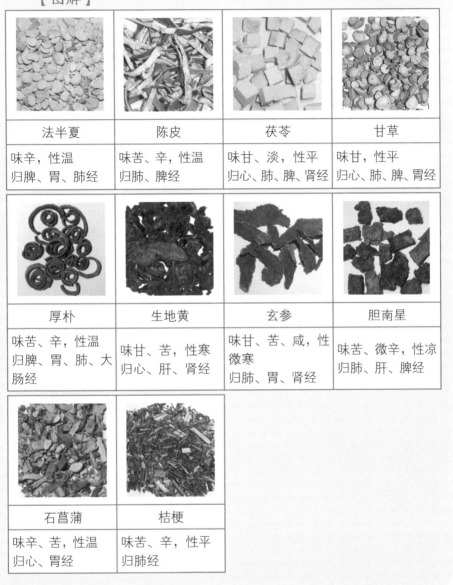

法半夏	陈皮	茯苓	甘草
味辛，性温 归脾、胃、肺经	味苦、辛，性温 归肺、脾经	味甘、淡，性平 归心、肺、脾、肾经	味甘，性平 归心、肺、脾、胃经

厚朴	生地黄	玄参	胆南星
味苦、辛，性温 归脾、胃、肺、大肠经	味甘、苦，性寒 归心、肝、肾经	味甘、苦、咸，性微寒 归肺、胃、肾经	味苦、微辛，性凉 归肺、肝、脾经

石菖蒲	桔梗
味辛、苦，性温 归心、胃经	味苦、辛，性平 归肺经

【制法】　上述药物加水浸泡 24 小时。大火烧开 1 小时，转小火煮 3 小时，滤汁去渣，如此三煎，合并滤液，加热浓缩为膏，再将蜂蜜、冰糖等辅料，冲入清膏和匀，小火熬炼至挂旗，收膏即可。

【用法】　每次 15~20g，每日 2 次，在两餐之间，用温开水冲服。

七、肺系病调理膏方注意事项

（1）肺系疾病调理膏方不宜在疾病的急性期服用，如出现发热，咳嗽、咳痰、喘促等急性加重，或急性腹痛，腹泻，呕吐等不宜服用或暂停服用，应在疾病治愈或缓解后再服用。

（2）服用调理膏方时应忌生冷、油腻、辛辣，不易消化及有较强刺激性的食物，以免妨碍脾胃消化功能，影响膏剂吸收。

（3）肺系疾病多在冬季易发或加重，调理膏方服用的时间最好从冬至起连续服用3个月，也就是冬至以后的"一九"到"六九"期间服用膏方。

（4）中医认为肺与大肠相表里，肺系疾病宜保持大便通畅，服药期间若出现便秘症状，首先要停服膏方。便秘症状缓解后，继续服用时应适当减少膏方的剂量，同时在饮食中增加膳食纤维。

（5）服用膏方期间若出现皮肤瘙痒，应暂停服用膏方，并及时就诊。

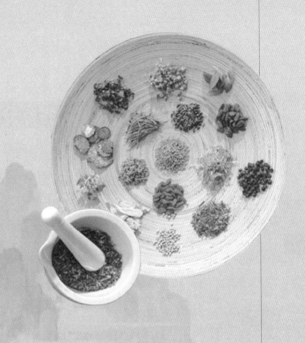

中老年脾胃病调养膏方

一、中老年脾胃病的特点分析

《素问·经脉别论》言："饮入于胃，游溢精气，上输于脾，脾气散精，上归于肺，通调水道，下输膀胱，水精四布，五经并行。合于四时，五脏阴阳，揆度以为常也。"脾胃是化生气血之源，气血是维持人体生命活动的物质基础，故脾有"后天之本"之说。但脾又易被饮食所伤，故脾又有"脾常不足"之生理病理特点。胃主受纳，脾主运化，输送气血营养物质到机体各部，四肢百骸，以奉养身，莫贵于此。老年人脾胃病往往反复发作，经久不愈，病情时好时坏，由于病程较长，久病必虚，所以不管在疾病哪一个阶段，"虚"是老年人脾胃病的"本"，且老年人的脾胃病一般有以下3个不同的病理变化阶段。

（1）因本病病程较长，久病必致脾胃虚损，脾虚必然影响脾胃的运化功能，由此引起脾胃功能失常的一系列病理变化，这一阶段多见中虚气滞证。本型多见于萎缩性胃炎，或并发胃溃疡。

（2）随着病程的延长，久病脾胃虚损，影响气血运行，常常引起血瘀。因此，"久病入络""虚久则瘀"是脾胃病在这一阶段的病理基础，这一阶段多见气虚血瘀证。本型多见于萎缩性胃炎合并肠化或上皮增生或胃黏膜呈颗粒状、结节状，以及糜烂出血性胃炎或胃黏膜充血水肿。由于慢性脾胃病胃黏膜均有血瘀存在，瘀久化热，灼伤脉络，又往往导致上消化道出血。

（3）"中虚气滞""气虚血瘀"日久失治，脾胃久虚，脾失健运，脾虚不能运化水湿，致水湿内停，日久化热，则湿热中生，这一阶段多见湿热中阻证。本型多见于胆汁返流性胃炎，并幽门口炎、萎缩性胃炎。

从以上病机病理变化看老年人脾胃病一般都表现为本虚标实证，即脾胃虚——为"本"，气滞、血瘀、湿热——为"标"。由于病理上存在标本虚实的变化，虽然脾胃虚弱贯穿始终，但在不同时期，气滞、血瘀、湿热又都表现不同，甚至交错出现。因此在治疗原则不变的情况下还要根据病人的临床表现灵活运用，才能提高治疗效果。

二、慢性胃炎膏方

慢性胃炎是由幽门螺杆菌感染等多种原因引起的胃黏膜的慢性炎性反应，如黏膜色泽不均、颗粒状增殖及黏膜皱襞异常等，是消化系统常见病之一。组织学以显著炎症细胞浸润、上皮增殖异常、胃腺萎缩及瘢痕形成为特点。该病症状易反复发作，严重影响患者的生活质量。慢性萎缩性胃炎伴肠上皮化生、上皮内瘤变者发生胃癌的风险上升。有研究显示，癌前病变人群95%癌变所需时间：萎缩性胃炎为11.6年，肠上皮化生为11.4年，异型增生为5.7年，中重度肠上皮化生伴中重度异型增生为4.5年。因此慢性胃炎在临床上受到越来越多的重视。

慢性胃炎是常见多发病，成年人患慢性胃炎的比率为50%～80%。在接受胃镜检查的人群中，慢性胃炎的检出率为80%～90%，其中以浅表性胃炎居多。发病与年龄呈正相关，随着年龄的增长其发病率也增加，且萎缩性胃炎的比例也增加。男性多于女性，这可能与不良生活习惯如吸烟、饮酒等有关。

慢性胃炎属于中医"胃脘痛""痞满""反酸""嘈杂"等病的范畴。中医学认为情志失调、饮食不节等因素损伤脾胃，使脾胃运化失司，升降失常，而导致气滞、湿阻、寒凝、火郁、血瘀等病理产物，导致本病发生。病位主要在胃，与肝、脾两脏密切相关。病机可分为本虚和标实两个方面，本虚主要表现为脾气（阳）虚和胃阴虚，标实主要表现为气滞、湿热和血瘀。脾虚、气滞是疾病的基本病机，血瘀是久病的重要病机，在胃黏膜萎缩发生发展乃至恶变的过程中起着重要作用。

（一）临床表现

慢性胃炎是胃黏膜的慢性炎性反应，多数慢性胃炎患者可无明显临床症状，有症状者主要表现为非特异性消化不良，如上腹部不适、饱胀、疼痛、食欲不振、嗳气、反酸等，部分还可有健忘、焦虑、抑郁等精神心理症状。消化不良症状的有无及其严重程度与慢性胃炎的组织学所见和内镜分级无明显相关性。

（二）理化检查

慢性胃炎的确诊主要依赖于内镜与病理检查，尤以后者的价值更大。对慢性胃炎的诊断应尽可能地明确病因，特殊类型胃炎的内镜诊断必须结合病因和病理。

1. 内镜诊断

（1）非萎缩性胃炎。内镜下可见黏膜红斑、黏膜出血点或斑块、黏膜粗糙伴或不伴水肿、充血渗出等表现。

（2）萎缩性胃炎。内镜下可见黏膜红白相间，以白相为主，皱襞变平甚至消失，部分黏膜血管显露，可伴有黏膜颗粒或结节状等表现。

（3）部分患者可伴有胆汁反流、糜烂、黏膜内出血等表现。

2. 病理诊断

根据需要可取2块或以上组织进行活检，内镜医师应向病理科提供取材的部位、内镜检查结果和简要病史。病理医师应报告每一块活检标本的组织学变化，对幽门螺杆菌感染、慢性炎性反应、活动性、萎缩、肠上皮化生和异型增生（上皮内瘤变）应予以分级。慢性胃炎活检显示有固有腺体的萎缩（包括化生性萎缩和非化生性萎缩），即可诊断为萎缩性胃炎，不必考虑活检标本的萎缩块数与

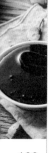

程度。临床医师可结合病理结果和内镜所见，做出病变范围与程度的判断。

3. 幽门螺杆菌检测

幽门螺杆菌是引起慢性胃炎的最重要的原因。检测方法分为侵入性和非侵入性两大类。前者需要通过胃镜检查取胃黏膜组织进行检测，后者主要有 ^{13}C 或 ^{14}C 尿素呼气试验、粪便幽门螺杆菌抗原检测及血清学检查。

4. 维生素 B_{12}、自身抗体

疑似为自身免疫学胃炎者应检测应检测 PCA 和 IFA，伴有恶性贫血时应检测血清维生素 B_{12} 浓度。

5. 血清胃泌素 G17、胃蛋白酶原 I 和 II

血清胃泌素 G17、胃蛋白酶 I 和 II 有助于判断有无胃黏膜萎缩和萎缩部位。胃体萎缩者血清胃泌素 G17 水平显著升高，胃蛋白酶原 I 和（或）胃蛋白酶原 I / II 比值下降；胃窦萎缩者血清胃泌素 G17 水平下降；胃蛋白酶原 I 和胃蛋白酶原 I / II 比值正常；全胃萎缩者则两者均低。

（三）辩证膏方

1. 肝胃不和症

（1）肝胃气滞症。

【症候】 胃脘胀满或胀痛，胁肋部胀满不适或疼痛，症状因情绪因素诱发或加重，嗳气频作。舌淡红，苔薄白，脉弦。

【治法】 疏肝理气和胃。

膏方

【方药】 柴胡300g、陈皮300g、枳壳300g、白芍200g、香附120g、川芎120g、甘草50g、川楝子120g、延胡索150g、沉香200g。

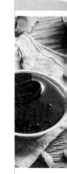

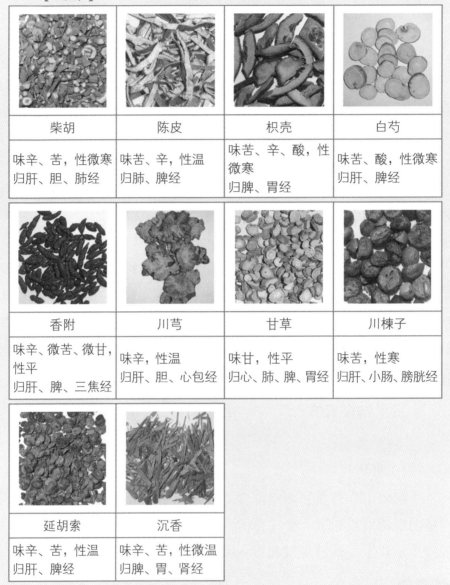

【图解】

柴胡	陈皮	枳壳	白芍
味辛、苦，性微寒 归肝、胆、肺经	味苦、辛，性温 归肺、脾经	味苦、辛、酸，性微寒 归脾、胃经	味苦、酸，性微寒 归肝、脾经
香附	川芎	甘草	川楝子
味辛、微苦、微甘，性平 归肝、脾、三焦经	味辛，性温 归肝、胆、心包经	味甘，性平 归心、肺、脾、胃经	味苦，性寒 归肝、小肠、膀胱经
延胡索	沉香		
味辛、苦，性温 归肝、脾经	味辛、苦，性微温 归脾、胃、肾经		

【制法】　上述药物加水浸泡 24 小时。大火烧开 1 小时，小火煮 3 小时，滤汁去渣，如此三煎，合并滤液，加热浓缩为膏，再将蜂蜜、冰糖等辅料，冲入清膏和匀，小火熬炼至挂旗，收膏即可。

【用法】　每次 15~20g，每日 2 次，在两餐之间，用温开水冲服。

（2）肝胃郁热症。

【症候】 胃脘灼痛，两胁胀闷或疼痛，心烦易怒，反酸，口干，口苦，大便干燥。舌质红，苔黄，脉弦或弦数。

【治法】 清肝和胃。

膏方

【方药】 青皮 300g、陈皮 300g、白芍 200g、牡丹皮 300g、栀子 150g、泽泻 120g、浙贝母 150g、黄连 50g、吴茱萸 150g、柴胡 200g、郁金 200g。

【图解】

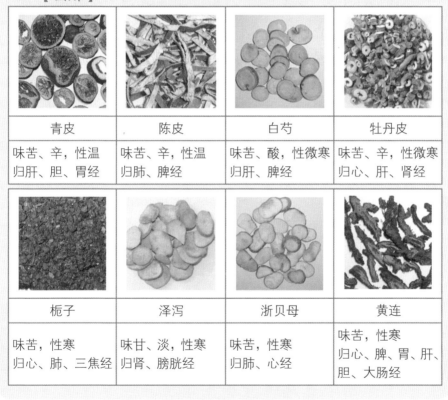

青皮	陈皮	白芍	牡丹皮
味苦、辛，性温 归肝、胆、胃经	味苦、辛，性温 归肺、脾经	味苦、酸，性微寒 归肝、脾经	味苦、辛，性微寒 归心、肝、肾经

栀子	泽泻	浙贝母	黄连
味苦，性寒 归心、肺、三焦经	味甘、淡，性寒 归肾、膀胱经	味苦，性寒 归肺、心经	味苦，性寒 归心、脾、胃、肝、胆、大肠经

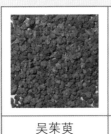	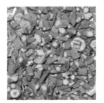	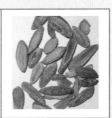
吴茱萸	柴胡	郁金
味辛、苦，性热 归肝、脾、胃、肾经	味辛、苦，性微寒 归肝、胆、肺经	味辛、苦，性寒 归肝、心、肺经

【制法】　上述药物加水浸泡24小时。大火烧开1小时，小火煮3小时，滤汁去渣，如此三煎，合并滤液，加热浓缩为膏，再将蜂蜜、冰糖等辅料，冲入清膏和匀，小火熬炼至挂旗，收膏即可。

【用法】　每次15～20g，每日2次，在两餐之间，用温开水冲服。

2. 脾胃湿热症

【症候】　脘腹痞满或疼痛，身体困重，大便黏滞或溏滞，食少纳呆，口苦，口臭，精神困倦。舌质红，苔黄腻，脉滑或数。

【治法】　清热化湿。

膏方

【方药】　半夏200g、陈皮300g、茯苓300g、枳实150g、竹茹300g、黄连120g、大枣300g、甘草300g、厚朴300g、槟榔150g、莱菔子200g、神曲200g、山楂200g。

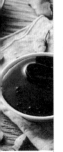

【图解】

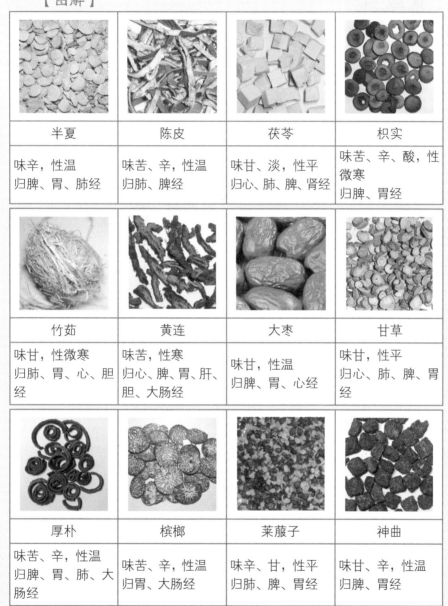

半夏	陈皮	茯苓	枳实
味辛，性温 归脾、胃、肺经	味苦、辛，性温 归肺、脾经	味甘、淡，性平 归心、肺、脾、肾经	味苦、辛、酸，性微寒 归脾、胃经
竹茹	黄连	大枣	甘草
味甘，性微寒 归肺、胃、心、胆经	味苦，性寒 归心、脾、胃、肝、胆、大肠经	味甘，性温 归脾、胃、心经	味甘，性平 归心、肺、脾、胃经
厚朴	槟榔	莱菔子	神曲
味苦、辛，性温 归脾、胃、肺、大肠经	味苦、辛，性温 归胃、大肠经	味辛、甘，性平 归肺、脾、胃经	味甘、辛，性温 归脾、胃经

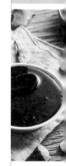

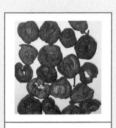

山楂
味酸、甘，性微温 归脾、胃、肝经

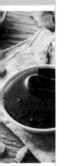

【制法】 上述药物加水浸泡 24 小时。大火烧开 1 小时，小火煮 3 小时，滤汁去渣，如此三煎，合并滤液，加热浓缩为膏，再将蜂蜜、冰糖等辅料，冲入清膏和匀，小火熬炼至挂旗，收膏即可。

【用法】 每次 15～20g，每日 2 次，在两餐之间，用温开水冲服。

3. 脾胃虚弱症

（1）脾胃气虚症。

【症候】 胃脘胀满或胃痛隐隐，餐后加重，疲倦乏力，纳呆，四肢不温，大便溏薄。舌淡或有齿印，苔薄白，脉虚弱。

【治法】 益气健脾。

膏方

【方药】 木香 200g、砂仁 200g、陈皮 300g、半夏 150g、党参 300g、白术 300g、茯苓 300g、甘草 200g、佛手 150g、香橼 200g、黄芪 150g、桂枝 150g、当归 200g。

【图解】

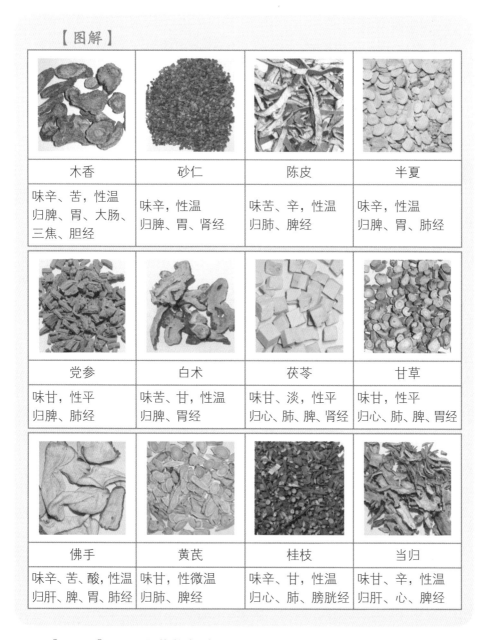

木香	砂仁	陈皮	半夏
味辛、苦，性温 归脾、胃、大肠、三焦、胆经	味辛，性温 归脾、胃、肾经	味苦、辛，性温 归肺、脾经	味辛，性温 归脾、胃、肺经

党参	白术	茯苓	甘草
味甘，性平 归脾、肺经	味苦、甘，性温 归脾、胃经	味甘、淡，性平 归心、肺、脾、肾经	味甘，性平 归心、肺、脾、胃经

佛手	黄芪	桂枝	当归
味辛、苦、酸，性温 归肝、脾、胃、肺经	味甘，性微温 归肺、脾经	味辛、甘，性温 归心、肺、膀胱经	味甘、辛，性温 归肝、心、脾经

【制法】 上述药物加水浸泡 24 小时。大火烧开 1 小时，小火煮 3 小时，滤汁去渣，如此三煎，合并滤液，加热浓缩为膏，再将蜂蜜、冰糖等辅料，冲入清膏和匀，小火熬炼至挂旗，收膏即可。

【用法】 每次 15～20g，每日 2 次，在两餐之间，用温开水冲服。

第五章

中老年脾胃病调养膏方

（2）脾胃虚寒症。

【症候】　胃痛隐隐，绵绵不休，喜温喜按，劳累或受凉后发作或加重，泛吐清水，精神疲倦，四肢倦怠，完谷不化。舌淡胖，边有齿痕，苔白滑，脉沉弱。

【治法】　温中健脾。

膏方

【方药】　黄芪300g、白芍200g、桂枝150g、生姜120g、大枣300g、饴糖300g、党参300g、白术300g、干姜120g、甘草300g、薏苡仁200g。

【图解】

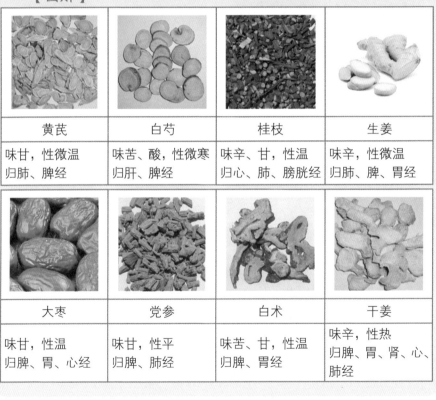

黄芪	白芍	桂枝	生姜
味甘，性微温 归肺、脾经	味苦、酸，性微寒 归肝、脾经	味辛、甘，性温 归心、肺、膀胱经	味辛，性微温 归肺、脾、胃经
大枣	党参	白术	干姜
味甘，性温 归脾、胃、心经	味甘，性平 归脾、肺经	味苦、甘，性温 归脾、胃经	味辛，性热 归脾、胃、肾、心、肺经

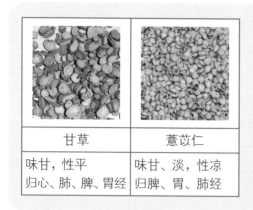

甘草	薏苡仁
味甘,性平 归心、肺、脾、胃经	味甘、淡,性凉 归脾、胃、肺经

【制法】 上述药物加水浸泡24小时。大火烧开1小时,小火煮3小时,滤汁去渣,如此三煎,合并滤液,加热浓缩为膏,加入饴糖,再将蜂蜜、冰糖等辅料,冲入清膏和匀,小火熬炼至挂旗,收膏即可。

【用法】 每次15~20g,每日2次,在两餐之间,用温开水冲服。

4. 胃阴不足症

【症候】 胃脘灼热疼痛,胃中嘈杂,似饥而不欲食,口干舌燥,大便干结。舌红少津或有裂纹,苔少或无,脉细或数。

【治法】 养阴益胃。

膏方

【方药】 北沙参500g、麦门冬300g、生地黄300g、当归300g、枸杞子300g、川楝子200g、白芍300g、甘草300g、瓜蒌300g、火麻仁300g。

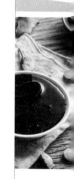

【图解】

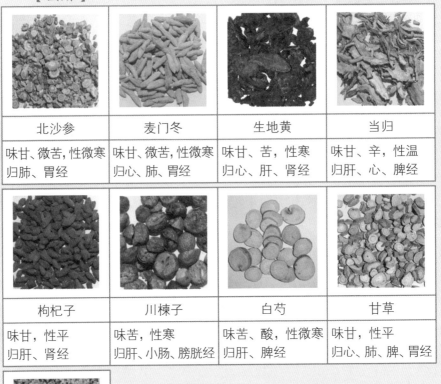

北沙参	麦门冬	生地黄	当归
味甘、微苦,性微寒 归肺、胃经	味甘、微苦,性微寒 归心、肺、胃经	味甘、苦,性寒 归心、肝、肾经	味甘、辛,性温 归肝、心、脾经
枸杞子	川楝子	白芍	甘草
味甘,性平 归肝、肾经	味苦,性寒 归肝、小肠、膀胱经	味苦、酸,性微寒 归肝、脾经	味甘,性平 归心、肺、脾、胃经

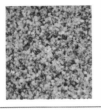

火麻仁

味甘,性平
归脾、胃、大肠经

【制法】 上述药物加水浸泡24小时。大火烧开1小时,小火煮3小时,滤汁去渣,如此三煎,合并滤液,加热浓缩为膏,再将蜂蜜、冰糖等辅料,冲入清膏和匀,小火熬炼至挂旗,收膏即可。

【用法】 每次15~20g,每日2次,在两餐之间,用温开水冲服。

5. 胃络瘀阻症

【症候】　胃脘痞满或痛有定处，胃痛日久不愈，痛如针刺。舌质暗红或有瘀点、瘀斑，脉弦涩。

【治法】　活血化瘀。

膏方

【方药】　五灵脂 300g、蒲黄 300g、丹参 500g、檀香 150g、砂仁 300g、延胡索 200g、郁金 300g、黄芪 300g、党参 300g。

【图解】

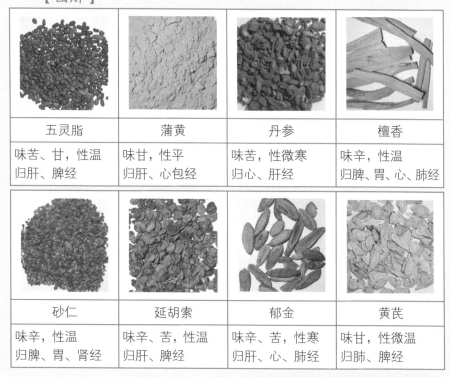

五灵脂	蒲黄	丹参	檀香
味苦、甘，性温 归肝、脾经	味甘，性平 归肝、心包经	味苦，性微寒 归心、肝经	味辛，性温 归脾、胃、心、肺经

砂仁	延胡索	郁金	黄芪
味辛，性温 归脾、胃、肾经	味辛、苦，性温 归肝、脾经	味辛、苦，性寒 归肝、心、肺经	味甘，性微温 归肺、脾经

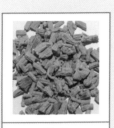

党参
味甘，性平
归脾、肺经

【制法】　上述药物加水浸泡 24 小时。大火烧开 1 小时，小火煮 3 小时，滤汁去渣，如此三煎，合并滤液，加热浓缩为膏，再将蜂蜜、冰糖等辅料，冲入清膏和匀，小火熬炼至挂旗，收膏即可。

【用法】　每次 15～20g，每日 2 次，在两餐之间，用温开水冲服。

（四）自我调摄

（1）饮食控制。进餐无定时、进食过快、暴饮暴食、喜食热烫食、烧烤、口味偏咸、饮酒等为慢性胃炎的危险因素。慢性胃炎患者应尽避免服用对胃黏膜有刺激或损伤的食物（如辛辣食物、含亚硝酸盐食物等）及药物（如非甾体消炎药等）。

（2）心理调摄。慢性胃炎患者应保持心情舒畅，避免不良情绪的刺激，必要时可向心理医师咨询。

（3）生活调摄。慢性胃炎患者应当避免长期过度劳累，在冬春季节尤需注意生活调摄。

三、消化性溃疡膏方

消化性溃疡是指在各种致病因子的作用下，黏膜发生的炎性反应与坏死性病变，病变深达黏膜肌层，常发生于与胃酸分泌有关的消化道黏膜，其中以胃、十二指肠最常见。本病起病缓慢，病程迁延，以周期性、节律性的上腹部疼痛为主要临床特征，伴反酸、嗳气、

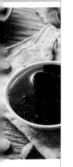

上腹部有局限性压痛，是消化系统的一种常见多发性疾病。

本病属于中医"胃痛""嘈杂""胃疡"范畴，中医学认为本病病机为胃之气机阻滞或脉络失养，致胃失和降，不通则痛，失荣亦痛。病位主要在胃，与肝、脾二脏的功能失调密切相关。

（一）临床表现

消化性溃疡患者临床表现不一，多数表现为中上腹反复发作性节律性疼痛，少数患者无症状，或以出血、穿孔等并发症的发生作为首发症状。十二指肠球部溃疡的疼痛多位于中上腹部，或在脐上方，或在脐上方偏右处，多发于两餐之间，持续不减直至下餐进食或服制酸药物后缓解。一部分患者尤其是在睡前曾进餐者，可发生半夜疼痛。疼痛的周期性较为明显，以秋末至春初较寒冷的季节更为常见。胃溃疡疼痛多位于中上腹部偏高处，或在剑突下和剑突下偏左处，发生较不规则，常在餐后 1 小时内发生，经 1～2 小时后逐渐缓解，直至下一餐进食后再重复出现疼痛。

（二）理化检查

1. 内镜检查

内镜检查是确诊消化性溃疡的主要手段。在内镜下可确定溃疡的部位、大小、形态与数目，结合活检病理结果，可确定溃疡的性质及分期。良性溃疡内镜下分 3 期 6 段：活动期（A1、A2）、愈合期（H1、H2）和瘢痕期（S1、S2）。

A1 期：溃疡呈圆形或椭圆形，中心覆盖厚白苔，可伴有渗血或血痂，周围潮红，充血水肿明显。

A2 期：溃疡覆盖黄色或白色苔，无出血，周围充血水肿减轻。一些十二指肠溃疡表现为多个散在、浅表溃疡，斑点状或小片状，内镜下酷似白霜覆盖在充血、水肿黏膜上，称为"霜斑样溃疡"，可能是溃疡处于 A 期进展过程或愈合中的一种表现。

H1 期：溃疡处于愈合中，其周围充血、水肿消失，溃疡苔变薄、

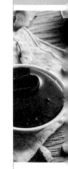

消退，伴有新生毛细血管。

H2 期：溃疡继续变浅、变小，周围黏膜皱襞向溃疡集中。

S1 期：溃疡白苔消失，呈现红色新生黏膜，称红色瘢痕期。

S2 期：溃疡的新生黏膜由红色转为白色，有时不易与周围黏膜区别，称白色瘢痕期。

2. X 线钡餐检查

对于不能接受内镜检查的患者可考虑进行 X 线钡餐检查，钡剂填充溃疡的凹陷部分所造成的龛影是诊断溃疡的直接征象。

3. 幽门螺杆菌检测

（1）侵入性检测。侵入性检测包括快速尿素酶试验、胃黏膜直接涂片染色镜检、胃黏膜组织切片染色镜检。

（2）非侵入性检查。非侵入性检查为首选方法，主要包括 13C 或 14C 标记的尿素呼气试验、血清学试验和粪便 Hp 抗原检测。

（三）辨证膏方

1. 肝胃不和症

【症候】　胃脘胀满或疼痛，两胁胀满，每因情志不畅而发作或加重，心烦，嗳气频作，善叹息。舌淡红，苔薄白，脉弦。

【治法】　疏肝理气，和胃止痛。

膏方

【方药】　柴胡 300g、香附 150g、川芎 150g、陈皮 300g、枳壳 300g、白芍 300g、炙甘草 50g、佛手 300g、青皮 120g、石斛 300g、沙参 300g、浙贝母 300g。

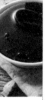

【图解】

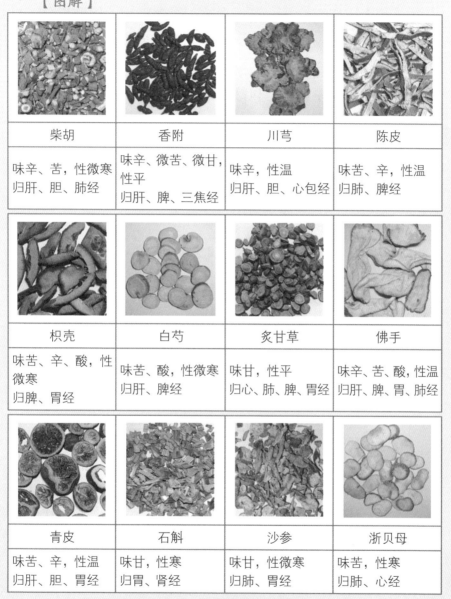

柴胡	香附	川芎	陈皮
味辛、苦，性微寒 归肝、胆、肺经	味辛、微苦、微甘，性平 归肝、脾、三焦经	味辛，性温 归肝、胆、心包经	味苦、辛，性温 归肺、脾经

枳壳	白芍	炙甘草	佛手
味苦、辛、酸，性微寒 归脾、胃经	味苦、酸，性微寒 归肝、脾经	味甘，性平 归心、肺、脾、胃经	味辛、苦、酸，性温 归肝、脾、胃、肺经

青皮	石斛	沙参	浙贝母
味苦、辛，性温 归肝、胆、胃经	味甘，性寒 归胃、肾经	味甘，性微寒 归肺、胃经	味苦，性寒 归肺、心经

【制法】 上述药物加水浸泡24小时。大火烧开1小时，小火煮3小时，滤汁去渣，如此三煎，合并滤液，加热浓缩为膏，再将蜂蜜、冰糖等辅料，冲入清膏和匀，小火熬炼至挂旗，收膏即可。

【用法】 每次15~20g，每日2次，在两餐之间，用温开水冲服。

2. 脾胃虚弱（寒）症

【症候】 胃脘隐痛，喜温喜按，得食痛减，四肢倦怠，畏寒肢冷，口淡流涎，便溏，纳少。舌淡或舌边齿痕，舌苔薄白，脉虚弱或迟缓。

【治法】 温中健脾，和胃止痛。

膏方

【方药】 黄芪300g、白芍300g、桂枝300g、炙甘草50g、生姜200g、大枣300g、吴茱萸300g、砂仁120g。

【图解】

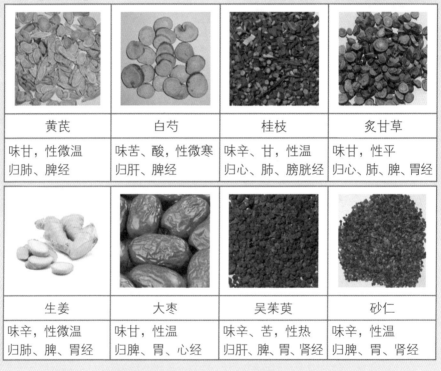

黄芪	白芍	桂枝	炙甘草
味甘，性微温 归肺、脾经	味苦、酸，性微寒 归肝、脾经	味辛、甘，性温 归心、肺、膀胱经	味甘，性平 归心、肺、脾、胃经
生姜	大枣	吴茱萸	砂仁
味辛，性微温 归肺、脾、胃经	味甘，性温 归脾、胃、心经	味辛、苦，性热 归肝、脾、胃、肾经	味辛，性温 归脾、胃、肾经

【制法】 上述药物加水浸泡24小时。大火烧开1小时，小火煮3小时，滤汁去渣，如此三煎，合并滤液，加热浓缩为膏，加入饴糖，再将蜂蜜、冰糖等辅料，冲入清膏和匀，小火熬炼至挂旗，收膏即可。

【用法】 每次15~20g，每日2次，在两餐之间，用温开水冲服。

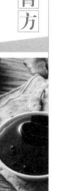

3. 脾胃湿热症

【症候】　脘腹痞满或疼痛，口干或口苦，口干不欲饮，纳呆，恶心或呕吐，小便短黄。舌红，苔黄厚腻，脉滑。

【治法】　清利湿热，和胃止痛。

膏方

【方药】　黄连 200g、厚朴 300g、石菖蒲 300g、半夏 200g、栀子 300g、芦根 300g、蒲公英 300g、白扁豆 300g、苍术 200g、藿香 200g、陈皮 300g、竹茹 150g。

【图解】

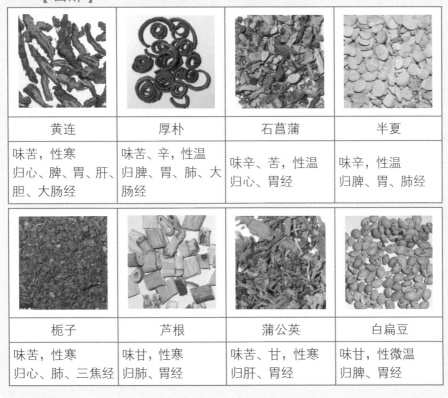

黄连	厚朴	石菖蒲	半夏
味苦，性寒 归心、脾、胃、肝、胆、大肠经	味苦、辛，性温 归脾、胃、肺、大肠经	味辛、苦，性温 归心、胃经	味辛，性温 归脾、胃、肺经
栀子	芦根	蒲公英	白扁豆
味苦，性寒 归心、肺、三焦经	味甘，性寒 归肺、胃经	味苦、甘，性寒 归肝、胃经	味甘，性微温 归脾、胃经

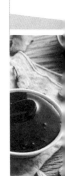

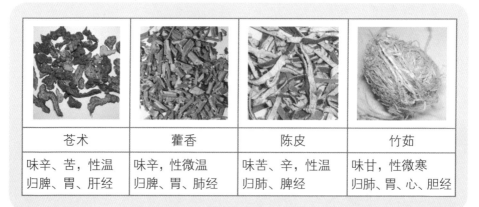

苍术	藿香	陈皮	竹茹
味辛、苦，性温 归脾、胃、肝经	味辛，性微温 归脾、胃、肺经	味苦、辛，性温 归肺、脾经	味甘，性微寒 归肺、胃、心、胆经

【制法】 上述药物加水浸泡24小时。大火烧开1小时，小火煮3小时，滤汁去渣，如此三煎，合并滤液，加热浓缩为膏，再将蜂蜜、冰糖等辅料，冲入清膏和匀，小火熬炼至挂旗，收膏即可。

【用法】 每次15~20g，每日2次，在两餐之间，用温开水冲服。

4. 肝胃郁热症

【症候】 胃脘灼热疼痛，口干口苦，胸胁胀满，泛酸，烦躁易怒，大便秘结。舌红，苔黄，脉弦数。

【治法】 清胃泻热，疏肝理气。

膏方

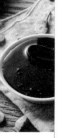

【方药】 陈皮300g、青皮300g、牡丹皮300g、栀子300g、白芍200g、浙贝母150g、泽泻150g、黄连120g、吴茱萸300g、麦冬300g、竹茹300g、苍术120g、枳实150g。

【图解】

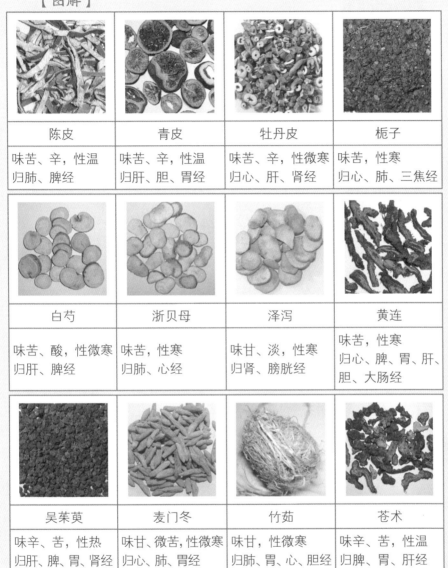

陈皮	青皮	牡丹皮	栀子
味苦、辛，性温 归肺、脾经	味苦、辛，性温 归肝、胆、胃经	味苦、辛，性微寒 归心、肝、肾经	味苦，性寒 归心、肺、三焦经
白芍	浙贝母	泽泻	黄连
味苦、酸，性微寒 归肝、脾经	味苦，性寒 归肺、心经	味甘、淡，性寒 归肾、膀胱经	味苦，性寒 归心、脾、胃、肝、胆、大肠经
吴茱萸	麦门冬	竹茹	苍术
味辛、苦，性热 归肝、脾、胃、肾经	味甘、微苦，性微寒 归心、肺、胃经	味甘，性微寒 归肺、胃、心、胆经	味辛、苦，性温 归脾、胃、肝经

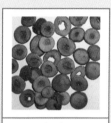

枳实

味苦、辛、酸，性微寒

归脾、胃经

【制法】 上述药物加水浸泡24小时。大火烧开1小时，小火煮3小时，滤汁去渣，如此三煎，合并滤液，加热浓缩为膏，再将蜂蜜、冰糖等辅料，冲入清膏和匀，小火熬炼至挂旗，收膏即可。

【用法】 每次15~20g，每日2次，在两餐之间，用温开水冲服。

5. 胃阴不足症

【症候】 胃痛隐隐，饥而不欲食，口干渴，消瘦，五心烦热。舌红少津或舌裂纹无苔，脉细。

【治法】 养阴益胃。

膏方

【方药】 沙参500g、麦门冬300g、生地黄200g、玉竹300g、柴胡200g、佛手120g、麦芽150g、黄连120g、丹参300g、陈皮150g、半夏120g。

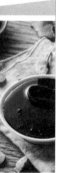

【图解】

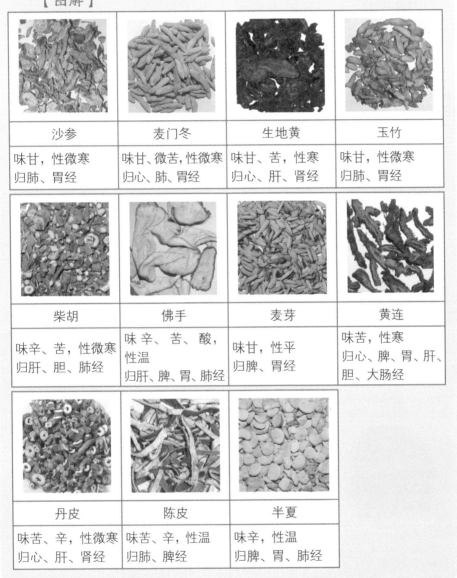

沙参	麦门冬	生地黄	玉竹
味甘，性微寒 归肺、胃经	味甘、微苦,性微寒 归心、肺、胃经	味甘、苦,性寒 归心、肝、肾经	味甘，性微寒 归肺、胃经
柴胡	佛手	麦芽	黄连
味辛、苦，性微寒 归肝、胆、肺经	味辛、苦、酸,性温 归肝、脾、胃、肺经	味甘，性平 归脾、胃经	味苦,性寒 归心、脾、胃、肝、胆、大肠经
丹皮	陈皮	半夏	
味苦、辛，性微寒 归心、肝、肾经	味苦、辛,性温 归肺、脾经	味辛,性温 归脾、胃、肺经	

【制法】 上述药物加水浸泡 24 小时。大火烧开 1 小时，小火煮 3 小时，滤汁去渣，如此三煎，合并滤液，加热浓缩为膏，再将蜂蜜、冰糖等辅料，冲入清膏和匀，小火熬炼至挂旗，收膏即可。

【用法】 每次 15~20g，每日 2 次，在两餐之间，用温开水冲服。

6. 胃络瘀阻症

【症候】 胃脘胀痛或刺痛,痛处不移,夜间痛甚,口干不欲饮,可见呕血或黑便。舌质紫暗或有瘀点、瘀斑,脉涩。

【治法】 活血化瘀,行气止痛。

膏方

【方药】 蒲黄300g、五灵脂300g、丹参300g、檀香200g、砂仁300g、三七150g、桂枝300g、黄芪150g、党参150g、白术120g、茯苓300g、甘草50g。

【图解】

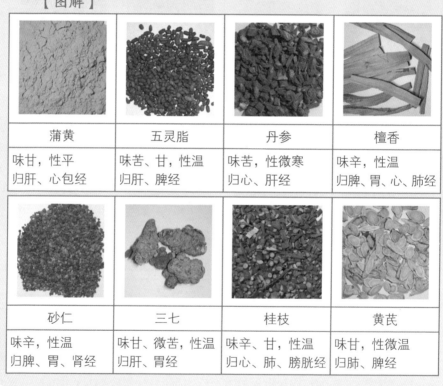

蒲黄	五灵脂	丹参	檀香
味甘,性平 归肝、心包经	味苦、甘,性温 归肝、脾经	味苦,性微寒 归心、肝经	味辛,性温 归脾、胃、心、肺经
砂仁	三七	桂枝	黄芪
味辛,性温 归脾、胃、肾经	味甘、微苦,性温 归肝、胃经	味辛、甘,性温 归心、肺、膀胱经	味甘,性微温 归肺、脾经

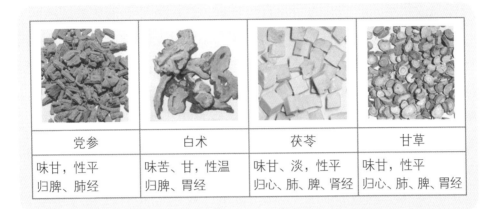

党参	白术	茯苓	甘草
味甘，性平 归脾、肺经	味苦、甘，性温 归脾、胃经	味甘、淡，性平 归心、肺、脾、肾经	味甘，性平 归心、肺、脾、胃经

【制法】　上述药物加水浸泡24小时。大火烧开1小时，小火煮3小时，滤汁去渣，如此三煎，合并滤液，加热浓缩为膏，再将蜂蜜、冰糖等辅料，冲入清膏和匀，小火熬炼至挂旗，收膏即可。

【用法】　每次15～20g，每日2次，在两餐之间，用温开水冲服。

（四）自我调摄

（1）按时进餐，戒进食过饱及睡前进食，戒烟酒，戒大量饮用浓茶或咖啡，戒辛辣等刺激性食物。

（2）避免过度劳累及精神紧张。

（3）慎用对胃黏膜有损害的药物，如非甾体抗炎药、肾上腺皮质激素、利血平等。

（4）幽门螺杆菌为消化性溃疡病重要发病和复发因素之一，故对消化性溃疡Hp阳性者，无论溃疡是活动期或者静止期都应行根除Hp治疗。

四、便秘膏方

便秘是指排便次数减少（每周排便＜3次），粪便干硬难下，或粪质不干但排便困难。便秘是临床常见病、多发病。便秘既可作为功能性疾病独立存在，也可作为症状见于多种器质性疾病，临床应注意鉴别诊断。常见引起便秘的器质性疾病有：结直肠肿瘤、肠腔梗阻或狭窄、肛裂、内痔、直肠脱垂、肛周脓肿等消化系统疾病；脊髓损伤、多发性硬化症、帕金森病、脑卒中、脑肿瘤、自主神经病变、强直性肌营养不良、淀粉样变性等神经系统及肌肉疾病；糖尿病、高钙血症、低钾血症、甲状腺功能减退、甲状旁腺功能亢进、嗜铬细胞瘤等内分泌和代谢性疾病，常见表现为便秘的功能性疾病主要包括便秘型肠易激综合征、功能性便秘、阿片剂诱导型便秘、功能性排便障碍（排便推进力不足、不协调性排便）等。

流行病学调查及回顾性研究显示，我国老年人便秘患病率为18.1%，儿童的患病率为18.8%，均显著高于一般人群的8.2%；农村人口患病率为7.2%，显著高于城市人口的6.7%。

本病属于中医"便秘""后不利""大便难""脾约""秘结"范畴，可因饮食不节、情志失调、久坐少动、劳倦过度、年老体虚等导致大肠通降不利，传导失司。病位在大肠，与肺、脾（胃）、肝、肾诸脏腑的功能失调相关。

（一）临床表现

主要临床表现为排便次数减少，粪便干硬和（或）排便困难。排便次数减少指每周排便少于3次；排便困难包括排便费力、排出困难、排便不尽感、排便费时及需手法辅助排便。

（二）理化检查

1. 粪便常规 + 潜血试验

粪便潜血 + 潜血试验应作为便秘患者的常规检查和定期随诊项目。

2. 肠镜检查

对年龄＞40岁，有便血、大便隐血试验阳性、贫血、消瘦等症状的便秘患者，应行肠镜检查，及时发现肠道器质性疾病。

3. 结肠传输试验

随标准餐顿服不透 X 线的标记物后，于 48 小时时拍摄腹部 X

线片 1 张，若 48 小时时大部分标记物在乙状结肠以上，可于 72 小时时再摄片 1 张，根据标记物的分布计算结肠传输时间和排出率，判断是否存在结肠传输延缓、排便障碍。

4. 肛门直肠测压

能评估肛门直肠动力和感觉功能，监测用力排便时盆底肌有无不协调收缩、是否存在直肠压力上升不足、是否缺乏肛门直肠抑制反射、直肠感觉阈值有无变化等。

5. 排粪造影

通常采用 X 线法，将一定剂量的钡糊注入直肠，模拟生理性排便活动，动态观察肛门直肠的功能和解剖结构变化。

6. 其他

肛门测压结合腔内超声检查能显示肛门括约肌有无局部张力缺陷和解剖异常；盆底肌电图可通过记录盆底肌肉在静息、排便状态下的电活动变化来了解盆底肌、耻骨直肠肌、外括约肌等横纹肌的功能状态，及其支配神经的功能状态。

（三）辨证膏方

1. 气阴两虚症

【症候】 大便干结如羊矢，形体消瘦，头晕耳鸣，腰膝酸软，乏力，舌红少苔，脉细数。

【治法】 益气滋阴。

膏方

【组成】 北沙参 500g、玄参 500g、生地黄 200g、黄芪 300g、白术 300g、郁李仁 200g、火麻仁 200g、杏仁 200g、瓜蒌仁 150g、莱菔子 120g、白芍 300g、陈皮 300g、柴胡 200g、玉竹 200g。

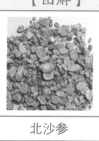	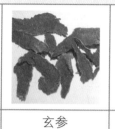	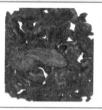	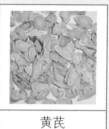
北沙参	玄参	生地黄	黄芪
味甘、微苦，性微寒 归肺、胃经	味甘、苦、咸，性微寒 归肺、胃、肾经	味甘、苦，性寒 归心、肝、肾经	味甘，性微温 归肺、脾经
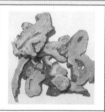	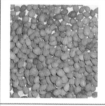	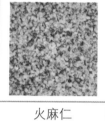	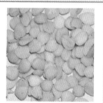
白术	郁李仁	火麻仁	杏仁
味苦、甘，性温 归脾、胃经	味辛、苦、甘，性平 归脾、大肠、小肠经	味甘，性平 归脾、胃、大肠经	味苦，性微温 归肺、大肠经
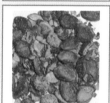	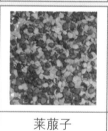	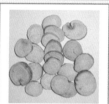	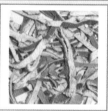
瓜蒌仁	莱菔子	白芍	陈皮
味甘，性寒 归肺、胃、大肠经	味辛、甘，性平 归肺、脾、胃经	味苦、酸，性微寒 归肝、脾经	味苦、辛，性温 归肺、脾经
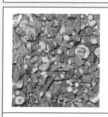	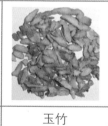		
柴胡	玉竹		
味辛、苦，性微寒 归肝、胆、肺经	味甘，性微寒 归肺、胃经		

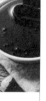

【制法】　上述药物加水浸泡 24 小时。大火烧开 1 小时，小火煮 3 小时，滤汁去渣，如此三煎，合并滤液，加热浓缩为膏，再将蜂蜜、冰糖等辅料，冲入清膏和匀，小火熬炼至挂旗，收膏即可。

【用法】　每次 15～20g，每日 2 次，在两餐之间，用温开水冲服。

2. 阳虚气滞症

【症候】　大便干或不干，排出困难，腹胀，肠鸣，胸胁满闷，呃逆或矢气频，畏寒肢冷，面色白，腰膝酸冷，小便清长。舌淡苔白，脉弦。

【治法】　温阳行气。

膏方

【方药】　当归 300g、牛膝 200g、肉苁蓉 120g、泽泻 200g、枳壳 150g、肉桂 120g、小茴香 120g、核桃仁 150g、槟榔 200g、沉香 200g、木香 200g、乌药 200g、郁金 300g、合欢皮 200g。

【图解】

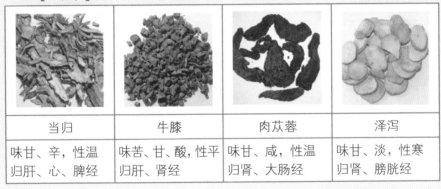

当归	牛膝	肉苁蓉	泽泻
味甘、辛，性温归肝、心、脾经	味苦、甘、酸，性平归肝、肾经	味甘、咸，性温归肾、大肠经	味甘、淡，性寒归肾、膀胱经

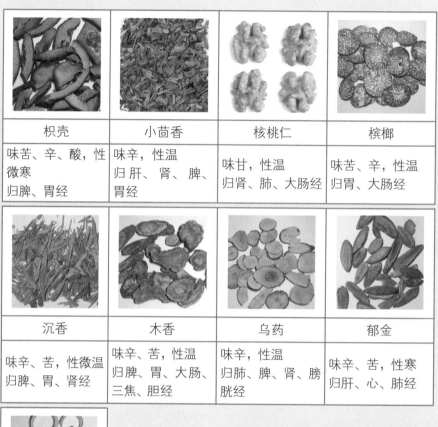

枳壳	小茴香	核桃仁	槟榔
味苦、辛、酸，性微寒 归脾、胃经	味辛，性温 归肝、肾、脾、胃经	味甘，性温 归肾、肺、大肠经	味苦、辛，性温 归胃、大肠经
沉香	木香	乌药	郁金
味辛、苦，性微温 归脾、胃、肾经	味辛、苦，性温 归脾、胃、大肠、三焦、胆经	味辛，性温 归肺、脾、肾、膀胱经	味辛、苦，性寒 归肝、心、肺经

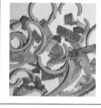

合欢皮

味甘，性平
归心、肝、肺经

【制法】　上述药物加水浸泡24小时。大火烧开1小时，小火煮3小时，滤汁去渣，如此三煎，合并滤液，加热浓缩为膏，再将蜂蜜、冰糖等辅料，冲入清膏和匀，小火熬炼至挂旗，收膏即可。

【用法】　每次15～20g，每日2次，在两餐之间，用温开水冲服。

3. 阴血亏虚症

【症候】 大便干结，排便困难，面色少华，头晕，心悸，口唇色淡。舌质淡，苔薄白，脉细弱。

【治法】 养血润肠。

膏方

【方药】 当归300g、生地黄200g、熟地黄200g、麦门冬200g、玉竹200g、石斛120g、火麻仁300g、桃仁300g、枳壳200g、天麻120g、黄芪150g、白术120g。

【图解】

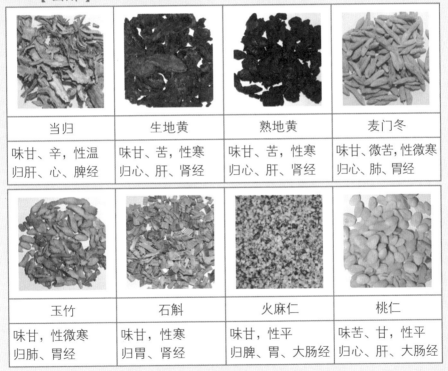

当归	生地黄	熟地黄	麦门冬
味甘、辛，性温 归肝、心、脾经	味甘、苦，性寒 归心、肝、肾经	味甘、苦，性寒 归心、肝、肾经	味甘、微苦,性微寒 归心、肺、胃经
玉竹	石斛	火麻仁	桃仁
味甘，性微寒 归肺、胃经	味甘，性寒 归胃、肾经	味甘，性平 归脾、胃、大肠经	味苦、甘，性平 归心、肝、大肠经

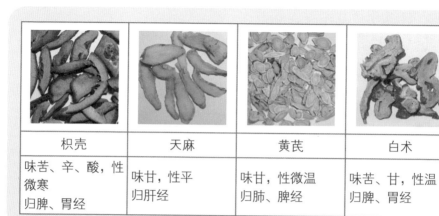

枳壳	天麻	黄芪	白术
味苦、辛、酸，性微寒 归脾、胃经	味甘，性平 归肝经	味甘，性微温 归肺、脾经	味苦、甘，性温 归脾、胃经

【制法】 上述药物加水浸泡 24 小时。大火烧开 1 小时，小火煮 3 小时，滤汁去渣，如此三煎，合并滤液，加热浓缩为膏，再将蜂蜜、冰糖等辅料，冲入清膏和匀，小火熬炼至挂旗，收膏即可。

【用法】 每次 15～20g，每日 2 次，在两餐之间，用温开水冲服。

（四）自我调摄

（1）注意调整饮食结构，增加纤维素和水分的摄入，推荐每日摄入膳食纤维 25～35g，每日饮水 1.5～2.0L。

（2）建立良好的排便习惯，每日主动排便，控制排便时间建议在晨起或早餐后 2 小时内尝试排便，逐步建立直肠排便反射。排便时集中注意力，每次排便时间不能太长，摒弃临厕时读书看报的习惯。

（3）适当加强身体锻炼，特别是腹肌的锻炼。老年人的锻炼方式以轻量、适度为宜，可选择散步、太极等。

（4）保持心情舒畅，避免不良情绪的刺激，必要时可给予心理治疗合并精神心理障碍、睡眠障碍者应给予心理指导和认知疗法。合并明显心理障碍者，可予抗抑郁、抗焦虑药物治疗。存在严重精神心理异常者，应转至精神心理科接受专科治疗。

（5）避免大量或长期服用蒽醌类刺激性泻药，部分蒽醌类泻药有药物性肝损伤风险，需定期监测肝功能。

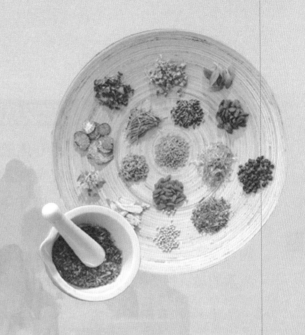

第六章

中老年内分泌
代谢疾病调养膏方

一、中老年内分泌代谢疾病的特点分析

内分泌代谢系统通过神经和体液信号对内环境的稳定进行生理性调节，内分泌系统还与神经免疫系统组成一个庞杂的网络，对机体及各器官的功能进行调节，以维持机体功能的正常运转及生命的延续。随着年龄的增长，内分泌腺会出现一些衰退的征象，发生结构与功能的改变，出现激素在合成、转运、代谢、活性以及组织对激素的敏感性等方面的变化，构成老年人内分泌功能的如下特点。

（一）下丘脑垂体

（1）下丘脑—垂体—肾上腺轴：老年人肾上腺皮质网状带分泌雄激素的功能持续减退，球状带和束状带的盐皮质激素及糖皮质激素的分泌改变则不明显，肾上腺皮质的潜在能力减退，对应激的反应减弱。

（2）下丘脑—垂体—甲状腺轴：血清三碘甲状腺原氨酸（TT3）和促甲状腺激素（TSH）水平降低，基础代谢率减慢。

（3）下丘脑—垂体—性腺轴：随着年龄增长，性腺功能衰退，性激素分泌原发性减少，女性雌激素水平明显下降，尿促卵泡素、促黄体激素增高，男性游离睾酮的水平下降。

（二）内分泌胰腺

由于胰岛素合成、结构及性质的变化，胰岛素受体和（或）受体后的作用缺陷，以及胰岛细胞对葡萄糖的敏感性降低，胰岛素抵抗，老年人游离胰岛素及结合胰岛素的水平较高，60 岁以上的老年人葡萄糖耐量异常的发生率增高，年龄每增长 10 岁空腹血糖增高 1 ~ 2mg / dL。

（三）甲状旁腺

随着年龄的增长，肾功能减退，活性维生素 D（1，25-（OH）2D3）的合成减少，肠道对钙的吸收减少，血钙降低，从而刺激甲状旁腺激素（PTH）分泌，PTH 的血浓度随着年龄的增长而增高约30%以上。

（四）肾素—血管紧张素—醛固酮系统

肾脏对醛固酮的反应随着增龄而减退，对抗利尿激素的反应较好，机体清除自由水的能力优于保钠，所以遇到应激时，多数老年人可出现低钠血症。

二、糖尿病膏方

糖尿病（简称 DM）是由遗传因素和环境因素长期共同作用而引起的一种慢性、全身性、内分泌代谢性疾病。由于胰岛 β 细胞不能正常分泌胰岛素，因而胰岛素分泌的绝对量或相对量不足，以及靶细胞对胰岛素敏感性的降低，从而引起人体血糖升高，出现尿糖。严重者发生糖、脂肪、蛋白质、水和电解质等一系列代谢紊乱。久病可引起人体多系统损害，如心、脑、肾、眼、神经等重要器官和组织的并发症。病情严重或应激反应时可发生急性代谢紊乱，如酮症酸中毒等。此外，在糖尿病人群中发生冠心病、缺血性或出血性脑血管病、失明、肢端坏疽等严重并发症者明显高于非糖尿病人群。因此，糖尿病及其并发症已成为严重威胁人类生命和健康的重要疾病。

最新报道，我国目前糖尿病患者已达 9200 万人，还有 1.48 亿人是糖尿病"后备军"，尚有 60% 的糖尿病患者未被诊断，我国已成为糖尿病患者最多的国家。

糖尿病属于中医"消渴"范畴。中医学认为阴虚燥热为本病的基本病理，阴虚为本，燥热为标，病位主要涉及肺、胃、肾三脏。

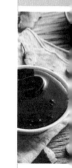

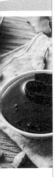

（一）临床表现

（1）半数以上患者无症状，老年糖尿病无自觉症状者高达50%~75%。这类患者有糖代谢异常，表现为餐后血糖在 3.5 小时内不能恢复到餐前水平。老年人因肾糖阈值升高，血糖未超过肾糖阈值时，就不会出现尿糖阳性。即使血糖超过肾糖阈值，也只是餐后尿糖阳性，而餐前阴性。因此，这类患者可有间歇性尿糖阳性，常常没有自觉症状。当糖代谢异常加重时，肝脏葡萄糖生成调节障碍，引起空腹血糖升高，整日或一日内大部分时间血糖超过肾糖阈值，表现为持续性尿糖阳性。此时除疲劳、乏力外，也无其他症状。随着病情进展，血糖明显升高，引起渗透性利尿，表现为多尿、多饮等典型症状。

（2）三多一少较少见，多尿、多饮、多食和体重减轻的三多一少是糖尿病的典型症状，在中青年患者占 85% 以上，而老年患者仅占 1/4 ~ 1/3，且程度轻微，常被忽视。老年人肾糖阈值比中青年人高，血糖轻度升高不会出现多尿症状。老年人口渴中枢不如中青年人敏感，不易出现烦渴、多饮。老年人多为非胰岛素依赖性糖尿病，由于内源性胰岛素逐渐无效升高，机体不能从食入的碳水化合物中获得足够的热卡，患者虽有多食，但仍有体重下降。有的老年人仅有轻度多尿、多饮症状，但体重下降明显。由于老年人糖尿病无症状或症状不典型，多数患者是因健康检查或其他原因就诊而发现，约有 70% 患者不知道自己患糖尿病。

（3）非特异性症状较常见，多数老年患者虽无三多一少，但常有疲乏、无力、轻度口渴、尿频、多汗、皮肤瘙痒、阳痿等非特异性症状之中的一项或几项，这些症状常与糖尿病有内在联系，应视为老年人糖尿病的典型表现之一。

（4）老年糖尿病有以下特有表现：①足部皮肤大疱。大疱的表现类似于Ⅱ度烫伤的水泡，单发或多发，常在 1 周内逐渐消退。②肾乳头坏死。表现可不典型，不伴发热或腰痛。③糖尿病性神经病性恶病质。这是老年糖尿病常见的一种特殊并发症，表现为抑郁、体重明显下降、周围神经病变伴严重疼痛，一般持续1~2年后自然恢复。④糖尿病性肌萎缩。多见于老年男性，骨盆带和大腿肌肉呈不对称性疼痛、进行性乏力，常在数月内自然缓解。⑤恶性外耳炎。由假单胞菌族引起，为一种坏死性感染，几乎无例外地发生在老年糖尿病患者身上。⑥肩关节疼痛。约有10%老年患者出现肩关节疼痛，活动受限，可能与局部的非酶蛋白糖化作用有关。⑦认知能力下降。与同龄非糖尿病患者比较，糖尿病患者的认知能力相对较差，抑郁的发生率较高，这些异常表现与血糖控制不良有关。

（5）以并发症作为首发表现，老年糖尿病起病隐匿，症状不典型，不少患者以并发症为首发症状。如有的患者因视力下降，检查眼底发现特征性的糖尿病视网膜病变，再经检查血糖而确诊。还有的患者因急性心肌梗死、脑血管意外急诊入院时发现患有糖尿病。高渗性非酮症糖尿病昏迷主要见于老年人，其中约有半数无糖尿病病史。

（6）并发症突出，老年人糖尿病的慢性并发症发生率高，常常是致残、致死的重要原因。

糖尿病大血管病变：①冠心病。老年糖尿病组的冠心病和心肌梗死患病率分别为82%和36%，明显高于老年非糖尿病组（分别为64%和10%）。老年人糖尿病患者不仅冠心病患病率高，而且冠脉病变严重，冠脉粥样硬化和管腔狭窄明显、受累血管较多、病变较弥漫。这与糖尿病存在高脂血症、高血压、肥胖和缺少体力活动等多种危险因素有关。②脑血管病。老年糖尿病患者脑血管病患病率比非糖尿病者高2.3倍，以脑梗死和脑血栓形成多见，脑出血少见，其病死率为18.8%，明显高于中青年患者（6.3%）。③下肢血管病变。是全身动脉硬化的一部分，重者发生间歇性跛行及坏疽。

糖尿病微血管病变：①糖尿病视网膜病变。老年患者发生率为35%~45%，明显高于中青年患者。老年患者以糖尿病性黄斑病变为主，青年人以非增殖性和增殖性病变多见；发展到严重程度均可

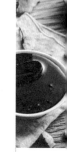

导致失明，老年患者失明率（20%）明显高于青年人（3%）。同时，老年患者易并发白内障及青光眼。②糖尿病性肾病。其病变以肾小球硬化及肾动脉硬化为主，早期表现为间歇性蛋白尿，中后期为持续性大量蛋白尿，常伴有肾功能减退、浮肿、高血压等。

糖尿病神经病变：多见于老年人，周围神经炎主要累及下肢远端，双侧对称性袜子型感觉缺失和反射消失，下肢疼痛，在夜间加重，影响睡眠；自主神经病变可引起腹泻、便秘、排尿障碍、尿潴留、多汗或无汗及直立性低血压等。

糖尿病足：在一组500例糖尿病足中，老年人占80%。这是下肢神经病变、血管病变及感染的综合作用，表现为创伤、破溃、感染病变，迅速发展到坏疽。病变可深至骨，病变顽固，最后常需截肢。因此，老年糖尿病患者要特别注意足部的保护，做到鞋袜松软、保持清洁、避免创伤、冬季保暖。

（二）理化检查

1. 血糖

是诊断糖尿病的唯一标准。有明显"三多一少"症状者，只要1次异常血糖值即可诊断。无症状者诊断糖尿病需要2次异常血糖值。可疑者需做75g葡萄糖耐量试验。

2. 尿糖

常为阳性。血糖浓度超过肾糖阈（160～180mg/dL）时尿糖阳性。部分患者因肾糖阈增高，即使血糖达到糖尿病诊断标准时尿糖亦可呈阴性。因此，尿糖测定不作为诊断标准。

3. 尿酮体

酮症或酮症酸中毒时尿酮体阳性。

4. 糖化血红蛋白（HbA1c）

是葡萄糖与血红蛋白非酶促反应结合的产物，反应不可逆，HbA1c水平稳定，可反映取血前2个月的平均血糖水平。是判断血糖控制状态最有价值的指标。

5. 糖化血清蛋白

是血糖与人血白蛋白非酶促反应结合的产物，反映取血前 1 ~ 3 周的平均血糖水平。

6. 血清胰岛素和 C 肽水平

反映胰岛 β 细胞的储备功能。2 型糖尿病早期血清胰岛素正常或增高，随着病情的发展，胰岛功能逐渐减退，胰岛素分泌能力下降。

7. 血脂

糖尿病患者常见血脂异常，在血糖控制不良时尤为明显。表现为甘油三酯、总胆固醇、低密度脂蛋白胆固醇水平升高。高密度脂蛋白胆固醇水平降低。

8. 免疫指标

胰岛细胞抗体（ICA），胰岛素自身抗体（IAA）和谷氨酸脱羧酶（GAD）抗体是 1 型糖尿病体液免疫异常的 3 项重要指标，其中以 GAD 抗体阳性率高，持续时间长，对 1 型糖尿病的诊断价值大。在 1 型糖尿病的一级亲属中也有一定的阳性率，有预测 1 型糖尿病的意义。

9. 尿白蛋白排泄量，放免或酶联方法

可灵敏地检出尿白蛋白排出量，早期糖尿病肾病尿白蛋白轻度升高。

（三）辨证膏方

1. 燥热伤肺型

【症候】 血糖升高，烦渴多饮，口干咽燥，多食易饥，小便量多，大便干结，舌质红，苔薄黄，脉数。以烦渴喜大量饮水为主要症状。

【治法】 清肺润燥，生津除烦。

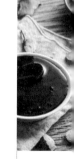

【方药】 南沙参、北沙参各300g、天门冬、麦门冬各300g、玄参300g、地骨皮120g、黄连100g、山药200g、葛根200g、天花粉200g、生地黄300g、黄芩300g、五味子100g、百合200g、鳖甲200g。

【图解】

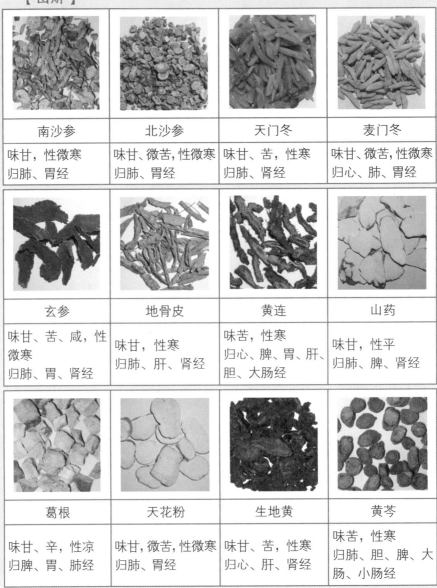

南沙参	北沙参	天门冬	麦门冬
味甘，性微寒 归肺、胃经	味甘、微苦，性微寒 归肺、胃经	味甘、苦，性寒 归肺、肾经	味甘、微苦，性微寒 归心、肺、胃经
玄参	地骨皮	黄连	山药
味甘、苦、咸，性微寒 归肺、胃、肾经	味甘，性寒 归肺、肝、肾经	味苦，性寒 归心、脾、胃、肝、胆、大肠经	味甘，性平 归肺、脾、肾经
葛根	天花粉	生地黄	黄芩
味甘、辛，性凉 归脾、胃、肺经	味甘，微苦，性微寒 归肺、胃经	味甘、苦，性寒 归心、肝、肾经	味苦，性寒 归肺、胆、脾、大肠、小肠经

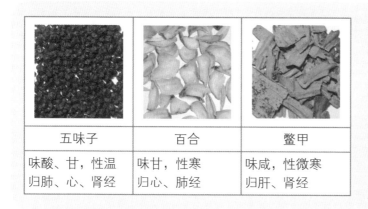

五味子	百合	鳖甲
味酸、甘，性温 归肺、心、肾经	味甘，性寒 归心、肺经	味咸，性微寒 归肝、肾经

【制法】 上述药物除鳖甲外，余药加水煎煮3次，滤汁去渣，合并滤液，加热浓缩为清膏，再将鳖甲加适量黄酒，浸泡后隔水炖烊，冲入清膏和匀，加入蜂蜜、冰糖等辅料，小火熬炼至挂旗，收膏即可。

【用法】 每次15～20g，每日2次，在两餐之间，用温开水冲服。

2. 胃燥津伤型

【症候】 血糖升高，多食易饥，大便秘结，口干欲饮，形体消瘦，舌红苔黄，脉滑有力。以食欲亢进、食量增加为主要症状。

【治法】 清胃润燥，生津止渴。

膏方

【方药】 生石膏500g、知母200g、生地黄300g、麦门冬300g、黄连100g、石斛200g、葛根200g、牛膝200g、山药200g、五味子100g、黄芩150g、天花粉200g、芦根300g、乌梅100g、龟板胶200g。

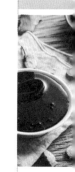

【图解】

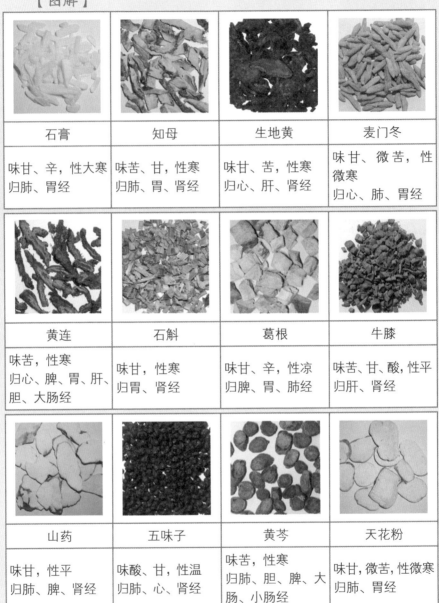

石膏	知母	生地黄	麦门冬
味甘、辛，性大寒 归肺、胃经	味苦、甘，性寒 归肺、胃、肾经	味甘、苦，性寒 归心、肝、肾经	味甘、微苦，性微寒 归心、肺、胃经
黄连	石斛	葛根	牛膝
味苦，性寒 归心、脾、胃、肝、胆、大肠经	味甘，性寒 归胃、肾经	味甘、辛，性凉 归脾、胃、肺经	味苦、甘、酸，性平 归肝、肾经
山药	五味子	黄芩	天花粉
味甘，性平 归肺、脾、肾经	味酸、甘，性温 归肺、心、肾经	味苦，性寒 归肺、胆、脾、大肠、小肠经	味甘、微苦，性微寒 归肺、胃经

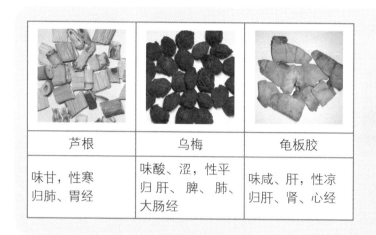

芦根	乌梅	龟板胶
味甘，性寒 归肺、胃经	味酸、涩，性平 归肝、脾、肺、大肠经	味咸、肝，性凉 归肝、肾、心经

【制法】　上述药物除龟板胶外，余药加水煎煮3次，滤汁去渣，合并滤液，加热浓缩为清膏，调入三七粉，再将龟板胶加适量黄酒，浸泡后隔水炖烊，冲入清膏和匀，加入蜂蜜、冰糖等辅料，小火熬炼至挂旗，收膏即可。

【用法】　每次15~20g，每日2次，在两餐之间，用温开水冲服。

3. 肾阴亏虚型

【症候】　血糖升高，尿频量多、浑如脂膏，头晕目眩，视物模糊，耳鸣腰酸，口唇干燥，失眠心烦，舌红无苔，脉细弦数。以尿量增多、排尿次数增多为主要症状。

【治法】　补肾滋阴，生津止渴。

膏方

【方药】　生地黄300g、山茱萸150g、山药300g、玄参300g、黄芪200g、枸杞子200g、天门冬、麦门冬各200g、玉竹200g、天花粉200g、牡丹皮150g、泽泻150g、茯苓200g、鳖甲200g、龟板胶200g。

【图解】

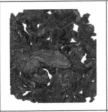		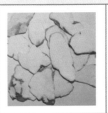	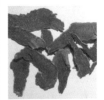
生地黄	山茱萸	山药	玄参
味甘、苦，性寒 归心、肝、肾经	味酸、涩，性微温 归肾、肝经	味甘，性平 归肺、脾、肾经	味甘、苦、咸， 性微寒 归肺、胃、肾经
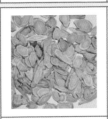	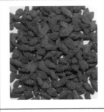	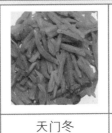	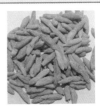
黄芪	枸杞子	天门冬	麦门冬
味甘，性微温 归肺、脾经	味甘，性平 归肝、肾经	味甘、苦，性寒 归肺、肾经	味甘、微苦，性微寒 归心、肺、胃经
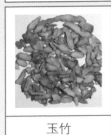	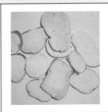	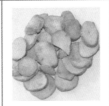	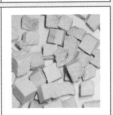
玉竹	天花粉	泽泻	茯苓
味甘，性微寒 归肺、胃经	味甘，微苦，性微寒 归肺、胃经	味甘、淡，性寒 归肾、膀胱经	味甘、淡，性平 归心、肺、脾、肾经

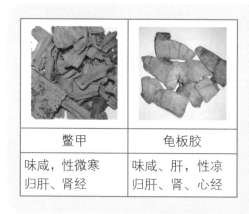

鳖甲	龟板胶
味咸，性微寒 归肝、肾经	味咸、肝，性凉 归肝、肾、心经

【制法】　上述药物除鳖甲、龟板胶外，余药加水煎煮3次，滤汁去渣，合并滤液，加热浓缩为清膏，调入三七粉，再将鳖甲、龟板胶加适量黄酒，浸泡后隔水炖烊，冲入清膏和匀，加入蜂蜜、冰糖等辅料，小火熬炼至挂旗，收膏即可。

【用法】　每次15~20g，每日2次，在两餐之间，用温开水冲服。

4. 阴阳两虚型

【症候】　血糖升高，尿频，饮多少尿多少，尿浑如脂膏，头晕目眩，视物模糊，面色黑，耳轮枯黑，腰膝酸软，消瘦明显，阳痿或月经不调，畏寒，舌淡苔薄，脉沉细无力。以尿多尿浑、头晕目眩、腰酸畏寒为主要症状。

【治法】　滋阴清热，益气补肾。

膏方

【方药】　生晒参50g、生地黄、熟地黄各300g、黄芪300g、党参200g、玉竹300g、天门冬、麦门冬各200g、山药200g、黄精200g、天花粉200g、菟丝子200g、泽泻150g、牡丹皮150g、山茱萸100g、附子100g、肉桂50g、地骨皮150g、龟板胶200g。

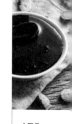

【图解】

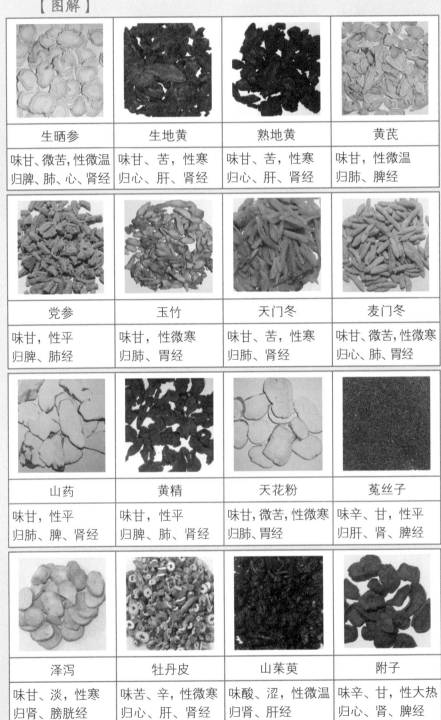

生晒参	生地黄	熟地黄	黄芪
味甘、微苦,性微温 归脾、肺、心、肾经	味甘、苦,性寒 归心、肝、肾经	味甘、苦,性寒 归心、肝、肾经	味甘,性微温 归肺、脾经
党参	玉竹	天门冬	麦门冬
味甘,性平 归脾、肺经	味甘,性微寒 归肺、胃经	味甘、苦,性寒 归肺、肾经	味甘、微苦,性微寒 归心、肺、胃经
山药	黄精	天花粉	菟丝子
味甘,性平 归肺、脾、肾经	味甘,性平 归脾、肺、肾经	味甘,微苦,性微寒 归肺、胃经	味辛、甘,性平 归肝、肾、脾经
泽泻	牡丹皮	山茱萸	附子
味甘、淡,性寒 归肾、膀胱经	味苦、辛,性微寒 归心、肝、肾经	味酸、涩,性微温 归肾、肝经	味辛、甘,性大热 归心、肾、脾经

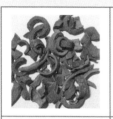 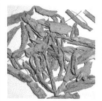 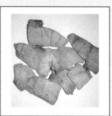

肉桂	地骨皮	龟板胶
味辛、甘，性大热 归肾、脾、心、肝经	味甘，性寒 归肺、肝、肾经	味咸、肝，性凉 归肝、肾、心经

【制法】　附子先煎 1 小时，余药除龟板胶外，加水煎煮 3 次，滤汁去渣，合并滤液，加热浓缩为清膏，再将龟板胶加适量黄酒，浸泡后隔水炖烊，冲入清膏和匀，加入蜂蜜、冰糖等辅料，小火熬炼至挂旗，收膏即可。

【用法】　每次 15 ~ 20g，每日 2 次，在两餐之间，用温开水冲服。

（四）自我调摄

（1）避免过食肥甘、醇酒炙烤饮食。

（2）起居有常、睡眠充足、动静结合、劳逸适度。

（3）情志因素与本病的发生发展有着密切的关系，因此要保持平和的心态，使精神安宁，切忌恼怒、郁闷、忧思，避免惊恐。

三、甲状腺功能亢进症膏方

　　甲状腺功能亢进症，简称"甲亢"，是指甲状腺功能亢进，分泌甲状激素过多所致的一组病症。是一种常见的内分泌疾病。临床上主要表现为由甲状腺激素（TH）分泌过多所致的代谢亢进症候群、自主神经系统失常和甲状腺肿大等。本病早期，症状较轻，可表现为烦躁易怒、心悸乏力、体重减轻。病情发展后，可出现典型表现：心悸，怕热多汗，性情急躁，情绪不稳，坐立不安，失眠紧张，倦怠乏力，食欲亢进而体重减轻，大便次数增多或腹泻，低热，面部潮红，

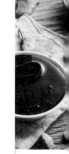

手指震颤，颈部变粗等。甲状腺呈弥漫性、对称性轻至中度肿大，质软，表面光滑无结节，吞咽时上下移动，在腺体上下叶外侧可闻及血管杂音和扪及震颤。少数患者甲状腺肿大不明显，或不对称，偶有位于胸骨后者。多数患者伴有突眼征。重症而未经适当治疗的患者，又因感染、手术、碘治疗不当等而诱发甲状腺危象。

本病属于中医"瘿病""心悸"等病的范畴。中医学认为，本病多因情绪抑郁，痰湿郁聚，久滞化火，火热伤阴所致。

（一）临床表现

甲状腺激素促进新陈代谢，促进机体氧化还原反应。代谢亢进需要机体增加进食；胃肠活动增强，出现大便次数增多；虽然进食增多，但氧化反应增强，机体能量消耗增多，患者表现为体重减少；产热增多表现怕热出汗，个别患者出现低热；甲状腺激素增多使交感神经兴奋，临床表现心悸、心动过速，失眠，情绪易激动、甚至焦虑。甲亢患者长期没有得到合理治疗，可引起甲亢性心脏病。

体格检查发现患者的甲状腺肿大（轻度到重度肿大），老年患者甲状腺肿大常常不明显，甲状腺质地软或中等，重症患者用听诊器可以听到全期的血管杂音，严重甲亢甚至用手触摸有震颤。甲亢患者的心率多数增快，安静时心率常常超过 90 次 / 分，老年患者可以表现快速房颤。甲亢患者皮肤潮热，手细颤，不少患者还表现眼睑水肿、睑裂增宽，双眼少瞬目，球结膜充血水肿。严重患者可以表现突眼、眼球活动受限，甚至眼睑闭合不全。

一些较严重的甲亢患者表现下肢胫（胫骨）前黏液性水肿，胫骨前皮肤增粗、变厚、粗糙，呈橘皮状，汗毛增粗，类似象皮腿，治疗颇为困难。

（二）理化检查

甲状腺分泌的 T3、T4、FT3、FT4 明显升高，由于甲状腺和垂体轴的反馈作用，TSH 常常降低。如果一个患者的 T3、T4、FT3、

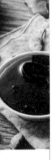

FT4 升高，同时伴 TSH 下降，即甲状腺功能亢进。

甲亢多数是 Graves 病，是甲状腺自身免疫性疾病，所以常常伴随甲状腺自身抗体升高，甲状腺球蛋白抗体和甲状腺过氧化物酶抗体升高。

有些甲亢患者可以只表现 T3 和 FT3 升高，T4 和 FT4 正常，但 TSH 下降，我们称其为"T3 甲亢"，"T3 甲亢"多见于老年甲亢患者。

（三）辨证膏方

1. 肝火亢盛型

【症候】　颈部增粗，性情急躁，面红目赤，心悸口苦，怕热多汗，或有消谷善饥，眼球突出，手指震颤，舌质红，苔黄，脉弦数。

【治法】　清肝泻火，散结消瘿。

膏方

【方药】　夏枯草 300g、菊花 150g、蒲公英 300g、赤芍、白芍各 200g、牡丹皮 150g、栀子 150g、柴胡 150g、当归 200g、川芎 150g、茯苓 200g、生地黄 200g、生牡蛎 300g、玄参 200g。

【图解】

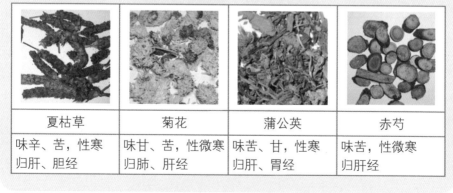

夏枯草	菊花	蒲公英	赤芍
味辛、苦，性寒 归肝、胆经	味甘、苦，性微寒 归肺、肝经	味苦、甘，性寒 归肝、胃经	味苦，性微寒 归肝经

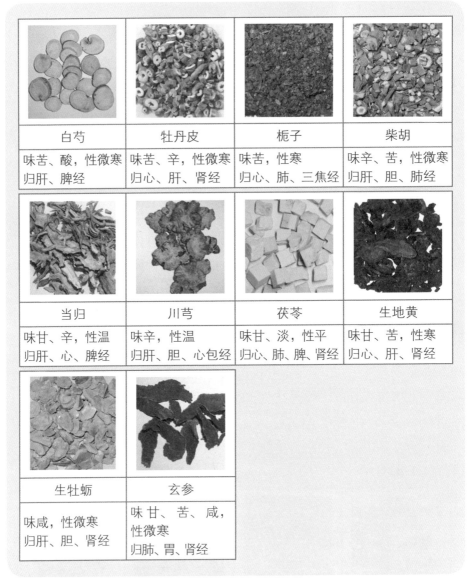

白芍	牡丹皮	栀子	柴胡
味苦、酸，性微寒 归肝、脾经	味苦、辛，性微寒 归心、肝、肾经	味苦，性寒 归心、肺、三焦经	味辛、苦，性微寒 归肝、胆、肺经
当归	川芎	茯苓	生地黄
味甘、辛，性温 归肝、心、脾经	味辛，性温 归肝、胆、心包经	味甘、淡，性平 归心、肺、脾、肾经	味甘、苦，性寒 归心、肝、肾经
生牡蛎	玄参		
味咸，性微寒 归肝、胆、肾经	味甘、苦、咸，性微寒 归肺、胃、肾经		

【制法】 上述药物加水浸泡24小时。大火烧开1小时，转小火煮3小时，滤汁去渣，如此三煎，合并滤液，加热浓缩为膏，再将蜂蜜、冰糖等辅料，冲入清膏和匀，小火熬炼至挂旗，收膏即可。

【用法】 每次15~20g，每日2次，在两餐之间，用温开水冲服。

2. 阴虚阳亢型

【症候】 颈部肿大，五心烦热，情绪激动，怕热多汗，心悸不宁失眠健忘，耳鸣目眩，口干喜饮，易饥多食，消瘦乏力，或大便稀软，便次增多，手指抖动，舌红少津，脉弦细数。

【治法】 滋阴潜阳，软坚消瘿。

膏方

【方药】 生地黄 300g、玄参 200g、枸杞子 150g、菊花 100g、天门冬、麦门冬各 200g、决明子 300g、夏枯草 200g、昆布 200g、生牡蛎 300g、黄芩 150g、白芍 200g、鳖甲 200g。

【图解】

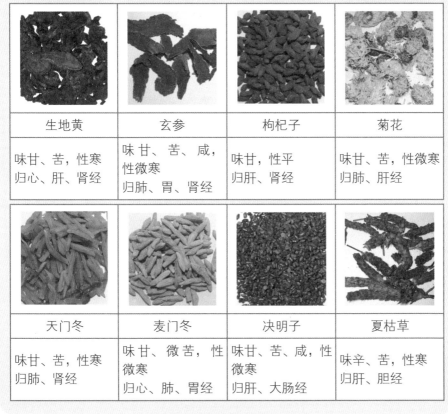

生地黄	玄参	枸杞子	菊花
味甘、苦，性寒 归心、肝、肾经	味甘、苦、咸，性微寒 归肺、胃、肾经	味甘，性平 归肝、肾经	味甘、苦，性微寒 归肺、肝经
天门冬	麦门冬	决明子	夏枯草
味甘、苦，性寒 归肺、肾经	味甘、微苦，性微寒 归心、肺、胃经	味甘、苦、咸，性微寒 归肝、大肠经	味辛、苦，性寒 归肝、胆经

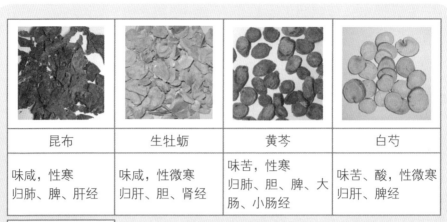

昆布	生牡蛎	黄芩	白芍
味咸，性寒 归肺、脾、肝经	味咸，性微寒 归肝、胆、肾经	味苦，性寒 归肺、胆、脾、大肠、小肠经	味苦、酸，性微寒 归肝、脾经

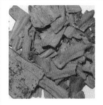

鳖甲
味咸，性微寒 归肝、肾经

【制法】 上述药物除鳖甲外，余药加水煎煮3次，滤汁去渣，合并滤液，加热浓缩为清膏，再将鳖甲加适量黄酒，浸泡后隔水炖烊，冲入清膏和匀，加入蜂蜜、冰糖等辅料，小火熬炼至挂旗，收膏即可。

【用法】 每次15~20g，每日2次，在两餐之间，用温开水冲服。

3. 气阴两虚型

【症候】 颈部粗肿，口干喜饮，五心烦热，耳鸣目涩，腰膝酸软，消瘦无力，大便稀溏，便次增多，舌红苔薄白，脉细弱。

【治法】 益气健脾，滋阴清热。

膏方

【方药】 生地黄、熟地黄各300g、黄芪300g、山药300g、天门冬、麦门冬各300g、龙眼肉200g、大枣200g、当归200g、五味子150g、酸枣仁150g、远志150g、枸杞子150g、女贞子200g、昆布200g、生牡蛎200g、鳖甲200g。

【图解】

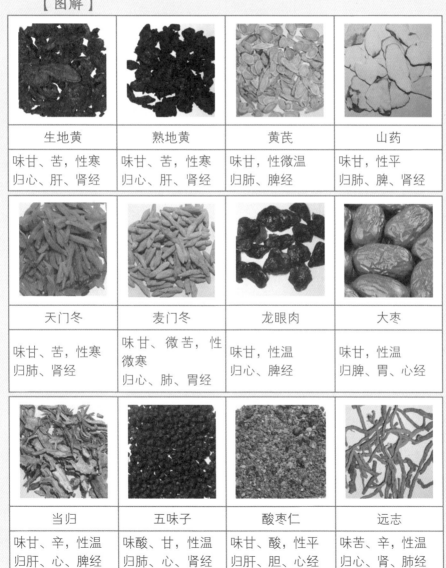

生地黄	熟地黄	黄芪	山药
味甘、苦，性寒 归心、肝、肾经	味甘、苦，性寒 归心、肝、肾经	味甘，性微温 归肺、脾经	味甘，性平 归肺、脾、肾经

天门冬	麦门冬	龙眼肉	大枣
味甘、苦，性寒 归肺、肾经	味甘、微苦，性微寒 归心、肺、胃经	味甘，性温 归心、脾经	味甘，性温 归脾、胃、心经

当归	五味子	酸枣仁	远志
味甘、辛，性温 归肝、心、脾经	味酸、甘，性温 归肺、心、肾经	味甘、酸，性平 归肝、胆、心经	味苦、辛，性温 归心、肾、肺经

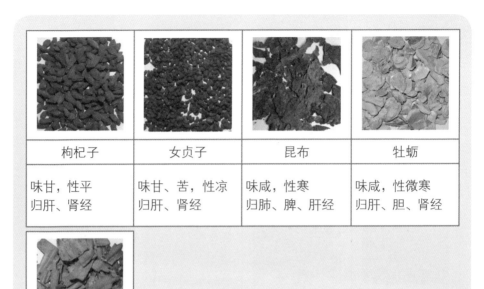

枸杞子	女贞子	昆布	牡蛎
味甘，性平 归肝、肾经	味甘、苦，性凉 归肝、肾经	味咸，性寒 归肺、脾、肝经	味咸，性微寒 归肝、胆、肾经

鳖甲
味咸，性微寒 归肝、肾经

【制法】　上述药物除鳖甲外，余药加水煎煮3次，滤汁去渣，合并滤液，加热浓缩为清膏，将鳖甲加适量黄酒，浸泡后隔水炖烊，冲入清膏和匀，加入蜂蜜、冰糖等辅料，小火熬炼至挂旗，收膏即可。

【用法】　每次15～20g，每日2次，在两餐之间，用温开水冲服。

（四）自我调摄

（1）保持心情舒畅，解除精神或心理上的各种压力。

（2）注意营养，尤其是热量和蛋白质的需要高于正常人，注意维生素和钙的补充。

（3）起居有常，寒温调摄，防止感冒，预防病情的反复。

中医

中老年病证

调养膏方

四、甲状腺功能减退症膏方

甲状腺功能减退症简称"甲减"，系由多种原因引起的甲状腺激素合成或分泌不足所致的一种全身性内分泌疾病。以机体代谢率降低为特征，成年患者主要表现为乏力、精神不振、畏寒怕冷、颜面水肿、嗜睡、懒言、心率缓慢、腹胀、性欲低下等代谢活动下降的症候群，称为成年人甲减。甲减始于胎儿期或幼年发病者，称先天性和幼年甲减，地方性甲状腺肿流行区婴幼儿甲减称地方性克汀病。由周围组织对自身分泌的甲状腺激素不敏感而引起的甲减称周围性甲减。

本病属于中医"虚痨""水肿""五迟"等病的范畴，可因先天禀赋不足，后天失调，也可因积劳内伤，久病后失养，导致肾气亏虚、脾阳虚弱而引起。

（一）临床表现

（1）面色苍白，眼睑和颊部虚肿，表情淡漠，全身皮肤干燥、增厚、粗糙多脱屑，非凹陷性水肿，毛发脱落，手脚掌呈萎黄色，体重增加，少数病人指甲厚而脆裂。

（2）神经精神系统。记忆力减退，智力低下，嗜睡，反应迟钝，多虑，头晕，头痛，耳鸣，耳聋，眼球震颤，共济失调，腱反射迟钝，跟腱反射松弛期时间延长，重者可出现痴呆，木僵，甚至昏睡。

（3）心血管系统。心动过缓，心排血量减少，血压低，心音低钝，心脏扩大，可并发冠心病，但一般不发生心绞痛与心衰，有时可伴有心包积液和胸腔积液。重症者发生黏液性水肿性心肌病。

（4）消化系统。厌食、腹胀、便秘。重者可出现麻痹性肠梗阻。胆囊收缩减弱而胀大，半数病人有胃酸缺乏，导致恶性贫血与缺铁性贫血。

（5）运动系统。肌肉软弱无力、疼痛、强直，可伴有关节病变如慢性关节炎。

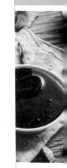

（6）内分泌系统。女性月经过多，久病则出现闭经，不育；男性阳痿，性欲减退。少数病人出现泌乳，继发性垂体增大。

（二）理化检查

1. 甲状腺功能检查

血清 TT4、TT3、FT4、FT3 低于正常值。

2. 血清 TSH 值

（1）原发性甲减症。TSH 明显升高同时伴游离 T4 下降。亚临床型甲减症血清 TT4、TT3 值可正常，而血清 TSH 轻度升高，血清 TSH 水平在 TRH 兴奋剂试验后，反应比正常人高。

（2）垂体性甲减症。血清 TSH 水平低或正常或高于正常，对 TRH 兴奋试验无反应。应用 TSH 后，血清 TT4 水平升高。

（3）下丘脑性甲减症。血清 TSH 水平低或正常，对 TRH 兴奋试验反应良好。

（4）周围性甲减（甲状腺激素抵抗综合征）。中枢性抵抗者 TSH 升高，周围组织抵抗者 TSH 低下，全身抵抗者 TSH 有不同表现。

3. X 线检查

心脏扩大，心包积液；颅骨平片蝶鞍可增大。

4. 心电图检查

可见低电压，Q-T 间期延长，ST-T 异常。

（三）辨证膏方

1. 脾阳虚弱型

【症候】　面色萎黄，少气懒言，精神不振，倦怠乏力，纳呆腹胀，皮肤粗糙，浮肿，畏寒怕冷，舌淡，苔白腻，脉沉细或沉弱。

【治法】　温阳健脾。

【方药】　黄芪 300g、党参 200g、桂枝 150g、猪苓 200g、茯苓 200g、车前子 150g、白术 200g、干姜 150g、昆布 200g、大枣 200g、肉苁蓉 150g、肉桂 20g、鹿角胶 150g、阿胶 150g、炙甘草 50g。

【图解】

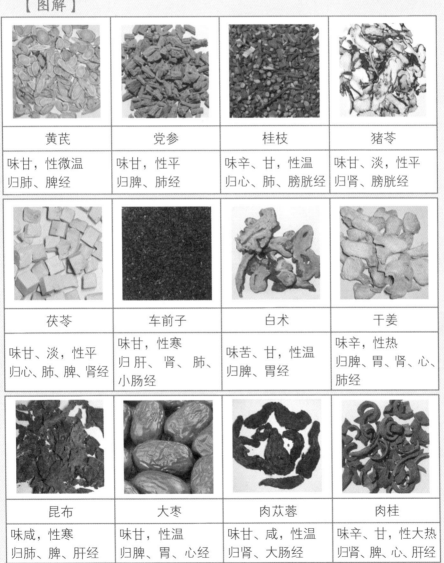

黄芪	党参	桂枝	猪苓
味甘，性微温 归肺、脾经	味甘，性平 归脾、肺经	味辛、甘，性温 归心、肺、膀胱经	味甘、淡，性平 归肾、膀胱经

茯苓	车前子	白术	干姜
味甘、淡，性平 归心、肺、脾、肾经	味甘，性寒 归肝、肾、肺、小肠经	味苦、甘，性温 归脾、胃经	味辛，性热 归脾、胃、肾、心、肺经

昆布	大枣	肉苁蓉	肉桂
味咸，性寒 归肺、脾、肝经	味甘，性温 归脾、胃、心经	味甘、咸，性温 归肾、大肠经	味辛、甘，性大热 归肾、脾、心、肝经

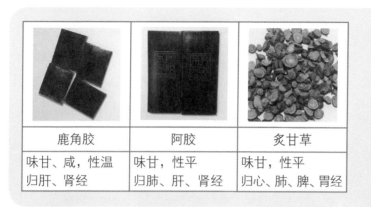

鹿角胶	阿胶	炙甘草
味甘、咸，性温 归肝、肾经	味甘，性平 归肺、肝、肾经	味甘，性平 归心、肺、脾、胃经

【制法】 上述药物除鹿角胶、阿胶外，余药加水煎煮3次，滤汁去渣，合并滤液，加热浓缩为清膏，将鹿角胶、阿胶加适量黄酒，浸泡后隔水炖烊，冲入清膏和匀，加入蜂蜜、冰糖等辅料，小火熬炼至挂旗，收膏即可。

【用法】 每次15～20g，每日2次，在两餐之间，用温开水冲服。

2. 肾阳虚衰型

【症候】 面浮身肿，心悸气短，腰背冷痛，怯寒肢冷，神疲健忘，头晕耳鸣，舌淡胖，苔白，脉沉细或沉迟无力。

【治法】 温肾利水。

膏方

【方药】 附子60g、桂枝100g、熟地黄300g、肉苁蓉200g、菟丝子300g、补骨脂200g、鹿角胶200g、杜仲200g、核桃仁200g、巴戟天200g、紫河车粉30g、淫羊藿200g、炙甘草30g。

【图解】

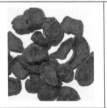	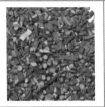	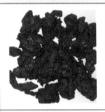	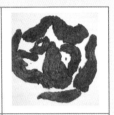
附子	桂枝	熟地黄	肉苁蓉
味辛、甘,性大热 归心、肾、脾经	味辛、甘,性温 归心、肺、膀胱经	味甘、苦,性寒 归心、肝、肾经	味甘、咸,性温 归肾、大肠经
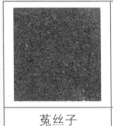		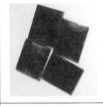	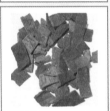
菟丝子	补骨脂	鹿角胶	杜仲
味辛、甘,性平 归肝、肾、脾经	味辛、苦,性温 归肾、脾经	味甘、咸,性温 归肝、肾经	味甘,性温 归肝、肾经
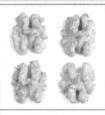	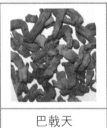	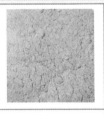	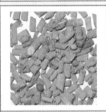
核桃仁	巴戟天	紫河车粉	淫羊藿
味甘,性温 归肾、肺、大肠经	味甘、辛,性微温 归肾、肝经	味甘、咸,性温 归肺、心、肾经	味辛、甘,性温 归肝、肾经
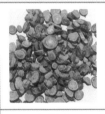			
炙甘草			
味甘,性平 归心、肺、脾、胃经			

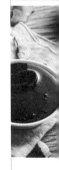

【制法】 上述药物除鹿角胶、紫河车粉外，余药加水煎煮3次，滤汁去渣，合并滤液，加热浓缩为清膏，调入紫河车粉，再将鹿角胶加适量黄酒，浸泡后隔水炖烊，冲入清膏和匀，加入蜂蜜、冰糖等辅料，小火熬炼至挂旗，收膏即可。

【用法】 每次15~20g，每日2次，在两餐之间，用温开水冲服。

（四）自我调摄

（1）本病的预防极为重要，在缺碘地区应坚持食用碘化盐，孕妇尤其需要供应碘化物。

（2）对甲状腺功能亢进症治疗必须掌握剂量和疗程，以免药物过量。

（3）起居有常，注意寒温变化，预防感冒或创伤感染。

（4）注意保护脾胃阳气，避免生冷寒凉饮食。

（5）调节情志，保持心情舒畅。

五、痛风膏方

痛风是一种嘌呤代谢紊乱所致的疾病。嘌呤分解代谢的最终产物是尿酸。由于嘌呤代谢紊乱，体内产生尿酸过多，即以尿酸盐的形式沉积于关节滑囊、软骨、肾等处，从而引起多器官的损害。临床常见急性痛风性关节炎、痛风结石、慢性痛风性关节炎、肾结石、肾功能损害等。仅血尿酸增高而无关节炎者称高尿酸血症。临床表现为关节红、肿、热、痛，且疼痛剧烈，好发于夜间，患者常因剧痛而惊醒。症状可自行消退，经数日、数年可复发并进入慢性期。慢性阶段可见关节肿大、畸形、僵硬。近年来，由于我国生活水平提高，饮食结构改变，其发病率有明显增加。

痛风属中医"痹证""热痹"等病的范畴。膏方对痛风有辅助治疗作用，且副作用小，复发率低。

（一）临床表现

1. 急性痛风性关节炎

多数患者发作前无明显征兆，或仅有疲乏、全身不适和关节刺痛等。典型发作常于深夜因关节痛而惊醒，疼痛进行性加剧，在12小时左右达高峰，呈撕裂样、刀割样或咬噬样，难以忍受。受累关节及周围组织红、肿、热、痛和功能受限。多于数天或2周内自行缓解。首次发作多侵犯单关节，大部分患者发生在第一跖趾关节。其次为足背、足跟、踝、膝、腕和肘等关节，肩、髋、脊柱和颞颌等关节少受累，可同时累及多个关节，表现为多关节炎。部分患者可有发热、寒战、头痛、心悸和恶心等全身症状，可伴白细胞计数升高、红细胞沉降率增快和C反应蛋白增高等。

2. 间歇发作期

痛风发作持续数天至数周后可自行缓解，一般无明显后遗症状，或遗留局部皮肤色素沉着、脱屑及刺痒等，以后进入无症状的间歇期，历时数月、数年或十余年，多数患者1年内复发，间歇期逐渐缩短，受累关节逐渐增多，症状持续时间逐渐延长。受累关节一般从下肢向上肢、从远端小关节向大关节发展，出现指、腕和肘等关节受累，少数患者可影响到肩、髋、骶髂、胸锁或脊柱关节，也可累及关节周围滑囊、肌腱和腱鞘等部位，症状趋于不典型。少数患者无间歇期，初次发病后呈慢性关节炎表现。

3. 慢性痛风石病变期

皮下痛风石和慢性痛风性关节炎是长期显著的高尿酸血症，大量单钠尿酸盐晶体沉积于皮下、关节滑膜、软骨、骨质及关节周围软组织的结果。皮下痛风石发生的典型部位是耳郭，也常见于反复发作的关节周围及尺骨鹰嘴、跟腱和髌骨滑囊等部位。外观为皮下隆起的大小不一的黄白色赘生物，皮肤表面菲薄，破溃后排出白色粉状或糊状物，经久不愈。皮下痛风石常与慢性痛风石性关节炎并存。关节内大量沉积的痛风石可造成关节骨质破坏、关节周围组织纤维

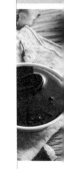

化和继发退行性改变等。临床表现为持续关节肿痛、压痛、畸形及功能障碍。慢性期症状相对缓和，但也可有急性发作。

4. 肾脏病变

（1）慢性尿酸盐肾病。尿酸盐晶体沉积于肾间质，导致慢性肾小管－间质性肾炎。临床表现为尿浓缩功能下降，出现夜尿增多、低比重尿、小分子蛋白尿、白细胞尿、轻度血尿及管型尿等。晚期可致肾小球滤过功能下降，出现肾功能不全。

（2）尿酸性尿路结石。尿中尿酸浓度增高呈过饱和状态，在泌尿系统沉积并形成结石。在痛风患者中的发生率在 20% 以上，且可能出现于痛风关节炎发生之前。结石较小者呈砂砾状随尿排出，可无症状；较大者可阻塞尿路，引起肾绞痛、血尿、排尿困难、泌尿系感染、肾盂扩张和积水等。

（3）急性尿酸性肾病。血及尿中尿酸水平急骤升高，大量尿酸结晶沉积于肾小管、集合管等处，造成急性尿路梗阻。临床表现为少尿、无尿，急性肾功能衰竭；尿中可见大量尿酸晶体。多由恶性肿瘤及其放化疗（即肿瘤溶解综合征）等继发原因引起。

（二）理化检查

1. 血尿酸测定

男性血尿酸值超过 7mg/dL，女性超过 6mg/dL 为高尿酸血症。

2. 尿尿酸测定

低嘌呤饮食 5 天后，24 小时尿尿酸排泄量 > 600mg 为尿酸生成过多型（约占 10%）； < 300mg 提示尿酸排泄减少型（约占 90%）。在正常饮食情况下，24 小时尿尿酸排泄量以 800mg 进行区分，超过上述水平为尿酸生成增多。该检查对有痛风家族史、年龄较轻、血尿酸水平明显升高、伴肾结石的患者更为必要。通过检测，可初步判定高尿酸血症的生化分型，有助于降尿酸药选择及判断尿路结石性质。

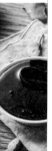

3. 尿酸盐检查

偏振光显微镜下表现为负性双折光的针状或杆状的单钠尿酸盐晶体。急性发作期，可见于关节滑液中白细胞内外；也可见于在痛风石的抽吸物中；在发作间歇期，可见于曾受累关节的滑液中。

4. 影像学检查

急性发作期仅见受累关节周围非对称性软组织肿胀；反复发作的间歇期可出现一些不典型的放射学改变；慢性痛风石病变期可见单钠尿酸盐晶体沉积造成关节软骨下骨质破坏，出现偏心性圆形或卵圆形囊性变，甚至呈虫噬样、穿凿样缺损，边界较清，相邻的骨皮质可膨起或骨刺样翘起。重者可使关节面破坏，造成关节半脱位或脱位，甚至病理性骨折；也可破坏软骨，出现关节间隙狭窄及继发退行性改变和局部骨质疏松等。

5. 超声检查

受累关节的超声检查可发现关节积液、滑膜增生、关节软骨及骨质破坏、关节内或周围软组织的痛风石及钙质沉积等。超声下出现肾髓质特别是锥体乳头部散在强回声光点，则提示尿酸盐肾病，也可发现 X 线下不显影的尿酸性尿路结石。

6. 其他实验室检查

尿酸盐肾病可有尿蛋白浓缩功能不良，尿比重 1.008 以下，最终可进展为氮质血症和尿毒症。

（三）辨证膏方

1. 湿热痹阻型

【症候】 关节红、肿、热、痛，疼痛剧烈，或伴发热、头痛、口渴、小便短赤，舌红，苔黄厚，脉滑数。

【治法】 清热祛湿，通络止痛。

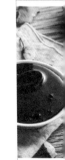

【方药】 土茯苓500g、百合500g、赤小豆300g、萆薢300g、知母150g、黄柏150g、川牛膝300g、薏苡仁300g、金银花200g、桃仁200g、冬瓜皮200g、乌梢蛇100g、威灵仙200g、当归200g、大枣200g。

【图解】

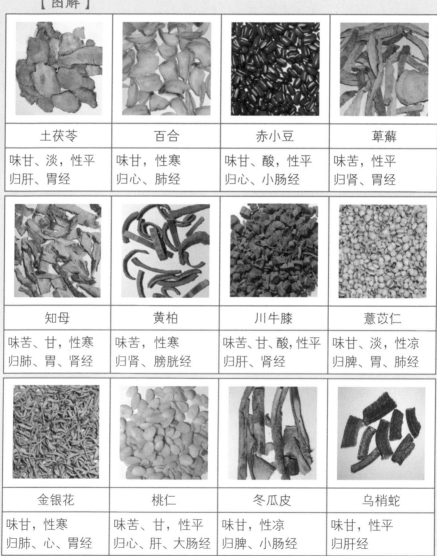

土茯苓	百合	赤小豆	萆薢
味甘、淡,性平 归肝、胃经	味甘,性寒 归心、肺经	味甘、酸,性平 归心、小肠经	味苦,性平 归肾、胃经
知母	黄柏	川牛膝	薏苡仁
味苦、甘,性寒 归肺、胃、肾经	味苦,性寒 归肾、膀胱经	味苦、甘、酸,性平 归肝、肾经	味甘、淡,性凉 归脾、胃、肺经
金银花	桃仁	冬瓜皮	乌梢蛇
味甘,性寒 归肺、心、胃经	味苦、甘,性平 归心、肝、大肠经	味甘,性凉 归脾、小肠经	味甘,性平 归肝经

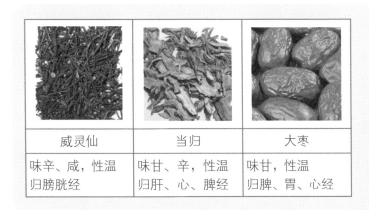

威灵仙	当归	大枣
味辛、咸，性温 归膀胱经	味甘、辛，性温 归肝、心、脾经	味甘，性温 归脾、胃、心经

【制法】 上述药物，加水浸泡24小时。大火烧开1小时，转小火煮3小时，滤汁去渣，如此三煎，合并滤液，加热浓缩为膏，再将蜂蜜、冰糖等辅料，冲入清膏和匀，小火熬炼至挂旗，收膏即可。

【用法】 每次15～20g，每日2次，在两餐之间，用温开水冲服。

2. 痰瘀阻络型

【症候】 关节疼痛，日久不愈，关节肿胀，屈伸不利，关节局部皮肤色紫暗，有痛风石，关节僵硬，有畸形。舌质暗或有瘀斑，脉沉细。

【治法】 祛瘀化痰，通络止痛。

膏方

【方药】 桃仁200g、红花100g、当归200g、土茯苓200g、川芎200g、草薢300g、薏苡仁300g、苍术200g、威灵仙200g、川牛膝200g、蜈蚣粉30g、全蝎粉30g、延胡索200g、炙甘草50g。

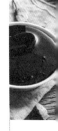

【图解】

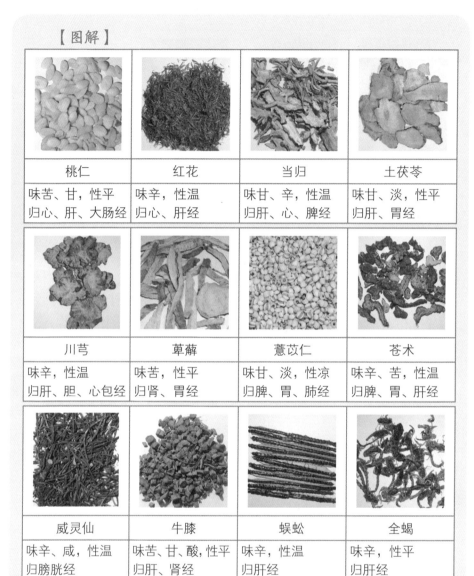

桃仁	红花	当归	土茯苓
味苦、甘，性平 归心、肝、大肠经	味辛，性温 归心、肝经	味甘、辛，性温 归肝、心、脾经	味甘、淡，性平 归肝、胃经
川芎	萆薢	薏苡仁	苍术
味辛，性温 归肝、胆、心包经	味苦，性平 归肾、胃经	味甘、淡，性凉 归脾、胃、肺经	味辛、苦，性温 归脾、胃、肝经
威灵仙	牛膝	蜈蚣	全蝎
味辛、咸，性温 归膀胱经	味苦、甘、酸，性平 归肝、肾经	味辛，性温 归肝经	味辛，性平 归肝经

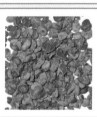

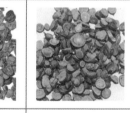

延胡索	炙甘草
味辛、苦，性温 归肝、脾经	味甘，性平 归心、肺、脾、胃经

中医
中老年病证
调养膏方

【制法】 上述药物除蜈蚣粉、全蝎粉外，余药加水煎煮3次，滤汁去渣，合并滤液，加热浓缩为清膏，调入蜈蚣粉、全蝎粉，加入蜂蜜、冰糖等辅料，小火熬炼至挂旗，收膏即可。

【用法】 每次15～20g，每日2次，在两餐之间，用温开水冲服。

3. 肝肾亏虚型

【症候】 关节酸痛，腰膝酸软，劳累后加重，关节屈伸不利，舌红苔少，脉细或细数。

【治法】 补益肝肾，强壮筋骨。

膏方

【方药】 生地黄、熟地黄各300g、山茱萸100g、山药200g、牡丹皮150g、赤芍150g、川芎200g、知母150g、黄柏150g、骨碎补200g、鹿角胶200g、核桃肉200g、鸡血藤200g、天麻150g、杜仲200g、川牛膝、怀牛膝各200g、威灵仙200g、土茯苓300g、萆薢200g。

【图解】

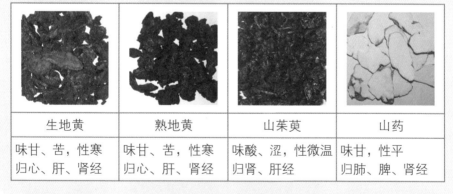

生地黄	熟地黄	山茱萸	山药
味甘、苦，性寒 归心、肝、肾经	味甘、苦，性寒 归心、肝、肾经	味酸、涩，性微温 归肾、肝经	味甘，性平 归肺、脾、肾经

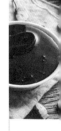

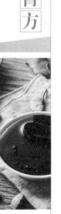

中医

中老年病证

调养膏方

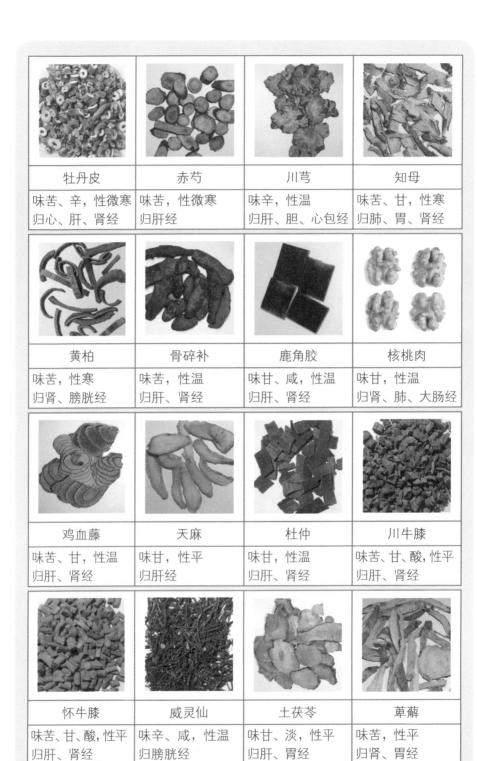

牡丹皮	赤芍	川芎	知母
味苦、辛，性微寒 归心、肝、肾经	味苦，性微寒 归肝经	味辛，性温 归肝、胆、心包经	味苦、甘，性寒 归肺、胃、肾经
黄柏	骨碎补	鹿角胶	核桃肉
味苦，性寒 归肾、膀胱经	味苦，性温 归肝、肾经	味甘、咸，性温 归肝、肾经	味甘，性温 归肾、肺、大肠经
鸡血藤	天麻	杜仲	川牛膝
味苦、甘，性温 归肝、肾经	味甘，性平 归肝经	味甘，性温 归肝、肾经	味苦、甘、酸，性平 归肝、肾经
怀牛膝	威灵仙	土茯苓	萆薢
味苦、甘、酸，性平 归肝、肾经	味辛、咸，性温 归膀胱经	味甘、淡，性平 归肝、胃经	味苦，性平 归肾、胃经

【制法】　上述药物除鹿角胶外，余药加水煎煮3次，滤汁去渣，合并滤液，加热浓缩为清膏，将鹿角胶加适量黄酒，浸泡后隔水炖烊，冲入清膏和匀，加入蜂蜜、冰糖等辅料，小火熬炼至挂旗，收膏即可。

【用法】　每次15~20g，每日2次，在两餐之间，用温开水冲服。

（四）自我调摄

（1）多饮水，适量服用小苏打，有助于尿酸的排泄。

（2）戒烟酒，尤其是啤酒，不喝浓茶和咖啡，以减少痛风发作。

（3）不吃高嘌呤类食物，如海产品、动物内脏等，宜吃牛奶、鸡蛋、蔬菜、水果等，以减轻痛风症状和避免诱发痛风发作。

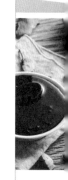

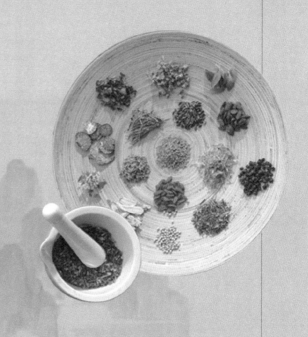

第七章

中老年风湿免疫
疾病调养膏方

风湿免疫性疾病泛指影响骨、关节及周围软组织，如肌腱、滑囊、筋膜等的一组疾病。病因多样，可由感染性、免疫性、代谢性、内分泌性、退化性、地理环境性、遗传性等原因所致。风湿免疫性疾病以关节、肌肉、软组织、神经等疼痛为主要症状。

风湿免疫性疾病可累及全身各个器官和组织，不同的疾病累及的器官不同，同一种疾病累及的器官也可不同。常见的有皮肤病变：如荨麻疹、环形红斑、丘疹性红斑、多形红斑、结节性红斑、面部红斑等；关节、肌肉、肌腱病变：如肌肉疼痛、肌肉无力、下腰痛、关节痛、晨僵、雷诺综合征等；眼部病变：累及角膜、视网膜、葡萄膜、视神经、眼肌等；肺部病变：可出现胸腔积液、肺炎、纤维化、出血、肉芽肿等；消化系统：可出现胃肠道出血、穿孔、肠梗阻、恶心、呕吐、肝脾大、黄疸、口腔溃疡等；心血管系统：心肌、心内膜、心包、传导系统、动静脉均可受累；肾脏：如肾小球、肾间质、输尿管、膀胱等的病变；神经、精神系统受累亦常见；血液系统：可出现溶血性贫血、血小板减少；其他：腮腺肿大、中耳炎、色素沉着症、发热、全身不适、体重下降、淋巴结肿大、脱发等。

自身免疫性疾病是指机体免疫系统对自身成分发生免疫应答而导致的疾病状态。自身免疫性疾病有以下基本特征：①患者血液中可测出高效价的自身抗体和／或针对自身抗原的效应 T 细胞。②自身抗体和／或针对自身抗原的效应 T 细胞作用于表达相应抗原的组织细胞，造成组织损伤和功能障碍。③用实验动物可复制出相似的动物模型。④患者以女性多见，发病率随年龄增长而升高，有遗传

中医
中老年病证
调养膏方

倾向；⑤有重叠现象，一种自身免疫性疾病常与其他自身免疫性疾病同时存在；⑥病程慢性迁延，反复发作，反复缓解，有的成为终生痼疾。免疫抑制剂治疗有一定效果。自身免疫性疾病由自身抗体和/或针对自身抗原的效应 T 细胞对自身抗原发生的免疫应答引起，其发病机制与Ⅱ、Ⅲ、Ⅳ型超敏反应有关。Ⅱ型超敏反应是抗体与靶细胞表面相应的抗原结合后，在补体、细胞等参与下，引起以细胞溶解或组织损伤为主的病理性免疫反应；Ⅲ型超敏反应的特点是免疫复合物在局部或全身毛细血管基底膜沉积后，激活补体和其他细胞，从而造成损伤。Ⅳ型超敏反应也称迟发性超敏反应，是由特异性致敏的 CD4+T 细胞介导的，引起组织损伤的机制是巨噬细胞和淋巴细胞在局部浸润、活化和产生细胞因子。Ⅱ、Ⅲ型超敏反应均需要自身抗体。大多数自身免疫性疾病由某一型超敏反应引起，但也有一些自身免疫性疾病同时存在两种以上的超敏反应。

美国风湿病学会于 1993 年从疾病的病因学、组织学、病理学、生物化学、遗传学、免疫学以及临床学等不同角度进行归纳分类，将风湿免疫性疾病分为 10 类（共 100 多种疾病）：①弥漫性结缔组织病，如系统性红斑狼疮、类风湿关节炎、系统性硬化症、多发性肌炎与皮肌炎、血管炎、干燥综合征、风湿性多肌痛、结节红斑、复发性多软骨炎等；②与脊柱相关的关节炎，如强直性脊柱炎、银屑病关节炎等；③退行性关节病，如骨性关节炎等；④感染引起的关节炎、腱鞘炎及滑囊炎，包括直接引起和间接引起；⑤伴风湿免疫性疾病表现的代谢性疾病、内分泌性疾病、免疫缺陷病和其他遗传性疾病，如痛风、假性痛风、淀粉样变、高脂血症、甲状旁腺机能亢进等；⑥与肿瘤相关的风湿免疫性疾病，如滑膜肉瘤、多发性骨髓瘤、转移瘤等；⑦神经性疾病所致的关节病，如神经性关节病等；⑧伴有关节表现的骨骼、骨膜及软骨疾病，如骨质疏松、缺血性骨坏死、骨炎等；⑨非关节性风湿病，如腱鞘囊肿、肌腱炎、筋膜炎等；⑩其他，如多中心性网状内皮细胞增多症、异物性滑膜炎等。

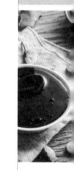

中老年人常见的风湿免疫性疾病包括骨性关节炎、假性痛风、风湿性多肌痛、巨细胞动脉炎、肿瘤相关综合征等。骨性关节炎随着年龄的增加，患病率增加。在美国，随着中老年人数目的增加，关节炎及其他风湿免疫性疾病和慢性疾病是导致残疾的主要原因，影响约4300万人。在大于65岁的人群中，有50%的人受某种关节炎的影响。巨细胞动脉炎和风湿性多肌痛基本上只见于老年人。

二、中老年类风湿性关节炎膏方

类风湿关节炎是一种以关节滑膜炎为特征的慢性全身性自身免疫性疾病，滑膜炎持久而反复的发作，导致关节软骨及骨质破坏，最终导致关节畸形及功能障碍。中医称之为"历节风""痹""顽痹"。

中医有关类风湿性关节炎的记载最早见于《内经》，称之为"痹"，中医文献对"痹"的描述很多，其中以"顽痹""历节风"比较近似类风湿性关节炎。"历节风"一名最早见于张仲景《金匮要略·中风历节病脉证并治》，其病以"历节痛，不可屈伸""其痛如掣""诸肢节疼痛"，认为其病因或禀赋不足，或因调摄不慎，嗜欲无节，逐致气血肝肾亏损，肝主筋，肾主骨，肝肾既虚，则无以充养筋骨，至虚之处，即容邪之所，风寒湿邪乘虚而入，内外合邪，即成斯疾，王焘《外台秘要》亦认为：本病大都风寒暑湿之邪，因虚所致。将摄失理，受此风邪，经脉结滞，蓄于骨节之间，或在四肢。总之，中医认为本病是在肝肾亏虚的内因基础上，遭受风寒湿外邪而致病。

（一）临床表现

1. 症状和体征

1）关节表现。类风湿性关节炎是对称性多关节炎，主要侵犯小关节，以双手指掌关节最多，其次是腕、膝、跖趾、肘、踝、肩等关节。关节肿胀、疼痛和僵硬。僵硬以晨起明显，活动后减轻，称为晨僵，这是因为睡眠时关节不活动，水肿聚集于炎性关节内所致。当关节和肌肉活动时,水肿液及炎性产物被淋巴管及微静脉吸收入血循环,故僵硬消失。类风湿性关节炎的另一个特点是一对关节的炎症尚未完全消退,而另一对关节又出现炎症,这不同于风湿热的游走性关节炎。

（1）手部关节。手部的关节是本病侵犯最多也是最早的关节,主要侵犯近端指关节,指掌关节几乎同时受累。由于关节肿胀,以致手指呈梭形畸形,常为两手对称性,疼痛明显,屈伸困难,关节有明显压痛。急性炎症消退以后,关节仍呈梭形变型,皮肤色素沉着,手指无力,握力明显降低。长期的慢性关节炎症,由于前列腺素等使骨细胞活化可引起关节周围骨质疏松。长期的慢性炎症使肌肉挛缩变短,造成远端指关节及指掌关节屈曲,近端指关节伸直,形成鹅颈样畸形、花束样畸形或呈钩状畸形。半数以上病人可伴有屈侧腱鞘炎,从而限制了近端指关节的活动,是握力降低的一个重要原因。

（2）腕关节。几乎所有的类风湿性关节炎最终会侵犯腕关节,表现为疼痛和压痛。由于反复的滑膜炎及肌炎,使腕关节内滑膜增殖,关节腔内压力增加,韧带、肌腱、关节盘破坏,可引起尺骨移位,关节腔内可有骨及软骨破坏的碎片。关节腔消失可压迫正中神经引起腕管综合征,出现腕及手指疼痛无力,拇指、食指及中指掌侧感觉障碍,并有刺痛或灼痛,尤以夜间为甚。

（3）肩关节和肘关节。进展的类风湿性关节炎几乎都有肩关节受累,关节内滑膜、滑囊及附近肌群均可受累,表现为关节疼痛、活动受限、肌肉萎缩,穿衣梳头困难;严重者可发生旋转环撕裂、肌腱撕裂以及关节半脱位等,肘关节受累虽亦常见,但症状较轻,易被漏诊。

（4）膝关节。膝关节是类风湿性关节炎最多见的大关节炎,进展型类风湿性关节炎几乎都有膝关节受损,由于它是负重关节,所以早期就有明显的疼痛和肿胀,关节内滑膜炎症和细胞增殖明显,当滑膜渗出液达到5ml时即出现膝盖骨下缘凹陷消失,同时由于股

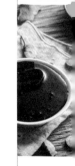

四头肌萎缩，以致关节不能完全伸直，呈屈曲状态。X线可见膝关节破坏、关节软骨增厚及增殖性骨膜炎，可使半月板软骨及十字韧带破坏。

（5）其他关节。颈椎、胸锁关节、踝及足部关节、颞颌关节、环杓关节、髋关节等均可受累而引起相应的病变，但这些关节单独发生病变者很少，往往合并其他关节炎症同时存在。

（6）骨和肌炎。类风湿关节末端的骨质，由于受滑膜炎的侵袭，早期即可能产生破坏和骨质疏松，甚至长骨的远端关节部位亦可出现脱钙，因而易产生骨折。除关节周围的肌肉有疼痛及压痛外，肌肉无力亦是类风湿性关节炎的常见表现。其原因可能由于关节疼痛的神经反射以及类风湿性关节炎本身亦可引起肌肉变性和细胞浸润的炎症改变，但为非特异性改变。

2）关节外表现。因类风湿性关节炎为结缔组织病，其基本病理为血管炎，因此关节外表现应视为类风湿关节炎的一部分，而不能认为是类风湿性关节炎的并发症，而且，类风湿性关节炎的关节病变只能致残，而关节外的表现则是其致死的原因。

（1）类风湿结节。类风湿结节为位于皮下的软性无定形可活动或固定于骨膜的橡皮样小块物，大小不等，直径数毫米至数厘米，一般仅数个、无自觉症状，多见于关节隆突部及经常受压处，如肘关节的鹰嘴突、头枕部及手足伸肌腱、屈肌腱及跟腱上。类风湿结节本身并不造成损害，它的出现多反映病情活动及关节炎较重，伴有较高效价的类风湿因子。类风湿结节的发生率为20%~25%，积极治疗可短期内消失。

（2）血管炎。类风湿性血管炎可分为皮肤性血管炎和弥漫性血管炎两大类。①皮肤性血管炎：皮肤血管炎可有两种情况，一种为指端甲床或腹侧裂片样出血或褐色梗死，此属白细胞碎裂性血管炎，轻症者多无严重系统性血管炎，数月后坏疽痊愈，指尖组织丧失而遗留疤痕。另一种为小或中动脉严重坏死性血管炎，与结节性多动

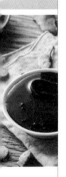

脉炎病理改变相同，可引起肢体甚至大面积破溃坏死，伴有发热等全身症状，预后差，需积极治疗。②系统性血管炎：即弥漫性血管炎。实际上类风湿的关节外表现，大多数是以血管炎为病理基础。类风湿性血管炎为全血管炎，血管各层都有单核细胞浸润，活动期有纤维蛋白样坏死。内膜增殖可导致血栓形成。血管炎可发生全身各系统而引起相应的临床表现，神经营养小血管炎可引起多发性不对称性神经炎，一侧肢体远端感觉障碍、麻木、灼痛，甚至脚下垂，上肢可发生腕下垂。脑部弥漫性血管炎可出现脑血管意外。心脏冠状动脉炎可出现心肌梗死，肠道血管炎可出现肠出血、肠穿孔等并发症。系统性血管炎多发生于病情较重，关节表现明显、类风湿因子效价高的活动性病人，大多有发热，白细胞增高、贫血，血中补体降低，球蛋白增加。

（3）心脏病变。心脏损伤可表现为心包、心肌、心内膜及瓣膜环。①心脏类风湿性肉芽肿：肉芽肿侵犯主动脉根部可引起主动脉狭窄，侵犯主动脉环可引起主动脉瓣关闭不全，侵犯二尖瓣环可引起二尖瓣关闭不全或狭窄，超声心动图有特征性改变。肉芽肿发生在心室间隔则可引起完全性房室传导阻滞，严重者可发生阿—斯综合征。②局灶性心肌炎：一般无临床症状，但如发生弥漫性心肌炎，可出现心力衰竭。③慢性心内膜炎及心瓣膜纤维化：可出现相应杂音，瓣膜纤维化可导致瓣膜关闭不全。④心包炎：多数无临床症状，而于尸检发现，但亦可出现临床症状的心包炎及心包积液，典型心包液糖量减少、乳酸脱氢酶增高、免疫球蛋白增高及补体降低。

（4）肺及胸膜病变。①结节性肺病：早期常无临床症状，但 X 片上可见肺部小结节，可单发或多发，后者常融合成 1～2cm 的结节阴影，与其他肺部结节病不易区别，但血检类风湿因子多属阳性。结节可发生感染，形成空洞，发生咳嗽、咯血和胸腔积液。②弥漫性肺间质纤维化：多发生在晚期病人，出现咳嗽、呼吸困难、气促及右心衰竭表现，X 片可见肺部弥漫性蜂窝状阴影，预后不良。病

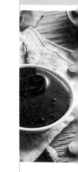

理特征为细支气管及肺泡纤维化。③胸膜炎：尸检并发胸膜炎相当常见，但大多临床上没有症状。有症状者可出现胸痛、胸膜摩擦音。胸腔液糖量降低，乳酸脱氢酶升高、免疫复合物及类风湿因子阳性，胸膜活检可见类风湿结节。

（5）肾脏损害。多数认为类风湿引起肾脏损害为并发淀粉样病变、干燥综合征或混合性结缔组织病、金制剂及青霉胺治疗可引起膜性肾病，止痛剂可引起间质性肾炎、甚至出现急性肾功能衰竭及肾乳头坏死。但近来认为类风湿关节炎本身引起肾小球肾炎也是可能的。

（6）淀粉样变。类风湿引起淀粉样变发病率为 0.4%~0.5%，晚期可达 20%~60%。继发性淀粉样变可侵犯肾、肝、脾及肾上腺，其中以肾脏发生率最高，可出现肾病综合征、表现大量蛋白尿、水肿等。亦可引起肾间质病变及肾小管酸中毒。

（7）Felty 综合征。这是类风湿的一种严重类型，典型的表现为类风湿、脾肿大及中性粒细胞减少三联征。大多同时有淋巴结肿大、贫血、血小板减少、发热及体重减轻，病人多反复感染。98%病人类风湿因子阳性。其发生机制尚不清楚。

（8）不显性关节外表现。由于类风湿性关节炎是以关节炎为突出表现的全身性结缔组织病，因此，体内许多器官都可受损伤，包括胃肠道、中枢神经系统、甲状腺、眼部及血液系统均可出现相应血管炎性表现，但发生率较低，且不会单独出现。

3）成人 Still 病。这是类风湿关节炎的特殊类型，小儿多见，表现为反复高热、皮疹（红斑或丘疹）、淋巴结肿大、肝脾肿大，虽可有关节炎，但多不明显，血中白细胞增高，但中毒症状不明显，但有人称此病为"变应性亚败血症"，然而此名词尚未得到统一。此病诊断困难，故有人认为虽有类风湿表现，但应从类风湿病中分离出来因其发病机制为高度变态反应为主。其预后虽较良好，然而病程凶险亦有治疗不当死亡者。

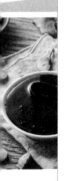

（二）辅助检查

1. 实验室检查

类风湿因子（RF）：RF 是 1948 年 Rose 在类风湿性关节炎血清中发现的，以变性 IgGFc 段为靶抗原的自身抗体，可分为五种亚类：IgG、IgA、1gM、IgD 及 IgE。目前常用的乳胶凝集法检测的主要是 IgM，RF ＞ 1 ∶ 16 为阳性，正常人群阳性率 5%，且随年龄增大而阳性率增加，大于 70 岁阳性率男女分别为 14% 及 9%，但滴度都不高，除类风湿关节炎以外，许多结缔组织病如系统性狼疮、干燥综合征、系统性硬化、皮肌炎、多发性肌炎等也可为阳性，非结缔组织病如慢性肝炎、结核病、麻风、亚急性细菌性心内膜炎，甚至疟疾也可为阳性，但这些疾病 RF 效价不高，因此，对 RF 应报效价而不能只报阳性或阴性。类风湿关节炎的 RF 效价往往都很高，在 1 ∶ 80 以上，阳性率 80%，效价的高低与疾病严重程度并不呈比例，但高效价则说明病变活动。因此 RF 是类风湿性关节炎的诊断标准之一，但阴性并不能排除类风湿性关节炎，反之低效价的阳性则不一定是类风湿性关节炎，必须结合临床综合考虑。

血沉：血沉增快。

免疫学：IgG、IgM 及 IgA 大多增高，补体大多正常，但有明显的血管炎者 C3 可降低，冷球蛋白可增加。抗核抗体阳性率 15% 左右。

急相蛋白检查：C 反应蛋白、粘蛋白、纤维蛋白原可增高，但均无特异性。

2. 影像学检查

X 线检查：早期患者 X 线表现除软组织肿胀和关节渗液外一般都是阴性。几周或几个月后可见关节附近骨质疏松，以后关节软面破坏，关节间隙变狭，关节面不规则，晚期骨质破坏增多，可见关节半脱位，直至骨性强直。多见于 2 年以上的病变。

3. 组织学检验

滑囊液检查：关节穿刺液为半透明草黄色液，白细胞（2.0 ~ 7.5）×

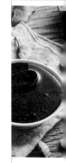

10^9/L，多形核＞50%，细菌培养阴性，活动期可见白细胞浆中含有 RF 和 IgG 补体复合物包涵体吞噬细胞，称类风湿细胞。关节液中 RF 可为阳性。

（三）辨证膏方

1. 湿热型

【症候】 关节疼痛，灼热红肿，屈伸不得，遇凉痛减，兼有发热，恶风，口渴，心烦，小便黄热，舌红，苔黄，脉滑数。

【治法】 清热化湿，通痹止痛。

膏方：宣痹汤合二妙散加减

【来源】 宣痹汤来源于《温病条辨》卷二，二妙散出自《丹溪心法》。

【组成】 防己 150g、杏仁 150g、滑石 150g、连翘 90g、栀子 90g、薏苡仁 150g、半夏 90g、蚕沙 90g、赤小豆 90g、黄柏 150g、苍术 150g。

【图解】

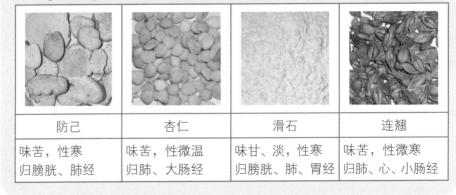

防己	杏仁	滑石	连翘
味苦，性寒 归膀胱、肺经	味苦，性微温 归肺、大肠经	味甘、淡，性寒 归膀胱、肺、胃经	味苦，性微寒 归肺、心、小肠经

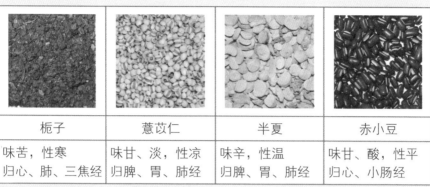

栀子	薏苡仁	半夏	赤小豆
味苦，性寒 归心、肺、三焦经	味甘、淡，性凉 归脾、胃、肺经	味辛，性温 归脾、胃、肺经	味甘、酸，性平 归心、小肠经

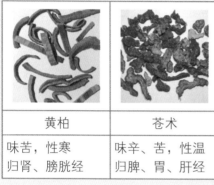

黄柏	苍术
味苦，性寒 归肾、膀胱经	味辛、苦，性温 归脾、胃、肝经

【制法】　上述药物加水浸泡24小时。大火烧开1小时，小火煮3小时，滤汁去渣，如此三煎，合并滤液，加热浓缩为膏，再将蜂蜜、冰糖等辅料，冲入清膏和匀，小火熬炼至挂旗，收膏即可。

【用法】　每次15～20g，每日2次，在两餐之间，用温开水冲服。

2. 寒湿型

【症候】　肢体关节剧烈疼痛，屈伸更痛，痛有定处，自觉骨节寒凉，得温暖则痛减，舌苔白，脉沉紧或弦紧。

膏方：祛湿止痛膏

【来源】　颜乾麟等编著的《实用膏方》。

【组成】　桂枝60g、赤芍150g、知母120g、红花60g、延胡索90g、当归12g、陈皮60g、制大黄100g、桃仁120g、制草乌90g、威灵仙180g、枳实120g、薏苡仁150g。

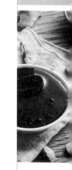

【图解】

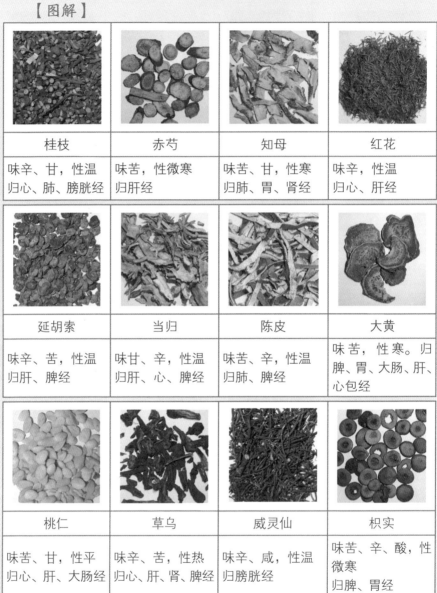

桂枝	赤芍	知母	红花
味辛、甘，性温 归心、肺、膀胱经	味苦，性微寒 归肝经	味苦、甘，性寒 归肺、胃、肾经	味辛，性温 归心、肝经
延胡索	当归	陈皮	大黄
味辛、苦，性温 归肝、脾经	味甘、辛，性温 归肝、心、脾经	味苦、辛，性温 归肺、脾经	味苦，性寒。归脾、胃、大肠、肝、心包经
桃仁	草乌	威灵仙	枳实
味苦、甘，性平 归心、肝、大肠经	味辛、苦，性热 归心、肝、肾、脾经	味辛、咸，性温 归膀胱经	味苦、辛、酸，性微寒 归脾、胃经

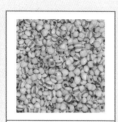

薏苡仁
味甘、淡，性凉 归脾、胃、肺经

【制法】 草乌先煎 1 小时，余药加水浸泡 24 小时。大火烧开 1 小时，小火煮 3 小时，滤汁去渣，如此三煎，合并滤液，加热浓缩为膏，再将蜂蜜、冰糖等辅料，冲入清膏和匀，小火熬炼至挂旗，收膏即可。

【用法】 每次 15～20g，每日 2 次，在两餐之间，用温开水冲服。

3. 肝肾两虚型

【症候】 腰酸膝软，关节疼痛，劳累后加重，舌质淡，苔薄，脉沉无力，双尺尤甚。

膏方：地黄膏

【来源】 原方名地黄煎，来源于《太平圣惠方》卷二十六。

【组成】 生地黄 300g、防风 150g、黄芪 150g、鹿角胶 150g、当归 150g、丹参 150 个，桑寄生 150g、牛膝 60g。

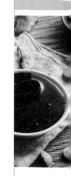

【图解】

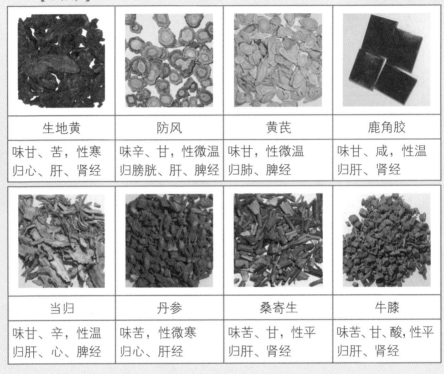

生地黄	防风	黄芪	鹿角胶
味甘、苦，性寒 归心、肝、肾经	味辛、甘，性微温 归膀胱、肝、脾经	味甘，性微温 归肺、脾经	味甘、咸，性温 归肝、肾经
当归	丹参	桑寄生	牛膝
味甘、辛，性温 归肝、心、脾经	味苦，性微寒 归心、肝经	味苦、甘，性平 归肝、肾经	味苦、甘、酸,性平 归肝、肾经

【制法】　上述药物除鹿角胶外，加水浸泡 24 小时。大火烧开 1 小时，小火煮 3 小时，滤汁去渣，如此三煎，合并滤液，加热浓缩为膏，将鹿角胶加适量黄酒，浸泡后隔水炖烊，冲入清膏和匀，再将蜂蜜、冰糖等辅料，小火熬炼至挂旗，收膏即可。

【用法】　每次 15～20g，每日 2 次，在两餐之间，用温开水冲服。

（四）自我调摄

（1）避免风寒湿邪侵袭防止受寒、淋雨和受潮，关节处要注意保暖，不穿湿衣、湿鞋、湿袜等。夏季暑热，不要贪凉受露，暴饮冷饮等；秋季气候干燥，但秋风送爽，天气转凉，要防止受风寒侵袭；冬季寒风刺骨，应注意保暖。

（2）注意劳逸结合、饮食有节、起居有常。临床上，有些类风

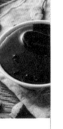

湿关节炎患者的病情虽然基本控制，处于疾病恢复期，往往由于劳累导致病情反复或复发，所以要劳逸结合。

（3）保持良好的心理状态．部分患者是由于精神受刺激，过度悲伤，心情压抑等而诱发本病的，而在罹患本病之后，情绪波动又往往使病情加重，因此，保持良好的心理状态，对维持机体的正常免疫功能是很重要的。

（4）预防和控制感染。部分类风湿关节炎继发于扁桃体炎、咽喉炎、鼻窦炎、慢性胆囊炎、龋齿等感染性疾病之后，这是由于人体对这些感染的病原体产生了免疫反应而引起，所以，应预防感染和控制体内的感染病灶。

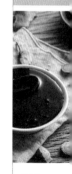

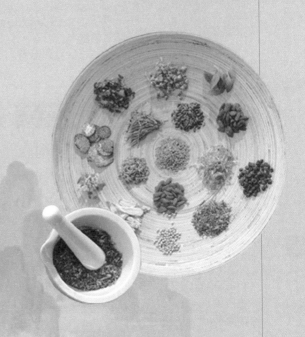

第八章

中老年血液病
调养膏方

一、中老年血液病的特点

随着年龄的增长，生理上的衰老带来了血液系统一系列生理病理变化。一般自生长期（25岁）后，各器官的生理功能即开始逐渐衰退，进入中老年时期以后，生理功能衰退加速，中老年人的血液、骨髓造血功能、凝血功能以及免疫器官均可因年龄的增长而发生各种变化，并可能出现某些疾病。本节在介绍中老年人的血液学生理特征的基础上，重点阐述中老年贫血患者的特点。

（一）淋巴组织

随着老年期的到来，淋巴组织随着年龄的增长而老化。淋巴组织减少，淋巴小结数目减少、体积减小，生发中心消失，而纤维组织增生。65岁后脾脏逐渐萎缩，70岁后扁桃体重量减轻。老年人胸腺退化，几乎全部被脂肪组织所替代。由于胸腺的退化导致T细胞减少，实验表明人类从中年开始血液中T细胞数即逐渐降低，细胞免疫功能随年龄的增加而减退。在年龄增加过程中，体液免疫反应降低，抗体质量变化明显。老年人血清球蛋白升高。从抗体类型来看，IgG和IgA升高，而IgM和IgE无明显变化；从抗体性质来讲，自身抗体增多，而天然抗体减少。总之，中老年人体液免疫变化是对外源性抗原的反应降低，对内源性抗原的反应亢进。T淋巴细胞和B淋巴细胞的质量的变化，使免疫监视功能减退。这些变化可能是导致中老年人的肿瘤患病率明显增高的原因之一。

（二）骨髓

有造血功能的骨髓会随着人的衰老而减少。骨髓造血组织主要是红骨髓。刚出生时，骨髓几乎全部具有造血功能，从 4 ~ 7 岁起骨髓脂肪组织逐渐增加，30 ~ 60 岁，则处于稳定状态。正常成人大约有骨髓 1500ml。进入老年期后，造血组织逐渐减少，并被脂肪和结缔组织所代替。这种退化最早发生在长骨，扁骨进行较慢，椎骨的骨髓最后出现脂肪性变。在椎骨骨髓，60 岁以前，少部分为脂肪组织，但在 60 岁以后骨髓脂肪可增至 42%，70 岁以后增至 61%，80 岁以后增至 76%。脂肪组织主要是填补老年骨质疏松的空隙。青壮年人在应激情况下黄骨髓可转变成具有造血功能的红骨髓使机体尽快恢复造血能力，而中老年人这种应激能力明显减低。

（三）造血干细胞

骨髓干细胞有一定的增生力，随着年龄的增长，干细胞的增生力也明显降低。中老年人的骨髓与年轻人的骨髓在组织培养中维持的生存时间一样，但骨髓中干细胞的数量则随年龄增长而明显下降。中老年人骨髓红系和粒—单系祖细胞的增生能力减低，且对红细胞生成素和粒—单核细胞集落刺激因子的反应能力亦明显降低。可能是由于衰老使 DNA 复制能力减低，虽增大刺激因子的浓度亦不能使造血祖细胞的增生能力恢复。

（四）红细胞和血红蛋白

国外资料统计显示，中老年人周围血液中血红蛋白及血细胞比容的平均值随年龄增长而略有下降，但仍在成年人的正常范围内。超过 60 岁以后，男性平均血红蛋白值为 12.4 ~ 14.99，女性平均血红蛋白为 11.7 ~ 13.89。随着年龄的增长，男女之间血红蛋白浓度的差别越来越小，可能是由于老年男性睾丸的萎缩而致雄激素分泌减少而对造血的刺激作用减弱所致。红细胞平均体积随年龄的增加而略有增加,红细胞分布宽度也增加,红细胞体积的均一性也发生改变。

中老年人红细胞的生物学功能发生如下改变：①红细胞内的 2，3—二磷酸甘油含量随年龄的增长而降低；②红细胞渗透脆性随年龄的增长而增加；③红细胞对 K 离子的运转力和红细胞的渗透性和抗机械性能减低，红细胞寿命缩短；④红细胞膜流动性在中老年健康人明显低于非中老年健康人，影响信息传递过程；⑤老化红细胞细胞质中的蛋白激酶 C（PKC）活性降低，而膜上的 PKC 活性增加。PKC 被激活后由细胞质转向膜，使膜上的骨架蛋白磷酸化，从而使膜结构趋于松散。

此外，中老年人血清铁水平随年龄增加而降低，骨髓铁储备减少，血清运铁蛋白水平降低，血清总铁结合力降低。放射性铁吸收试验显示，铁吸收随年龄增长而减少。增龄后的改变使骨髓铁贮备力降低，对需求增加的反应能力不足，从而易致贫血。

（五）白细胞

中老年人外周血白细胞总数偏低，但粒细胞计数无明显下降。中老年人白细胞减少主要原因是 T 淋巴细胞数减少，老年人白细胞对应激、药物等的反应能力低于年轻人。中老年人白细胞功能降低，对微生物的趋化作用、吞噬性及杀伤作用减弱，加之 T 细胞数目减少，B 细胞产生抗体能力降低，可能是老年人肺炎、泌尿系感染、肿瘤等发生率和严重程度增高的主要原因。

（六）止血与凝血系统

血管内皮、血小板、凝血因子及抗凝成分均随年龄发生变化：①血管内皮细胞前列环素（PGI2）的生成分泌能力随增龄而降低，致血小板黏附及聚集性增高，易于发生释放反应，内皮表面硫酸乙酰肝素含量明显低于青年，降低了血管自身的抗凝能力，也使抗凝血酸Ⅲ的活性下降；②血小板聚集、释放功能明显增强。中老年人血小板对二磷酸腺苷（ADP）、胶原、去甲肾上腺素等聚集诱导剂非常敏感，血浆中 p- 血小板球蛋白、血小板第 4 因子水平、血小板膜表面 GMP-140 分子数在老年人中明显升高，表明血小板活化速度随增龄而升高；③血浆中因子Ⅴ活性、因子Ⅶ活性、因子Ⅷ活性、血管性血友病因子（vWF）、纤维蛋白原含量在 60 岁以后显著升高，随着年龄增长，老年人纤溶酶原激活物（PA）活性降低，纤溶酶原激活物抑制因子（PAl）活性明显升高。④ 60 岁以上老年人，抗凝活性下降。

中老年人机体止血凝血系统发生的上述变化，使血液凝固性增强，抗凝活性减弱，纤溶能力降低，致中老年人血液呈持续渐进性高凝状态，容易发生血管内血栓形成，是中老年人易发生心脑血管血栓栓塞性疾病的重要因素。

（七）红细胞沉降率

血沉随着其年龄的增长而增快。用 Westergren 法，男性正常值 5～15mm，女性正常值 5～20mm。50 岁以后，血沉最高正常值男性 20mm，女性 30mm。血沉值高低主要取决于血浆纤维蛋白原含量，而中老年人中血浆纤维蛋白含量升高。另外，丙种球蛋白增加及高脂血症也可提高血沉值。

二、中老年性贫血

中老年性贫血是老年人群的一种常见病。近年来，中老年人贫血的患病率有上升趋势。据资料统计，中老年人贫血患病率已达到 50%～55%。同时中老年人出现贫血后，由于其各组织及器官代偿能力差，极大地影响了患者的健康及生活质量，因而防治中老年贫血应引起人们的重视。

（一）定义

任何原因或不明原因所致的全血红细胞数（RBC）、血红蛋白含量（HGB）和红细胞比容（HCT）低于健康人的正常值的一种病理状态称为贫血。

（二）诊断标准

世界卫生组织对贫血的诊断标准是 HGB 低于 130g/L（男性）和 120g/L（女性）。国内目前尚无 60 岁以上老年人贫血的统一标准，鉴于老年人的红细胞计数和血红蛋白浓度在男、女之间差别不大，目前认为 RBC $< 3.5 \times 10^{12}$/L，HGB < 110g/L，HCT < 0.35 作为贫血的标准较为合适。

（三）临床特点

（1）中老年人贫血以继发性贫血多见，约占 87.1%。此与中老年人易罹患某些疾病，如肿瘤、感染、肾功能不全、慢性失血、某些代谢性疾病等以及应用药物有关。如发生原因不明的进行性贫血，则一定要考虑恶性肿瘤的可能性。即使是轻度贫血也要仔细寻找原因。

（2）中老年人由于各器官有不同程度衰老，且常有心、肺、肝、肾及脑等其他脏器疾病，造血组织应激能力差，因而对贫血的耐受能力低，即使轻度或中度贫血，也可以出现明显的症状。

（3）中老年人贫血易出现中枢神经系统症状而导致误诊。一些老年患者往往以神经、精神等首发症状而就诊，如淡漠、忧郁、易激动、幻想、幻觉等，甚至出现精神错乱。

（4）中老年人由于皮肤色素沉着，眼睑结膜充血，使皮肤黏膜的表现与贫血程度不呈平行关系。

（5）中老年人贫血多为综合因素所致，如有的病人既有胃肠道疾病，对叶酸、维生素 B 吸收障碍导致的营养不良性巨幼细胞性贫血，又同时有慢性失血所致的缺铁性小细胞性贫血。因而在临床表现和实验室检查方面均表现不典型，给诊断治疗带来困难。

（6）中老年人免疫器官及其活性都趋向衰退，血清 IgM 水平下降，自身免疫活性细胞对机体正常组织失去自我识别能力，故易发生自身免疫性溶血性贫血。

（四）中老年人贫血分类

1. 缺铁性贫血

中老年人缺铁性贫血的发病率较青年人高。导致缺铁的原因往往由于饮食单调，铁的摄入减少。这与饮食营养成分量与质的不足有关。此外，慢性消化道炎症，以及常年服用阿司匹林者，均可导致慢性失血。消化道及妇科肿瘤早期，伴有出血者，亦可有缺铁性贫血。这类病例用铁剂治疗后，贫血现象可改善，然而一般不能纠正到正常范围。因此，对这一类中老年人的贫血，要警惕有隐匿肿瘤的可能。

2. 感染后贫血

中老年人由于免疫功能较差而容易感染，包括细菌及病毒感染。反复慢性感染发作可导致铁利用障碍可引起小细胞低色素性贫血。感染亦可降低红细胞生成刺激素，影响了红系细胞的生成。常见的慢性感染包括胆囊炎、慢性支气管炎、泌尿道感染及肺结核。这类贫血有轻度溶血，红细胞生存时间缩短。

3. 肾性贫血

有肾脏疾病的中老年人，贫血的发病率升高，常见的病因是慢性肾小球肾炎、前列腺肥大、肾盂肾炎、糖尿病性肾病以及高血压。中老年由肾脏疾患引起的贫血占中老年贫血的7%。贫血的发生，主要与肾功能衰竭的程度有关。一般血液尿素氮每升高 8mg/dL，血红蛋白可下降 10g/L。导致贫血的主要因素是骨髓抑制和红细胞的破坏加速。血浆中红细胞生成素减少，亦可能有红细胞生成抑制素的存在。晚期尿毒症患者，可伴有消化道出血而加重了贫血的程度。少数肾脏疾病患者可伴有微血管病性溶血性贫血。

4. 恶性肿瘤所致的贫血

恶性肿瘤，特别是大多数的实体瘤，在中老年人群的发病率较高。因此，中老年人有贫血要高度警惕是否有恶性肿瘤。有时，贫血可以是恶性肿瘤的首现症状，如胃癌及肠癌。致使贫血的原因是多方

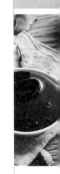

面的，主要有出血、感染、骨髓抑制，其次是营养障碍、肾功能衰退、红细胞破坏增快；此外，治疗过程中不论是放疗或化疗均可加重贫血症状。凡有恶性肿瘤骨髓转移时出现的贫血称骨髓病性贫血，届时外周血可出现幼稚粒细胞及幼稚红细胞，故亦称为幼红幼白细胞性贫血。这种外周血出现的幼红幼白细胞现象亦称幼红幼白细胞反应。

5. 恶性贫血

国内恶性贫血的发病率很低，而在中欧及北欧的发病率高。发病可能与种族及遗传有关。消化系及神经系症状的发生率较高。目前由于多种维生素制剂及维生素 B12 针剂的普遍应用，因此临床表现往往不典型。中老年人有巨幼红细胞性贫血、维生素 B12 代谢障碍者，要警惕胃癌的可能，必须作消化道造影或胃镜检查。

6. 营养性巨幼红细胞性贫血

中老年人可由于叶酸摄入不足而导致巨幼红细胞贫血。食物中的叶酸不足能引起上皮细胞萎缩以及小肠酶的活性降低。导致叶酸吸收障碍，更加重了病情。临床主要表现为巨幼红细胞贫血及舌炎。与维生素 B12 引起的巨幼红细胞贫血的不同处是没有神经系统的症状与体征。治疗可口服叶酸，每日 6～10mg，但在应用叶酸治疗之前，先要排除由于维生素 B12 缺乏所致的巨幼红细胞贫血。否则将会使神经系统损害加重。必要时同时应用维生素 B12。

7. 肝病的贫血

贫血是慢性肝病常见的临床表现，尤其是肝硬化患者更多见。导致贫血的原因是多方面的，肝病本身引起贫血的机制还不很清楚，但与造血功能的抑制及红细胞寿命的缩短有一定关系。食道、胃底静脉出血及痔出血，以及肝功能不良造成的凝血因子减少所致出血，加重了贫血的程度。肝硬化者，特别是长期嗜酒者，可有营养不良，叶酸缺乏，可呈现巨幼红细胞贫血。有脾脏肿大，伴脾功能亢进者，亦可使贫血加重。肝病者的红细胞因膜内胆固醇含量增多，使细胞膜变得僵硬，易在脾脏内破坏而发生溶血现象。病毒性肝炎可导致肝炎后再生障碍性贫血，肝炎后再障的发病机制尚不清楚，可能与病毒直接引起干细胞染色体的不可逆性损害，或与自体免疫有关，产生了针对干细胞和微环境的抗体，亦可能是由于感染了对骨髓有抑制作用的病毒所致。

8. 真性红细胞增多症

红细胞增多是指外周血液中红细胞计数，男性＞ 650 万 /μl，女性＞ 600 万 /μl。血红蛋白定量，男性＞ 175g/L，女性＞ 160g/L。红细胞比容，男性＞ 64%，女性＞ 60%。真性红细胞增多症亦称原发性红细胞增多症，是一种原因不明的克隆性骨髓增生性疾病。发病年龄以中老年居多（31 ~ 60 岁），男性多于女性。发病机制可能是患者血清中有骨髓刺激因子，刺激红细胞生成及血红蛋白合成，对粒系细胞及巨核细胞产生血小板亦有轻微刺激作用，因此可有轻度白细胞及 /或血小板增多。亦有认为本病可能是由于病毒感染所致。本病起病缓慢，症状多与血容量及血液黏稠度增加有关，严重者可有血栓形成。治疗可用血细胞分离器，祛除过多的红细胞，亦可口服白消安抑制骨髓的过度增生。

9. 继发性红细胞增多症

继发性红细胞增多症的原因颇多，与老年有关的，可发生继发性红细胞增多的疾病与因素有：慢性肺部疾病，如肺气肿，长期哮喘、肺源性心脏病、肺换气不良综合征。吸烟所致红细胞增多症。由于长期大量吸烟，吸入一氧化碳对血红蛋白有较强的亲和力，而使血红蛋白与氧的结合降低，造成组织缺氧，导致红细胞增多。肾脏疾病可继发红细胞增多的有肾癌、多囊肾、肾盂积水、良性腺癌、肉瘤等。由于病变压迫肾组织，引起组织缺血缺氧，使肾脏增加了红细胞生成素的分泌。肿瘤引起的红细胞增多，可见于肝癌、子宫肌瘤、卵巢癌、肾胚胎瘤、嗜铬细胞瘤等，可能是由于肿瘤或肿瘤囊液中有红细胞生成刺激物质。

三、贫血膏方

中医学中没有贫血的名称，但从患者临床所呈现的症候，如面色苍白、身倦无力、心悸、气短、眩晕、精神不振、脉见细象等，则相似于"血虚""阴虚"诸疾。属中医学"虚劳""萎黄""血枯"等范畴。

血的生成来源于水谷之精气，水谷精微是生成血液的最基本物质。《灵枢·决气》说："中焦受气取汁，变化而赤，是谓血。"由于脾胃化生的水谷精微是血液化生的最基本物质，所以有脾胃为"气血生化之源"的说法。饮食营养的优劣，脾胃运化功能的强弱，直接影响着血液的化生。人摄取水谷营养物质，由中焦（脾胃）吸收了饮食物的精微，通过气化作用，变成营气。脾得心火宣降之助，转化为精、津液，精之一部分贮于肾中，以待生化之用，另一部分得心火之助转化为血，以荣肢末五脏六腑。肾中先天之精得后天水谷之精气，吸收命火之蒸腾，转化为髓。髓得下焦火热之激，分化为髓之精液，精液再为命火的宣蒸转化为血，输之于机体，以为生理之用。本病多由饮食不当、劳倦虚损、虫积或出血过多所致。临床上主要可分为气血两亏、脾肾两虚、肝肾阴虚等证型，治疗以补益气血、健脾滋肾为主。

膏方治疗时除注意其彼此间的相关性外，还应考虑气血的流通与精神的振奋问题，这样才能收到较理想的效果。

（一）辨证膏方

本病属虚劳病范畴，血的生成与脾胃、心肺、肝肾等脏腑皆有密切关系。脾胃是血液生化之源，脾胃化生的水谷精微是化生血液的基本物质，营气与津液皆源于水谷精微。脾胃虚弱，化源不足，往往导致血虚。脾胃化生的水谷精微上输心肺，经心肺气化而成血。肾藏精，精生髓。精髓也是化生血液的基本物质。中医学不仅认识到骨髓是造血器官，而且认识到肾精是通过肝脏的作用而生成血液的，所以《张氏医通》说："气不耗，归精于肾而为精；精不泄，归精于肝而化清血。"血液是以水谷精微和肾精为主要物质基础，在脾胃、心肺、肝肾等脏腑的共同作用下而生成的。临床上一般可将贫血分为气血两亏、脾肾两虚、肝肾阴虚等证型。

1. 气血两亏型

【症候】　面色㿠白，倦怠无力，头晕心悸，少气懒言，舌质淡胖，舌苔薄白，脉细。

膏方：加减八珍膏

【来源】　八珍膏来源于王肯堂《证治准绳》，原方由人参、乳汁、梨汁、紫河车组成，主要用于气血两虚之证。

【组成】　党参150g、生地黄150g、熟地黄150g、黄芪300g、炙甘草30g、肉桂30g、远志60g、陈皮60g、大枣60g、白术120g、白芍120g、茯苓120g、茯神120g、当归120g、川芎90g、制何首乌90g、女贞子90g、枸杞90g、酸枣仁90g、龙眼肉90g、鹿角胶90g、阿胶90g。

【图解】

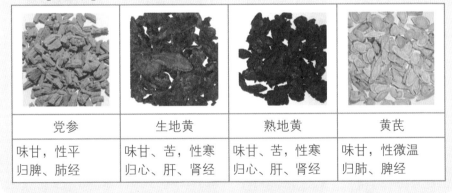

党参	生地黄	熟地黄	黄芪
味甘，性平 归脾、肺经	味甘、苦，性寒 归心、肝、肾经	味甘、苦，性寒 归心、肝、肾经	味甘，性微温 归肺、脾经

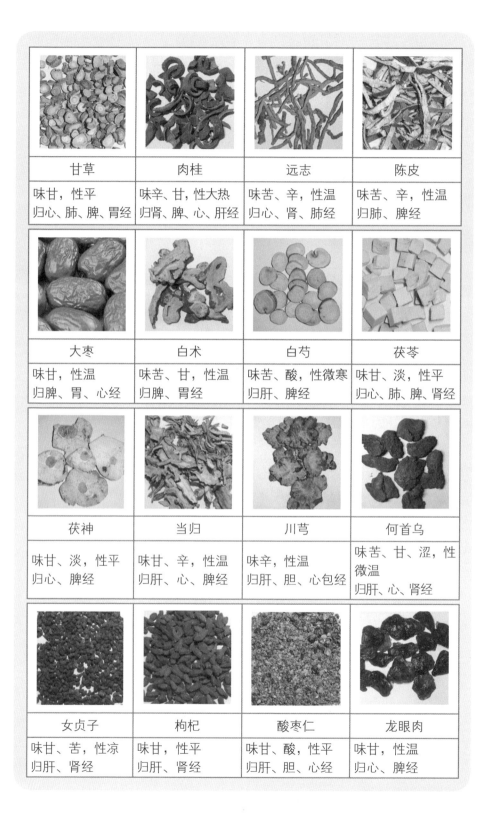

甘草	肉桂	远志	陈皮
味甘，性平 归心、肺、脾、胃经	味辛、甘，性大热 归肾、脾、心、肝经	味苦、辛，性温 归心、肾、肺经	味苦、辛，性温 归肺、脾经
大枣	白术	白芍	茯苓
味甘，性温 归脾、胃、心经	味苦、甘，性温 归脾、胃经	味苦、酸，性微寒 归肝、脾经	味甘、淡，性平 归心、肺、脾、肾经
茯神	当归	川芎	何首乌
味甘、淡，性平 归心、脾经	味甘、辛，性温 归肝、心、脾经	味辛，性温 归肝、胆、心包经	味苦、甘、涩，性微温 归肝、心、肾经
女贞子	枸杞	酸枣仁	龙眼肉
味甘、苦，性凉 归肝、肾经	味甘，性平 归肝、肾经	味甘、酸，性平 归肝、胆、心经	味甘，性温 归心、脾经

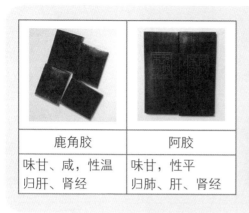

鹿角胶	阿胶
味甘、咸，性温 归肝、肾经	味甘，性平 归肺、肝、肾经

【制法】 上述药物除阿胶、鹿角胶外，余药加水煎煮3次，滤汁去渣，合并滤液，加热浓缩为清膏，将阿胶、鹿角胶加适量黄酒，浸泡后隔水炖烊，冲入清膏和匀，加入蜂蜜、冰糖等辅料，小火熬炼至挂旗，收膏即可。

【用法】 每次15～20g，每日2次，在两餐之间，用温开水冲服。

【注意事项】 服膏方期间饮食忌辛辣煎炸食物，忌白萝卜，糖尿病患者可用木糖醇收膏。

2. 肝肾阴虚型

【症候】 消瘦面黄，精神疲惫，腰膝酸软，头晕耳鸣，咽干唇燥，手足心热，苔薄，舌质红、体瘦，脉细弦数。

膏方：六味地黄膏

【来源】 六味地黄膏来源于钱乙的六味地黄丸，由张仲景肾气丸化裁而来。"地黄圆治肾怯失音，囟开不合，神不足，目中白睛多，面色㿠白等方。"到了明代，薛己承用此方，并在其所著的《正体类要》中更名为"六味地黄丸"，成为直补真阴的主方。

【组成】 生地黄150g、熟地黄150g、山药150g、山茱萸90g、白术90g、白芍90g、当归90g、菟丝子90g、茯苓90g、丹皮90g、泽泻90g、酸枣仁90g、麦门冬90g、龟板胶90g、鳖甲90g、

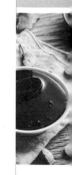

枸杞120g、黄精120g、百合120g、杜仲120g、墨旱莲100g、女贞子100g、鹿角胶60g。

【图解】

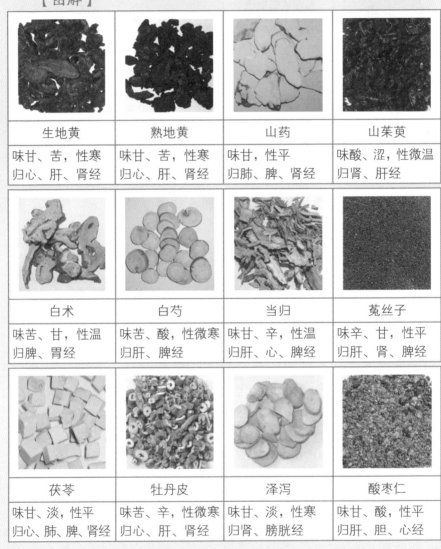

生地黄	熟地黄	山药	山茱萸
味甘、苦，性寒 归心、肝、肾经	味甘、苦，性寒 归心、肝、肾经	味甘，性平 归肺、脾、肾经	味酸、涩，性微温 归肾、肝经

白术	白芍	当归	菟丝子
味苦、甘，性温 归脾、胃经	味苦、酸，性微寒 归肝、脾经	味甘、辛，性温 归肝、心、脾经	味辛、甘，性平 归肝、肾、脾经

茯苓	牡丹皮	泽泻	酸枣仁
味甘、淡，性平 归心、肺、脾、肾经	味苦、辛，性微寒 归心、肝、肾经	味甘、淡，性寒 归肾、膀胱经	味甘、酸，性平 归肝、胆、心经

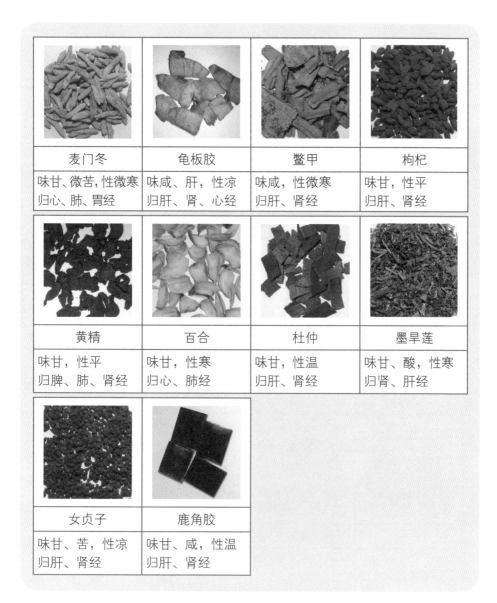

麦门冬	龟板胶	鳖甲	枸杞
味甘、微苦,性微寒 归心、肺、胃经	味咸、肝,性凉 归肝、肾、心经	味咸,性微寒 归肝、肾经	味甘,性平 归肝、肾经
黄精	百合	杜仲	墨旱莲
味甘,性平 归脾、肺、肾经	味甘,性寒 归心、肺经	味甘,性温 归肝、肾经	味甘、酸,性寒 归肾、肝经
女贞子	鹿角胶		
味甘、苦,性凉 归肝、肾经	味甘、咸,性温 归肝、肾经		

【制法】　上述药物除龟板胶、鳖甲、鹿角胶外,余药加水煎煮 3 次,滤汁去渣,合并滤液,加热浓缩为清膏,将龟板胶、鳖甲、鹿角胶加适量黄酒,浸泡后隔水炖烊,冲入清膏和匀,加入蜂蜜、冰糖等辅料,小火熬炼至挂旗,收膏即可。

【用法】　每次 15～20g,每日 2 次,在两餐之间,用温开水冲服。

【注意事项】　服膏方期间忌不易消化食物;感冒发热时不宜

服用。

3. 脾肾阳虚型

【症候】 神疲乏力，少气懒言，畏寒肢冷，纳差便溏，腰酸膝软，头晕耳鸣，舌质淡苔薄，脉沉细。

膏方：右归膏

【来源】 罗绪和编著的《延年益寿附子药膳》，本方为抗老防衰的代表方膏滋剂。适用于肾阳不足，年老久病，未老先衰，气弱疲，畏寒肢冷，饮食减少，大便溏薄，阳痿，滑精，腰膝酸软等症。

【组成】 白术 120g、白芍 120g、山药 120g、茯苓 120g、菟丝子 100g、附子 45g、吴茱萸 45g、陈皮 45g、补骨脂 90g、五味子 90g，杜仲 90g、续断 90g、丹参 90g、鹿角胶 90g、桂枝 60g、山楂 90g、神曲 60g、淫羊藿 150g、党参 150g、黄芪 250g。

【图解】

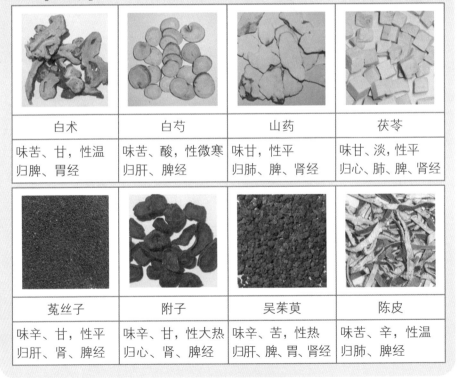

白术	白芍	山药	茯苓
味苦、甘，性温 归脾、胃经	味苦、酸，性微寒 归肝、脾经	味甘，性平 归肺、脾、肾经	味甘、淡，性平 归心、肺、脾、肾经

菟丝子	附子	吴茱萸	陈皮
味辛、甘，性平 归肝、肾、脾经	味辛、甘，性大热 归心、肾、脾经	味辛、苦，性热 归肝、脾、胃、肾经	味苦、辛，性温 归肺、脾经

中医
中老年病证
调养膏方

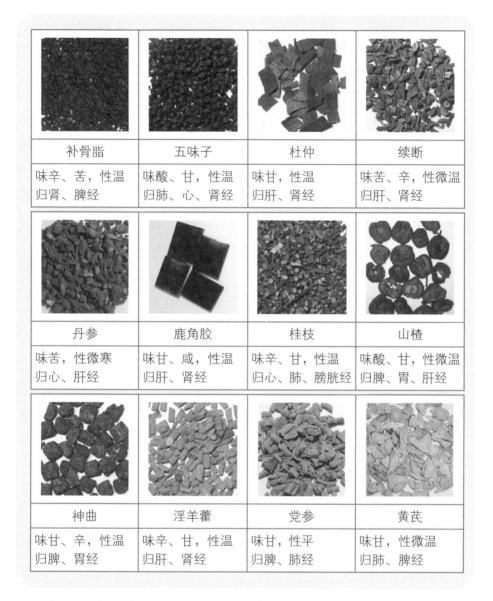

补骨脂	五味子	杜仲	续断
味辛、苦，性温 归肾、脾经	味酸、甘，性温 归肺、心、肾经	味甘，性温 归肝、肾经	味苦、辛，性微温 归肝、肾经
丹参	鹿角胶	桂枝	山楂
味苦，性微寒 归心、肝经	味甘、咸，性温 归肝、肾经	味辛、甘，性温 归心、肺、膀胱经	味酸、甘，性微温 归脾、胃、肝经
神曲	淫羊藿	党参	黄芪
味甘、辛，性温 归脾、胃经	味辛、甘，性温 归肝、肾经	味甘，性平 归脾、肺经	味甘，性微温 归肺、脾经

【制法】　附子先煎 1 小时，余除鹿角胶外，加水煎煮 3 次，滤汁去渣，合并滤液，加热浓缩为清膏，将鹿角胶加适量黄酒，浸泡后隔水炖烊，冲入清膏和匀，加入蜂蜜、冰糖等辅料，小火熬炼至挂旗，收膏即可。

【用法】　每次 15～20g，每日 2 次，在两餐之间，用温开水冲服。

【注意事项】　阴虚火旺者及感冒发热者不宜使用，服膏方期间忌食辛辣刺激及茶叶、萝卜、咖啡、可乐、生冷滑腻之品。

（二）自我调摄

（1）合理饮食，补充营养，注意摄入含铁丰富的绿叶蔬菜、禽、瘦肉、蛋及水果等，含铁丰富且利用率高的有动物内脏、鱼、海带、肉、大枣、黑木耳等，富含维生素C的食物可促进铁的吸收，也应注意补充。

（2）安全用药，抗酸药、抗胆碱药、四环素、氯霉素等均可影响机体对铁的吸收，水杨酸、阿司匹林、吲哚美辛、非那西汀、磺胺类、伯氨喹、硝基苯等可引起溶血，贫血者对这些药品应忌用或慎用。

（3）保持心情舒畅，可促使气血畅通，改善微循环。

（4）注意休息，避免过度的脑力和体力的消耗，避免剧烈运动、劳累，戒烟酒，以免加重贫血的病情，同时参加适当的活动，有利于人体各组织器官的功能恢复。

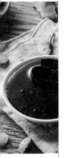

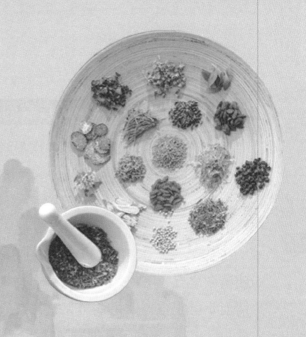

第九章

中老年神经系统
疾病调养膏方

一、中老年神经系统疾病的特点分析

　　神经系统疾病是老年人临床最常见的疾病之一。中医脑病包括现代医学的神经与精神系统的多种疾病，如历来被称为"四大顽症"之首的中风就属于神经系统疾病，其他如呆病、痫证、癫证、失眠、郁证、头痛、眩晕等也是神经系统常见的疾病。

　　头者，精明之腑。脑为清灵之脏，邪犯则病，《证治准绳》云："六腑清阳之气，五脏精华之血，皆会聚于头，为至清至高之处……至清而不可犯也。"由此可见，只有人身之最精华的部分才能藏于脑而为脑之用，故脑较其他脏腑之气血津液尤为所贵而不可受邪侵犯。"邪之所凑，其气必虚"，若正气不足，外感六淫之邪犯脑，即为痰、瘀、毒壅滞之证，出现抽搐、震颤、麻木、瘫痪、烦躁、言语错乱等表现。若毒邪壅滞，甚者还会出现神志昏乱、昏迷不醒、语无伦次、烦躁不安、瞳仁散大，重者致人死亡。从中医角度看，热性脑病、精神性脑病、血管性脑病、脊髓性脑病，多因体虚而招致病毒为患。

　　"脑为髓海""诸髓者，皆属于脑"，髓为肾中精气所化生，赖后天气血精液以濡养。髓海不足有如下两种原因：一是因先天禀赋不足，肾亏精气化源不足；二是后天脾胃失调，精血难以为继。故禀赋不足，加之年老精亏，肝肾虚损，精气化源日竭，髓海渐空，容易出现眩晕、耳鸣耳聋、健忘、痴呆、嗜睡等症。或因五脏气血阴阳耗脱亡散，波及脑髓，致髓海虚极而发为脱证。此外还有瘀血痰浊，癥积压迫如脑癌等，致精髓升降出入之道壅塞失畅，阴阳气血精津难于上奉于头，日久必致髓海空虚，表现大实有羸状之情形。因此诸多医家认为脑病治疗多以补益为主，治疗多以益髓补脑，养血安神等立法。又因为脑病常常是一种慢性疾病，故尤其适用中医膏方的治疗。

另一方面，脑又是"奇恒之腑"，在生理上兼具脏和腑的特性，《素问》五脏别论言："五脏者，藏精气而不泻也，故满而不能实；六腑者，传化物而不藏，故实而不能满也"，故中医脑病的治疗不仅以补论治，同时也当补中有通。

二、卒中后遗症膏方

卒中（stroke），又名中风，是以猝然昏仆、不省人事、半身不遂、偏身麻木、言语不利或不能语，或未经昏仆而以半身不遂、口舌歪斜等为主要临床表现的疾病。因本病起病急、变化快，且可导致昏仆、抽搐等临床症状，与中医理论"风邪善行数变"的特性相似，故古人以此类比而称为中风。

卒中是脑血管疾病的主要类型，是危害中老年人身体健康和生命的主要疾病之一，是导致人类死亡的第二大疾病。中老年人常见的疾病如高血压、高血压性动脉硬化、动脉粥样硬化、房颤等都是导致卒中的重要原因。针对这些危险因素，积极地进行早期干预，以减少卒中的发生，是应对本病的最佳途径。

卒中是急症，患病发病后是否获得早期诊断和早期治疗，是能否达到最好救治效果的关键。在本病急性期，是不适合使用膏方治疗的。因此，本书讨论的主要是卒中恢复期膏方的使用。

卒中主要包括缺血性卒中和出血性卒中，前者又可分为脑血栓形成、脑栓塞、腔隙性脑梗死；后者可以分为脑出血、蛛网膜下腔出血等。不同病情患者卒中急性期长短有所不同，通常规定，卒中发病两周后即进入恢复期。凡卒中病情稳定，遗留运动障碍、认知障碍、言语吞咽障碍等后遗症者可依据本章辨治。

（一）临床表现

（1）症状：①肢体功能障碍。是最常见的卒中遗症。一侧肢体

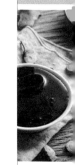

肌力减退、活动不利或完全不能活动，常伴有同侧肢体的感觉障碍如冷热不知、疼痛减退等，有时还可伴有同侧的视野缺损。②失语。运动性失语表现为病人能听懂别人的话语，但不能表达自己的意思。感觉性失语则无语言表达障碍，听不懂别人的话，也听不懂自己所说的话，表现为答非所问，"自说自话"。命名性失语则表现为看到一件物品，能说出它的用途，但却叫不出名称。③精神行为异常。多见于较大范围或多次发作卒中患者，可有精神障碍，表现为人格改变、消极悲观、抑郁寡欢、精神萎靡、易激动等。④其他症状。如头疼、眩晕、恶心、失眠、多梦、耳鸣、眼花、多汗、心悸、步态不稳、颈项酸痛、疲乏、无力、食欲不振、记忆力减退、不能耐受噪声等。

（2）体征：因累及不同脑血管而有不同的临床体征。如大脑中动脉主干闭塞，可导致三偏综合征（病灶对侧偏瘫，偏身感觉障碍，偏盲），优势半球病变可出现皮质下失语；大脑前动脉病变累及额叶者可出现额叶性失语；大脑后动脉病变，优势半球受累可出现失读、失认等；丘脑受累，可出现对侧深感觉障碍、自发性疼痛、痛觉过敏、共济失调等等。

（二）理化检查

（1）血压：是卒中最重要的可干预危险因素。收缩压和舒张压的升高都与卒中的发病风险正相关，呈线性关系。普通高血压应控制在 140/90mmHg 以下，对高血压合并糖尿病或肾病者，血压一般应控制在 130/80mmHg 以下。老年人（年龄 > 65 岁）收缩压一般应降至 150mmHg 以下，如能耐受，还可进一步降低。

（2）心电图及心脏彩超检查：心房颤动也是卒中的单独危险因素。其他心脏病如心脏瓣膜修补术后、心肌梗死等，也可以增加栓塞性卒中的发生率。

（3）血液和血生化检查：血液检查包括血常规、血脂、血糖、

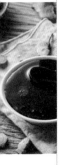

肝肾功能、电解质等，这些检查有利于发现脑梗死的危险因素，对鉴别诊断也有价值。如总胆固醇升高可增加缺血性卒中风险，而低胆固醇水平导致出血性卒中风险相对升高。

（4）神经影像学检查：可以直观显示病变累及的范围、部位、血管分布、有无出血、病灶的新旧等。CT检查对出血性脑卒中敏感，MRI可清晰显示缺血性梗死、脑干、小脑梗死、静脉窦血栓形成等。血管造影DSA、CTA和MRA可以发现血管狭窄、闭塞及其他血管病变如动脉炎、脑底异常血管网病（烟雾病）、动脉瘤和动静脉畸形等。其中DSA是脑血管病变检查的金标准，其缺点为有创、费用高、技术条件要求高。

（5）神经心理学量表检查：日常生活能力量表（activies of daily living，ADL），反映了患者在家庭（或医疗机构内）和在社区中最基本的能力；简易智力状态检查（Mini-mental State Examination，MMSE）能全面、准确、迅速地反映患者智力状态及认知功能缺损程度；汉密尔顿焦虑量表（Hamilton Anxiety Scale，HAMA）和汉密顿抑郁量表（Hamilton Depression Scale，HAMD），是临床上评定卒中后焦虑状态和抑郁状态时应用得最为普遍的量表，可以评价病情的严重程度及治疗效果。

（三）辨证膏方

本病的病位在脑，与心、肝、脾、肾关系密切。属于本虚标实之证，本虚为气阴不足，标实可见风、火、痰、瘀，逆乱在脑，横窜经络，发为中风。患者年老体衰，或过食肥甘厚腻，脾胃呆滞，而痰浊瘀血内生，痰热阻滞中焦，日久耗气伤阴，肾精亏虚，肝阳偏亢，或为情志郁怒，气逆攻窜头目，上扰神明，或血脉不通，经络阻滞发为中风。

一般急性期多表现为痰热腑实，蒙蔽神明心窍或闭塞经络，风火上扰清窍等。随着病情发展，加上合理的治疗，痰热腑实风邪等

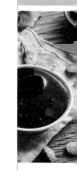

逐渐减弱，而表现为瘀血痹阻经络，症见肢体瘫痪、麻木等。部分病人可出现气虚血瘀或阴虚风动之象。

有研究通过聚类分析和因子分析表明，中风病恢复期症候要素以气虚、阴虚证为主。而血瘀证是属于疾病病机层面认识，属于中风病的基本病机，是中风病的基本症候要素。

故本病治疗当以养气、养阴为主。根据患者病情使用化瘀、化痰、消浊等方法。

1. 肝阳上亢症

【症候】 肢体活动不利，偏身麻木，口眼歪斜，舌强语謇或不语等症状，伴眩晕头痛，面红目赤，咽干口苦，烦躁易怒，小便黄赤，大便干结。舌红绛，苔薄黄，脉弦。

【治法】 平肝潜阳，泻火养阴。

膏方：天麻钩藤饮合六味地黄丸

【来源】 《中医内科杂病症治新义》。有平肝熄风，清热活血，补益肝肾之功，主治肝阳偏亢，肝风上扰证。

【组成】 天麻90g、钩藤120g、石决明180g、栀子90g、黄芩90g，牛膝120g、杜仲90g、益母草90g、桑寄生90g、夜交藤90g、茯神90g、熟地黄120g、山茱萸60g、山药60g、牡丹皮50g、茯苓50g、泽泻50g。

【图解】

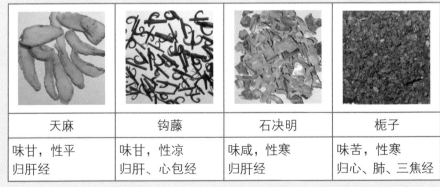

天麻	钩藤	石决明	栀子
味甘，性平 归肝经	味甘，性凉 归肝、心包经	味咸，性寒 归肝经	味苦，性寒 归心、肺、三焦经

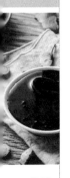

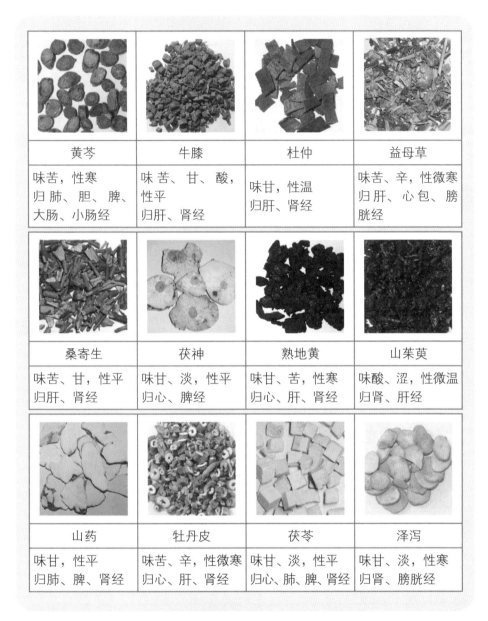

黄芩	牛膝	杜仲	益母草
味苦，性寒 归肺、胆、脾、大肠、小肠经	味苦、甘、酸，性平 归肝、肾经	味甘，性温 归肝、肾经	味苦、辛，性微寒 归肝、心包、膀胱经
桑寄生	茯神	熟地黄	山茱萸
味苦、甘，性平 归肝、肾经	味甘、淡，性平 归心、脾经	味甘、苦，性寒 归心、肝、肾经	味酸、涩，性微温 归肾、肝经
山药	牡丹皮	茯苓	泽泻
味甘，性平 归肺、脾、肾经	味苦、辛，性微寒 归心、肝、肾经	味甘、淡，性平 归心、肺、脾、肾经	味甘、淡，性寒 归肾、膀胱经

【制法】 石决明先煎30分钟，余药（钩藤除外）加水浸泡24小时。大火烧开1小时，转小火煮3小时，起锅前15分钟下钩藤，滤汁去渣，如此三煎，合并滤液，加热浓缩为膏，再将蜂蜜、冰糖等辅料，冲入清膏和匀，小火熬炼至挂旗，收膏即可。

【用法】 每次15～20g，每日2次，在两餐之间，用温开水冲服。

【注意事项】　注意监测血压，血压高者当服用降压药物。

2. 风痰阻络症

【症候】　肢体活动不利，偏身麻木，口眼歪斜，舌强语謇或不语等症状，伴头重如裹，眩晕恶心，喉中有痰，吞咽不利，咽干口淡不欲饮水。舌质暗淡，苔薄白或白腻，脉弦滑。

【治法】　活血化瘀，化痰通络。

膏方：复正汤

【来源】　《寿世保元》卷二："中经络者。则口眼㖞斜。亦在中也。用复正汤之类。"

【组成】　防风150g、荆芥150g、细辛100g、黄芩100g、乌药100g、天麻100g、当归100g、炒白芍100g、川芎100g、白术100g、陈皮100g、半夏100g、枳壳100g、白芷100g、桔梗100g、甘草60g、茯苓100g。

【图解】

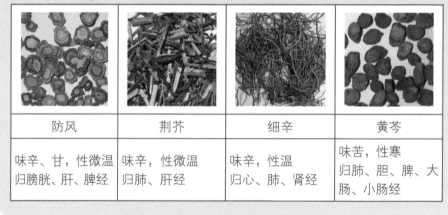

防风	荆芥	细辛	黄芩
味辛、甘，性微温 归膀胱、肝、脾经	味辛，性微温 归肺、肝经	味辛，性温 归心、肺、肾经	味苦，性寒 归肺、胆、脾、大肠、小肠经

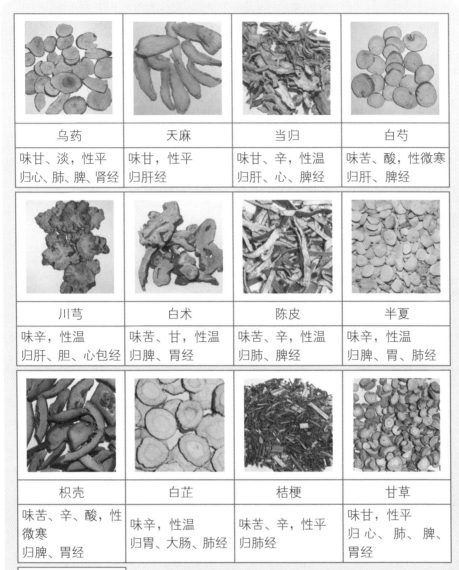

乌药	天麻	当归	白芍
味甘、淡，性平 归心、肺、脾、肾经	味甘，性平 归肝经	味甘、辛，性温 归肝、心、脾经	味苦、酸，性微寒 归肝、脾经
川芎	白术	陈皮	半夏
味辛，性温 归肝、胆、心包经	味苦、甘，性温 归脾、胃经	味苦、辛，性温 归肺、脾经	味辛，性温 归脾、胃、肺经
枳壳	白芷	桔梗	甘草
味苦、辛、酸，性微寒 归脾、胃经	味辛，性温 归胃、大肠、肺经	味苦、辛，性平 归肺经	味甘，性平 归心、肺、脾、胃经

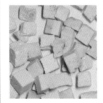

茯苓
味甘、淡，性平 归心、肺、脾、肾经

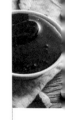

【制法】　上药加水浸泡 24 小时。大火烧开 1 小时，转小火煮 3 小时，滤汁去渣，如此三煎，合并滤液，加热浓缩为膏，再将蜂蜜、冰糖等辅料，冲入清膏和匀，小火熬炼至挂旗，收膏即可。

【用法】　每次 15~20g，每日 2 次，在两餐之间，用温开水冲服。

【注意事项】　肾功能异常者去细辛。

3. 痰热腑实症

【症候】　肢体活动不利，偏身麻木，口眼歪斜，舌强语謇或不语，伴面部垢腻，腹胀便秘，日晡潮热，痰多而黏。舌质暗淡或暗红，苔黄或黄腻，脉弦滑数。

【治法】　通腑化痰，泄浊开窍。

膏方：通腑化痰方

【来源】　《脑血管疾病》。用于痰热腑实证。

【组成】　法半夏 60g、制胆南星 60g、茯苓 90g、陈皮 50g、枳实 50g、石菖蒲 50g、栀子 50g、黄连 30g、远志 30g、生大黄 50g、芒硝 50g。

【图解】

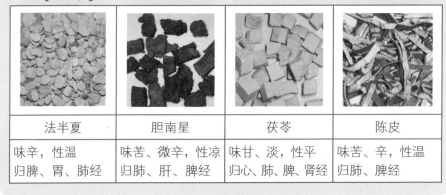

法半夏	胆南星	茯苓	陈皮
味辛，性温 归脾、胃、肺经	味苦、微辛，性凉 归肺、肝、脾经	味甘、淡，性平 归心、肺、脾、肾经	味苦、辛，性温 归肺、脾经

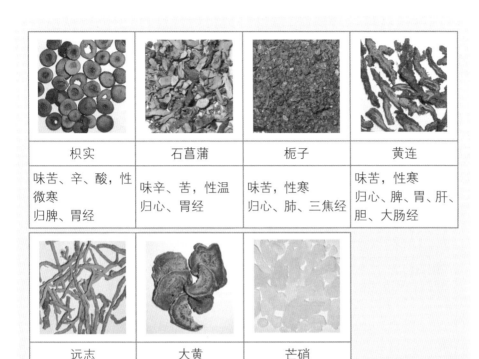

枳实	石菖蒲	栀子	黄连
味苦、辛、酸，性微寒 归脾、胃经	味辛、苦，性温 归心、胃经	味苦，性寒 归心、肺、三焦经	味苦，性寒 归心、脾、胃、肝、胆、大肠经

远志	大黄	芒硝	
味苦、辛，性温 归心、肾、肺经	味苦，性寒 归脾、胃、大肠、肝、心包经	味甘，性平 归肺、肝、大肠经	

【制法】　上药除大黄、芒硝外加水浸泡 24 小时。大火烧开 1 小时，转小火煮 3 小时，起锅前 15 分钟下大黄，前 3 分钟下芒硝，滤汁去渣，如此三煎，合并滤液，加热浓缩为膏，再将蜂蜜、冰糖等辅料，冲入清膏和匀，小火熬炼至挂旗，收膏即可。

【用法】　每次 15～20g，每日 2 次，在两餐之间，用温开水冲服。

【注意事项】　大便糖稀者禁用，根据腑实程度调整大黄、芒硝用量。

4. 气虚血瘀症

【症候】　肢体活动不利，偏身麻木，口眼歪斜，舌强语謇或不语，伴面色㿠白，气短乏力，活动后加剧，自汗出，心悸，纳差腹胀，便溏。舌质暗淡，舌苔薄白，脉弦细或弦缓。

【治法】 益气活血，扶正祛邪。

膏方：补阳还五汤

【来源】 《医林改错》下卷"瘫痿论"。

【组成】 黄芪600g、当归30g、赤芍50g、地龙20g、川芎30g、桃仁30g、红花30g。

【图解】

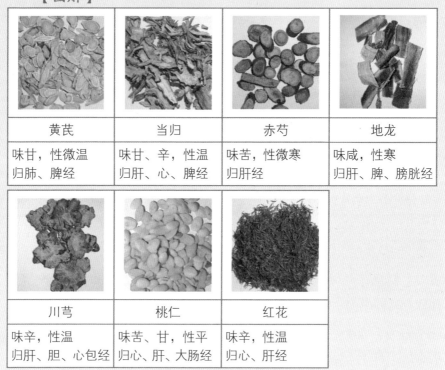

黄芪	当归	赤芍	地龙
味甘，性微温 归肺、脾经	味甘、辛，性温 归肝、心、脾经	味苦，性微寒 归肝经	味咸，性寒 归肝、脾、膀胱经

川芎	桃仁	红花	
味辛，性温 归肝、胆、心包经	味苦、甘，性平 归心、肝、大肠经	味辛，性温 归心、肝经	

【制法】 上述药物加水浸泡24小时。大火烧开1小时，转小火煮3小时，滤汁去渣，如此三煎，合并滤液，加热浓缩为膏，再将蜂蜜、冰糖等辅料，冲入清膏和匀，小火熬炼至挂旗，收膏即可。

【用法】 每次15～20g，每日2次，在两餐之间，用温开水冲服。

【注意事项】 本方使用大量黄芪，有升高血压的作用，血压控制不佳者酌情减少黄芪用量。

5. 阴虚风动症

【症候】 肢体活动不利，偏身麻木，口眼歪斜，舌强语謇或不语，伴心烦失眠，眩晕耳鸣，潮热盗汗，五心烦热，腰膝酸软。舌质暗红或红绛，少苔或无苔，脉弦细或弦数。

【治法】 镇肝熄风，滋阴潜阳。

膏方：镇肝熄风汤

【来源】 《医学衷中参西录》中类中风的常用方剂。现代常用于治疗高血压病、血管性头痛等，属肝肾阴亏、肝阳上亢者。

【组成】 牛膝120g、生龙骨60g、生牡蛎60g、龟板胶60g、白芍60g、玄参60g、天门冬60g、川楝子25g、麦芽25g、茵陈25g、甘草20g。

【图解】

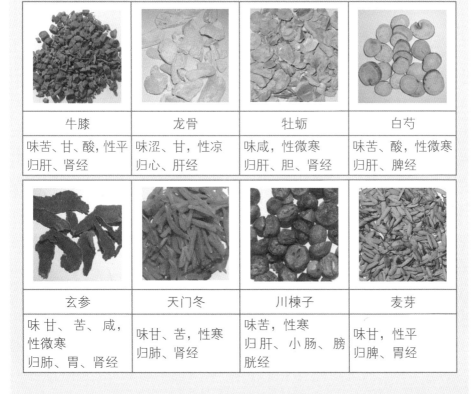

牛膝	龙骨	牡蛎	白芍
味苦、甘、酸，性平 归肝、肾经	味涩、甘，性凉 归心、肝经	味咸，性微寒 归肝、胆、肾经	味苦、酸，性微寒 归肝、脾经

玄参	天门冬	川楝子	麦芽
味甘、苦、咸，性微寒 归肺、胃、肾经	味甘、苦，性寒 归肺、肾经	味苦，性寒 归肝、小肠、膀胱经	味甘，性平 归脾、胃经

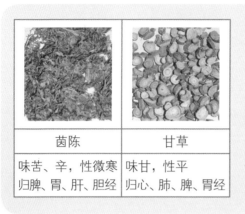

茵陈	甘草
味苦、辛，性微寒	味甘，性平
归脾、胃、肝、胆经	归心、肺、脾、胃经

【制法】 上述药物加水浸泡 24 小时，大火烧开 1 小时，转小火煮 3 小时，滤汁去渣，如此三煎，合并滤液，加热浓缩为膏，龟板胶烊化加入其中，再将蜂蜜、冰糖等辅料，冲入清膏和匀，小火熬炼至挂旗，收膏即可。

【用法】 每次 15 ~ 20g，每日 2 次，在两餐之间，用温开水冲服。

三、痴呆膏方

痴呆是一种后天性持续性智能障碍，患者在意识清楚的情况下，出现记忆、思维、理解、计算、学习能力、判断能力、语言和视空间定向能力减退，情感人格改变，并导致社会生活和日常生活能力障碍。可引起老年期痴呆的疾病很多，包括变性性疾病、血管性疾病、感染、外伤、代谢性疾病、中毒和肿瘤等。其中变性性疾病和血管性疾病导致的老年期痴呆最为常见，前者以阿尔茨海默病（Alzheimer disease，AD）为代表，后者以血管性痴呆（Vascular dementia，VD）为代表。

阿尔茨海默病是老年人中最常见的神经系统退行性疾病之一，也是老年期痴呆中最重要的类型，其临床特点是起病隐匿，逐渐出现记忆减退，认知功能障碍行为异常和社交障碍等，目前关于 AD 的病因学和发病机制并不十分清楚，客观的早期诊断和预防是主要的措施。

血管性痴呆是指脑血管病危险因素（如高血压糖尿病和高脂血症等）明显或不明显的脑血管疾病（前者如脑梗死、脑出血等，后者如脑白质疏松、慢性脑缺血等）引起的痴呆。具有可突然发生、阶梯式进展、波动性或慢性病程有卒中病史等临床特点。

中医文献中尚无关于老年期痴呆的病名，但散见于"痴呆""呆病""健忘"等病症文献中。早在《黄帝内经》中就有关于本病的描述。明代张景岳《景岳全书》首先较详细地论述了痴呆的临床表现及治疗。清代陈士铎、王清任等进一步完善痴呆的相关理论，对临床具有重要的指导意义。

（一）临床表现

（1）症状。①认知功能下降。记忆能力下降常常是最早出现的症状，进行性加重，初期可见患者对近事遗忘，似是而非，记忆不全。进而发展为近事及远事记忆能力均减退，甚至不能记忆。常常伴有执行能力、计算能力、定向能力、理解能力下降。表现为找不到回家的路线，找不到所在的病房，或无法理解别人说的话，不能完成日常的生活操作等。②行为改变。行为最初幼稚、笨拙，进行无意义的劳动如翻箱倒柜、爱藏废物、乱放东西等。不注意个人卫生，有时出现妨碍公共秩序或不知廉耻等行为。严重者，行动不能，卧床不起，二便失禁，生活不能自理。③情感改变。起初情感较幼稚，像儿童一样，易于激惹。现在病情的加重，而出现表情呆板，情感迟钝，哭笑无常等。

（2）体征。血管性痴呆患者常因受累脑区不同而出现相应的局灶性体征如偏瘫、构音障碍等。

（二）理化检查

（1）实验室检查。寻找导致痴呆的危险因素。血、尿常规，肝、肾功能多正常。或有血糖、血脂升高。糖尿病和高脂血症是脑动脉硬化重要的危险因素。排除其他导致认知障碍的原因，如甲状腺功

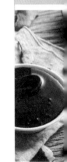

能下降、维生素 B12 缺乏、结缔组织病等。

（2）影像学检查。CT 检查，可见脑萎缩、脑室扩大。颅脑 MRI 检查可显示双侧颞叶海马萎缩，多发腔隙性脑梗死、脑白质病变等。并排除其他原因导致的认知障碍，如炎症、肿瘤、正常颅压脑积水等。

（3）神经心理学检查。对患者认知评估领域应包括记忆功能、语言功能、时空间定向能力、应用能力、注意力、知觉（视、听）和执行能力等 17 个领域。临床常用的工具有：①评估认知功能的表，简易精神状况检查量表（MMSE）、蒙特利尔认知测验（MoCA）。②评估精神行为的表，汉密尔顿抑郁量表（HAMD）和日常生活活动（Activity of Daily Living，ADL）量表。

（三）辨证膏方

本病病位在脑，与心、脾、肾相关。老年期痴呆，病因病机较为复杂。病因以内因为主，由于七情内伤，久病不复，年迈体虚等致气血不足，肾精亏虚，痰瘀阻痹，渐使脑髓空虚，脑髓失养。其基本病机为髓减脑消，神机失用。脑为元神之府，神机之源，一身之主。由于年老肾衰，久病不复等，导致脑髓空虚，则神机失用，而使智能、思维活动减退，甚至失常。此外也与心肝脾肾功能失调密切相关。七情所伤，肝郁气滞，气机不畅则血涩不行，气滞血瘀，蒙蔽清窍，或肝郁气滞，横逆犯脾，脾胃功能失调，不能转输运化水湿，酿生痰湿，痰蒙清窍；痰郁化火，扰动心神，均可使神明失用。或瘀血内阻，脑脉不通，脑气不得与脏气相接，或日久生热化火，神明被扰，则性情烦乱，忽哭忽笑，变化无常。故其症候特征以气血、肾精亏虚为本，以痰浊、瘀血为标，临床多见虚实夹杂之证。

因此治疗时，辨明虚实与主病之脏腑。本虚者，辨明是气血亏虚，还是阴精衰少；标实者，辨明是痰浊或痰火为病，还是瘀血为患。本虚标实，虚实夹杂者，应分清主次。并注意结合脏腑辨证，详辨主要受病之脏腑。虚者补之，实者泻之，因而补虚益损，补肾填精是其治疗大法。同时在用药上应重视解郁散结。此外，智力和功能训练有助于康复与延缓病情。对脾肾不足，髓海空虚之证，宜培补先天、后天，使脑髓得充，化源得滋。凡痰浊、瘀血阻滞者，当化痰活血，配以开窍通络，使气血流通，窍开神醒。

1. 髓海不足症

【症候】 认知功能减退，记忆力和计算力明显受损，头晕耳鸣，懒情思卧，齿枯发焦，腰酸骨软，步行艰难，舌瘦色淡，苔薄白，脉沉细弱。

【治法】 补肾益髓，填精养神。

膏方：七福饮合左归丸

【来源】 《景岳全书·新方八阵》卷五十一"治气血俱虚，而心脾为甚者"。

【组成】 人参100g、当归120g、酸枣仁120g、远志100g、熟地黄240g、山药120g、枸杞120g、山茱萸120g、牛膝90g、鹿角胶120g、龟板胶120g、菟丝子120g。

【图解】

人参	当归	酸枣仁	远志
味甘、微苦，性微温 归脾、肺、心、肾经	味甘、辛，性温 归肝、心、脾经	味甘、酸，性平 归肝、胆、心经	味苦、辛，性温 归心、肾、肺经

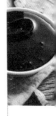

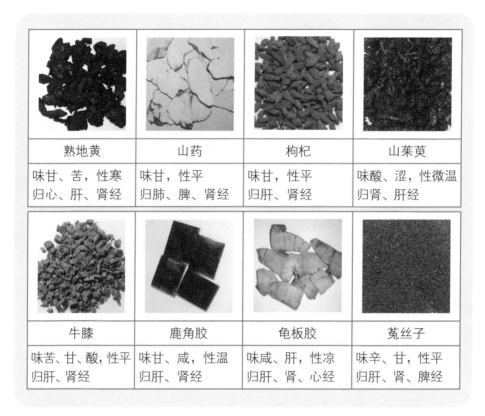

熟地黄	山药	枸杞	山茱萸
味甘、苦，性寒 归心、肝、肾经	味甘，性平 归肺、脾、肾经	味甘，性平 归肝、肾经	味酸、涩，性微温 归肾、肝经

牛膝	鹿角胶	龟板胶	菟丝子
味苦、甘、酸，性平 归肝、肾经	味甘、咸，性温 归肝、肾经	味咸、肝，性凉 归肝、肾、心经	味辛、甘，性平 归肝、肾、脾经

【制法】　人参先煎 30 分钟。余药（除鹿角胶、龟板胶外）加水浸泡 24 小时，并红参大火烧开 1 小时，转小火煮 3 小时，滤汁去渣，如此三煎，合并滤液，加热浓缩为膏，龟板胶、鹿角胶烊化加入其中，再将蜂蜜、冰糖等辅料，冲入清膏和匀，小火熬炼至挂旗，收膏即可。

【用法】　每次 15 ~ 20g，每日 2 次，在两餐之间，用温开水冲服。

【注意事项】　本方补中少泻，可酌情加入砂仁、焦三仙等药物健脾和胃。

2. 脾肾两虚症

【症候】　认知功能减退，表情呆滞，沉默寡言，记忆减退，失认失算，口齿含糊，词不达意，伴气短懒言，肌肉萎缩，食少纳呆，口涎外溢，腰膝酸软，或四肢不温，腹痛喜按，泄泻，舌质淡白，舌体胖大，苔白，或舌红，苔少或无苔，脉沉细弱。

【治法】　补肾健脾，填精养神。

膏方：加减薯蓣丸

【来源】 湖北省中医院院内制剂，由薯蓣丸加减化裁而来，临床广泛用于认知功能下降，虚劳诸不足的患者。

【组成】 山药300g、熟地黄120g、白芍120g、当归100g、炙远志60g、茯苓100g、川芎50g、制何首乌100g、党参120g、石菖蒲100g、白术100g、杜仲100g、枸杞子100g、五味子60g。

【图解】

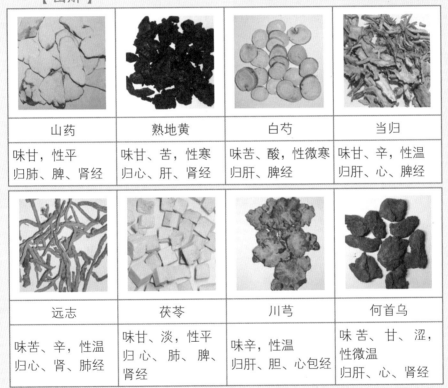

山药	熟地黄	白芍	当归
味甘，性平 归肺、脾、肾经	味甘、苦，性寒 归心、肝、肾经	味苦、酸，性微寒 归肝、脾经	味甘、辛，性温 归肝、心、脾经
远志	茯苓	川芎	何首乌
味苦、辛，性温 归心、肾、肺经	味甘、淡，性平 归心、肺、脾、肾经	味辛，性温 归肝、胆、心包经	味苦、甘、涩，性微温 归肝、心、肾经

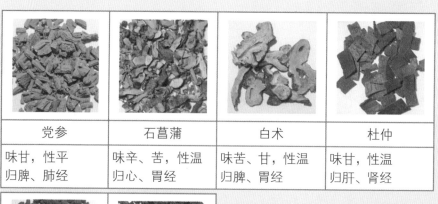

党参	石菖蒲	白术	杜仲
味甘，性平 归脾、肺经	味辛、苦，性温 归心、胃经	味苦、甘，性温 归脾、胃经	味甘，性温 归肝、肾经

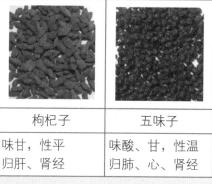

枸杞子	五味子
味甘，性平 归肝、肾经	味酸、甘，性温 归肺、心、肾经

【制法】　上药加水浸泡24小时。大火烧开1小时，转小火煮3小时，滤汁去渣，如此三煎，合并滤液，加热浓缩为膏，再将蜂蜜、冰糖等辅料，冲入清膏和匀，小火熬炼至挂旗，收膏即可。

【用法】　每次15~20g，每日2次，在两餐之间，用温开水冲服。

【注意事项】　肝功能异常者酌情使用何首乌用量，使用期间禁止饮酒。

3. 痰浊蒙窍症

【症候】　认知功能减退，表情呆钝，智力衰退，或哭笑无常，喃喃自语，或终日无语，伴不思饮食，脘腹胀痛、痞满不适，口多涎沫，头重如裹，舌质淡，苔白腻，脉滑。

【治法】　健脾化浊，豁痰开窍。

膏方：洗心汤

【来源】 《辨证录》卷四呆病门："治法开郁逐痰，健胃通气，则心地光明，呆景尽散也。"

【组成】 人参100g、茯神100g、半夏50g、陈皮100g、神曲100g、甘草50g、附子30g、石菖蒲 50g、酸枣仁200g。

【图解】

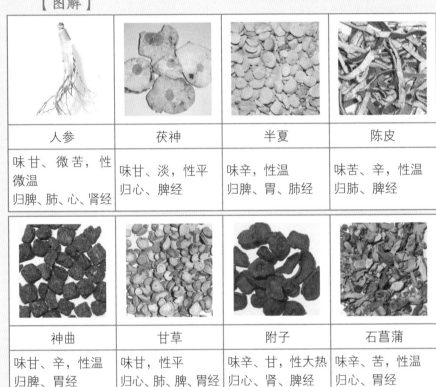

人参	茯神	半夏	陈皮
味甘、微苦，性微温 归脾、肺、心、肾经	味甘、淡，性平 归心、脾经	味辛，性温 归脾、胃、肺经	味苦、辛，性温 归肺、脾经

神曲	甘草	附子	石菖蒲
味甘、辛，性温 归脾、胃经	味甘，性平 归心、肺、脾、胃经	味辛、甘，性大热 归心、肾、脾经	味辛、苦，性温 归心、胃经

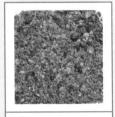

酸枣仁
味甘、酸，性平 归肝、胆、心经

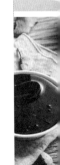

【制法】 附子先煎 2 小时，人参先煎 30 分钟。余药加水浸泡 24 小时。并附子、人参大火烧开 1 小时，转小火煮 3 小时，滤汁去渣，如此三煎，合并滤液，加热浓缩为膏，再将蜂蜜、冰糖等辅料，冲入清膏和匀，小火熬炼至挂旗，收膏即可。

【用法】 每次 15～20g，每日 2 次，在两餐之间，用温开水冲服。

【注意事项】 可酌情加减附子用量，伴头晕者加天麻、白术。

4. 瘀血痹阻症

【症候】 认知功能减退，表情迟钝，言语不利，善忘，易惊恐，或思维异常，行为古怪，伴肌肤甲错，口干不欲饮，双目晦暗，舌质暗或有瘀点瘀斑，脉细涩。

【治法】 活血化瘀，开窍醒脑。

膏方：血府逐瘀汤

【来源】 王清任《医林改错》上卷方叙："血府逐瘀汤，治胸中血府血瘀之症。"

【组成】 桃仁 120g、红花 90g、当归 90g、生地黄 90g、牛膝 90g、川芎 45g、桔梗 45g、赤芍 60g、枳壳 60g、甘草 60g、柴胡 30g。

【图解】

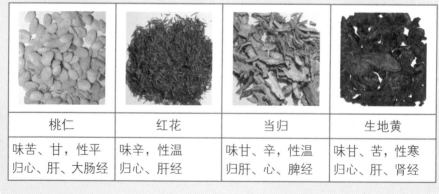

桃仁	红花	当归	生地黄
味苦、甘，性平 归心、肝、大肠经	味辛，性温 归心、肝经	味甘、辛，性温 归肝、心、脾经	味甘、苦，性寒 归心、肝、肾经

中医

中老年病证

调养膏方

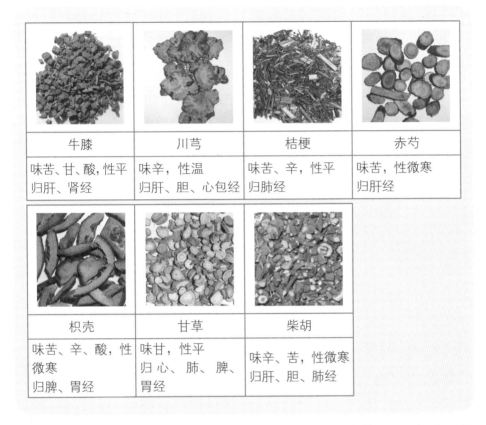

牛膝	川芎	桔梗	赤芍
味苦、甘、酸,性平 归肝、肾经	味辛,性温 归肝、胆、心包经	味苦、辛,性平 归肺经	味苦,性微寒 归肝经

枳壳	甘草	柴胡
味苦、辛、酸,性微寒 归脾、胃经	味甘,性平 归心、肺、脾、胃经	味辛、苦,性微寒 归肝、胆、肺经

【制法】　上述药物加水浸泡 24 小时。大火烧开 1 小时,转小火煮 3 小时,滤汁去渣,如此三煎,合并滤液,加热浓缩为膏,再将蜂蜜、冰糖等辅料,冲入清膏和匀,小火熬炼至挂旗,收膏即可。

【用法】　每次 15～20g,每日 2 次,在两餐之间,用温开水冲服。

【注意事项】　中风病血瘀明显者,可加用大活络丹。

四、帕金森病膏方

帕金森病（Parkinson's disease, PD）是一种常见的中老年人神经系统变性疾病,临床上以静止性震颤、运动迟缓、肌强直和姿势平衡障碍为主要特征。患病率随着年龄增加而升高,男性稍高于女性。帕金森病最主要的病理改变是中脑黑质多巴胺（Dopamine, DA）能神经元的变性死亡,由此而引起纹状体 DA 含量显著性减少而致病。导致这一病理改变的确切病因目前仍不清楚。环境因素、遗传因素、神经系统老化等均可能参与 PD 多巴胺能神经元的变性死亡过程。

中医文献中尚无关于帕金森病的病名，但散见于"颤证""颤振""振掉"等病症文献中。一般认为是由内伤积损或其他慢性病症致筋脉失荣失控，以头身肢体不自主地摇动、颤抖为主要临床表现的一种病症。

（一）临床表现

（1）症状。①静止性震颤。常始于一侧上肢，逐渐累及同侧下肢，再波及对侧上肢及下肢。表现为随意运动时减轻或停止，紧张或激动时加剧，入睡后消失。典型的表现为拇指及食指成"搓丸样"动作。少部分患者可不出现震颤。②肌强直。被动运动关节时阻力增高，且呈一致性，类似于弯曲软铅管的感觉。③运动迟缓。随意运动减少，运动缓慢、笨拙。早期表现为精细动作比如，扣扣子、系鞋带等动作缓慢，逐渐发展为全面的随意运动减少、迟钝，最终导致起床、翻身困难等。④姿势障碍。早期表现为走路时患侧上肢摆臂振幅减小或消失，下肢拖曳。随着病情的发展，步伐逐渐变小、变慢，启动、转弯时步态障碍尤为明显。自坐位、卧位起立时困难，有时行走中出现全身僵直，不能动弹，出现"冻结"现象。有时迈步后以极小的步伐越走越快，不能及时止住，出现"前冲步态"。⑤非运动症状：可出现嗅觉减退、睡眠障碍、不宁腿综合征等症状。部分患者有抑郁、焦虑甚至幻觉、认知障碍等症状。

（2）体征。患者受累肢体肌张力增高，呈"铅管样强直"或"齿轮样强直"。

（二）理化检查

（1）脑积液及实验室检查。常规检查均无异常。但可排除其他导致帕金森综合征的疾病，如脑炎、中毒、肝豆状核变性等。

（2）影像学检查。CT、MRI 检查均无特征性改变。PET、SPECT 检查有辅助诊断价值。PET 显像可显示多巴胺递质合成减少。

（3）其他。嗅觉测试可发现早期患者的嗅觉减退。经颅超声可通过耳前的听骨窗探测黑质回声，可以发现大多数帕金森病患者的黑质回声增强。

（三）辨证膏方

本病病位在脑，与肝、脾、肾等脏腑受损而引起筋脉肌肉失养和失控有关。脑为元神之府，与心并主神机，神机出入控制四肢百骸的协调运动；肾主骨生髓，充养脑海，伎巧出焉，即肢体的精细、协调运动由肾精充养髓海而成；脾主肌肉、四肢，为气血阴阳化生之源，肾精的充养，肝筋的滋润，肌肉的温煦，均靠脾之健运，化生之气血阴阳的源源供养；肝主筋，筋系于肉，支配肌肉肢体的伸缩收持。故脑髓、肝、脾、肾等脏腑正常的生理活动保证了头身肢体的协调运动，若病及其中的任一脏腑或多个脏腑，筋脉肌肉失养，则发生头身肢体不协调、不自主地运动而颤震。其病理性质，虚多实少。病理因素为虚、风、痰、火、瘀。虚，以阴精亏虚为主，也有气虚、血虚甚至阳虚者，虚则不能充养脏腑，润养筋脉。风，以阴虚生风为主，也有阳亢风动或痰热化风者，风性善动，使筋脉肌肉变动不居。痰，以禀赋痰湿之体为主，或因肺脾肾虚不能运化水湿而成，痰之为病，或阻滞肌肉筋脉，或化热而生风。火，以阴虚生内热为主，或有五志过极化火，或外感热毒所致，火热则耗灼阴津，肝肾失养，或热极风动而筋脉不宁。瘀，多因久病气血不运而继发，常痰瘀并病，阻滞经脉运行气血，筋脉肌肉失养而病。

因此治疗时应根据标本虚实，以填精补髓，益肾调肝，健脾益气养血以扶正治本，清化痰热，熄风止痉，活血化瘀以祛邪治标为其治疗大法。

1. 肝阳化风症

【症候】　头摇肢颤，不能自主，伴眩晕头胀，面红，口干舌燥，易怒，腰膝酸软，舌红，苔薄黄，脉弦数。

【治法】　滋阴潜阳，平肝熄风。

膏方：滋生青阳汤

【来源】　《医醇剩义》卷一。

【组成】　生地黄 300g、白芍 60g、牡丹皮 90g、麦门冬 90g、石斛 120g、天麻 50g、菊花 120g、石决明 500g、柴胡 50g、桑叶 60g、薄荷 60g、磁石 300g。

【图解】

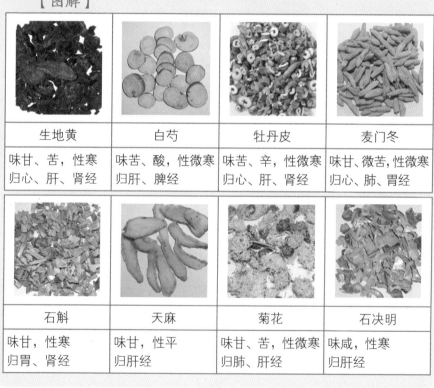

生地黄	白芍	牡丹皮	麦门冬
味甘、苦，性寒 归心、肝、肾经	味苦、酸，性微寒 归肝、脾经	味苦、辛，性微寒 归心、肝、肾经	味甘、微苦,性微寒 归心、肺、胃经
石斛	天麻	菊花	石决明
味甘，性寒 归胃、肾经	味甘，性平 归肝经	味甘、苦，性微寒 归肺、肝经	味咸，性寒 归肝经

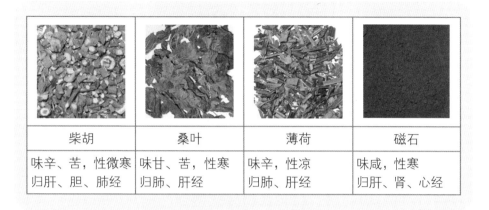

柴胡	桑叶	薄荷	磁石
味辛、苦,性微寒 归肝、胆、肺经	味甘、苦,性寒 归肺、肝经	味辛,性凉 归肺、肝经	味咸,性寒 归肝、肾、心经

【制法】 石决明、磁石先煎 1 小时。余药(除薄荷外)加水浸泡 24 小时,并石决明、磁石大火烧开 1 小时,转小火煮 3 小时,起锅前 10 分钟下(薄荷)滤汁去渣,如此三煎,合并滤液,加热浓缩为膏,再将蜂蜜、冰糖等辅料,冲入清膏和匀,小火熬炼至挂旗,收膏即可。

【用法】 每次 15~20g,每日 2 次,在两餐之间,用温开水冲服。

【注意事项】 本证型患者常合并高血压,应注意监测血压。

2. 髓海不足症

【症候】 头摇肢颤,伴头晕目眩,耳鸣,善忘,大小便不利,睡眠昼夜颠倒,重则痴呆,言语失序,精神行为异常,舌质淡红体胖大,苔薄白,脉多沉弦无力或弦细而紧。

【治法】 补肾健脾,填精益髓。

膏方:益脑强神丸

【来源】 任继学先生自拟方,用于治疗帕金森病髓海不足证。

【组成】 鹿角胶 50g、龟板胶 50g、红花 50g、枸杞子 100g、石菖蒲 50g、山茱萸 75g、桃仁 25g、何首乌 100g、熟地黄 75g、黄精 100g、五味子 50g。

【图解】

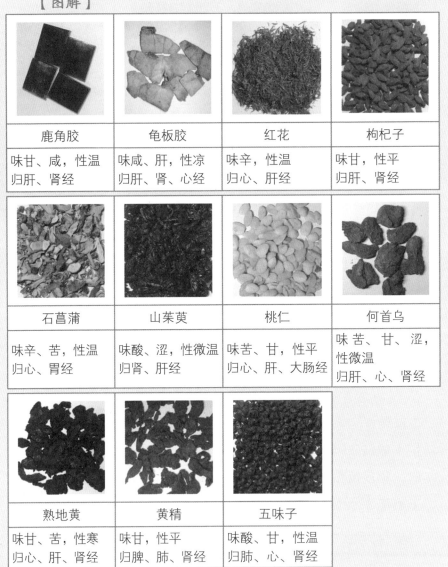

鹿角胶	龟板胶	红花	枸杞子
味甘、咸，性温 归肝、肾经	味咸、肝，性凉 归肝、肾、心经	味辛，性温 归心、肝经	味甘，性平 归肝、肾经
石菖蒲	山茱萸	桃仁	何首乌
味辛、苦，性温 归心、胃经	味酸、涩，性微温 归肾、肝经	味苦、甘，性平 归心、肝、大肠经	味苦、甘、涩，性微温 归肝、心、肾经
熟地黄	黄精	五味子	
味甘、苦，性寒 归心、肝、肾经	味甘，性平 归脾、肺、肾经	味酸、甘，性温 归肺、心、肾经	

【制法】　上述药物除鹿角胶、龟板胶外加水浸泡24小时。大火烧开1小时，转小火煮3小时，滤汁去渣，如此三煎，合并滤液，加烊化后的龟板胶、鹿角胶，加热浓缩为膏，再将蜂蜜、冰糖等辅料，冲入清膏和匀，小火熬炼至挂旗，收膏即可。

【用法】　每次15～20g，每日2次，在两餐之间，用温开水冲服。

【注意事项】 肝功能异常者酌情使用何首乌用量，使用期间禁止饮酒。

3. 气血亏虚症

【症候】 头摇肢颤，伴眩晕，心悸而烦，动则气短懒言，纳呆，乏力，畏寒肢冷，汗出，大小便失常，舌体胖大，苔薄白滑，脉沉濡无力或沉细。

【治法】 健脾养血，补中益气。

膏方：补中益气汤合天王补心丹

【来源】 《脾胃论》卷中，主治脾胃气虚证、气虚下陷证及气虚发热等证。

【组成】 黄芪200g、炙甘草60g、人参100g、当归100g、陈皮60g、升麻30g、柴胡30g、白术100g、生地黄400g、天门冬200g、麦门冬200g、柏子仁200g、酸枣仁200g、玄参50g、丹参50g、茯苓50g、远志50g、五味子50g、桔梗50g。

【图解】

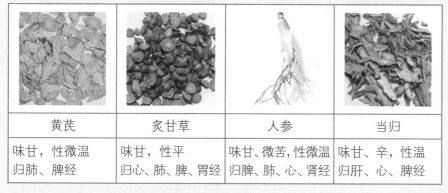

黄芪	炙甘草	人参	当归
味甘，性微温 归肺、脾经	味甘，性平 归心、肺、脾、胃经	味甘、微苦，性微温 归脾、肺、心、肾经	味甘、辛，性温 归肝、心、脾经

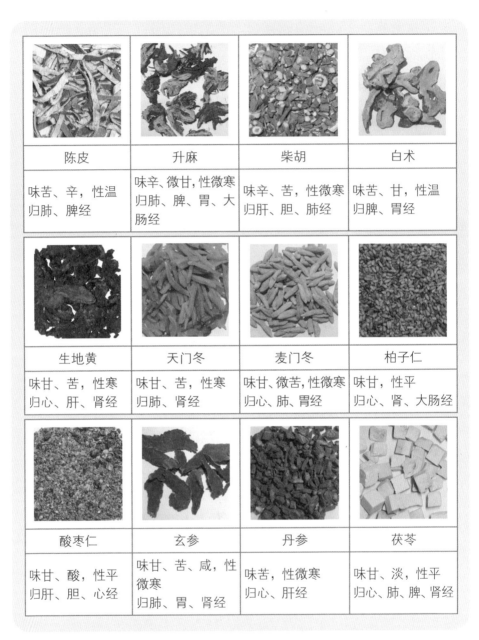

陈皮	升麻	柴胡	白术
味苦、辛，性温 归肺、脾经	味辛、微甘,性微寒 归肺、脾、胃、大肠经	味辛、苦，性微寒 归肝、胆、肺经	味苦、甘，性温 归脾、胃经
生地黄	天门冬	麦门冬	柏子仁
味甘、苦，性寒 归心、肝、肾经	味甘、苦，性寒 归肺、肾经	味甘、微苦,性微寒 归心、肺、胃经	味甘，性平 归心、肾、大肠经
酸枣仁	玄参	丹参	茯苓
味甘、酸，性平 归肝、胆、心经	味甘、苦、咸，性微寒 归肺、胃、肾经	味苦，性微寒 归心、肝经	味甘、淡，性平 归心、肺、脾、肾经

中医

中老年病证 调养膏方

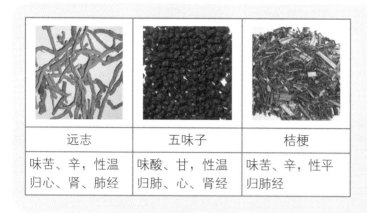

远志	五味子	桔梗
味苦、辛，性温 归心、肾、肺经	味酸、甘，性温 归肺、心、肾经	味苦、辛，性平 归肺经

【制法】 人参先煎 30 分钟。余药加水浸泡 24 小时，并人参大火烧开 1 小时，转小火煮 3 小时，滤汁去渣，如此三煎，合并滤液，加热浓缩为膏，再将蜂蜜、冰糖等辅料，冲入清膏和匀，小火熬炼至挂旗，收膏即可。

【用法】 每次 15～20g，每日 2 次，在两餐之间，用温开水冲服。

【注意事项】 眩晕明显者加天麻。

4. 痰热生风症

【症候】 肢体震颤，头摇，手不能持物，肢体麻木，伴头晕目眩，胸闷泛恶，甚则呕吐痰涎，舌体胖大有齿痕，舌质红，苔厚腻或白或黄，脉沉滑或沉濡。

【治法】 清热化痰，熄风活络。

膏方：导痰汤合化痰透脑丸

【来源】 《重订严氏济生方》导痰汤，功在燥湿豁痰，行气开郁。主治痰涎壅盛，头目眩晕；或痰饮留积不散，胸膈痞塞。

【组成】 半夏 120g、胆南星 30g、橘红 30g、枳实 30g、茯苓 30g、炙甘草 15g、郁金 50g、远志 100g。

【图解】

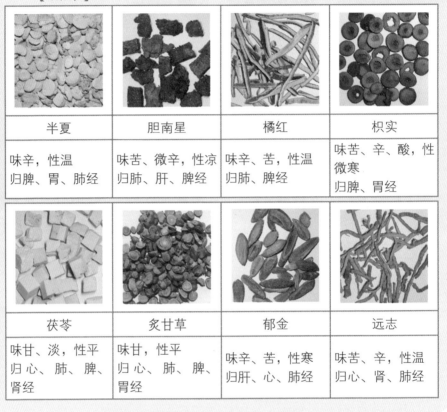

半夏	胆南星	橘红	枳实
味辛，性温 归脾、胃、肺经	味苦、微辛，性凉 归肺、肝、脾经	味辛、苦，性温 归肺、脾经	味苦、辛、酸，性微寒 归脾、胃经

茯苓	炙甘草	郁金	远志
味甘、淡，性平 归心、肺、脾、肾经	味甘，性平 归心、肺、脾、胃经	味辛、苦，性寒 归肝、心、肺经	味苦、辛，性温 归心、肾、肺经

【制法】 上述药物加水浸泡 24 小时。大火烧开 1 小时，转小火煮 3 小时，滤汁去渣，如此三煎，合并滤液，加热浓缩为膏，再将蜂蜜、冰糖等辅料，冲入清膏和匀，小火熬炼至挂旗，收膏即可。

【用法】 每次 15～20g，每日 2 次，在两餐之间，用温开水冲服。

5. 气滞血郁症

【症候】 手足震颤，屈伸不利，急躁易怒，情绪波动时加重，活动后减轻，肢体麻木，面色晦暗，舌紫暗或有瘀斑，舌下脉络明显，脉弦涩。

【治法】 疏肝理气，化痰通络。

膏方：血府逐瘀汤

【来源】 王清任《医林改错》上卷方叙："血府逐瘀汤，治胸中血府血瘀之症。"

【组成】 桃仁 120g、红花 90g、当归 90g、生地黄 90g、牛膝 90g、川芎 45g、桔梗 45g、赤芍 60g、枳壳 60g、甘草 60g、柴胡 30g。

【图解】

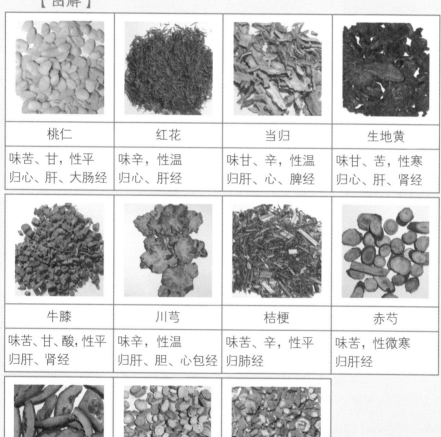

桃仁	红花	当归	生地黄
味苦、甘，性平 归心、肝、大肠经	味辛，性温 归心、肝经	味甘、辛，性温 归肝、心、脾经	味甘、苦，性寒 归心、肝、肾经
牛膝	川芎	桔梗	赤芍
味苦、甘、酸，性平 归肝、肾经	味辛，性温 归肝、胆、心包经	味苦、辛，性平 归肺经	味苦，性微寒 归肝经
枳壳	甘草	柴胡	
味苦、辛、酸，性微寒 归脾、胃经	味甘，性平 归心、肺、脾、胃经	味辛、苦，性微寒 归肝、胆、肺经	

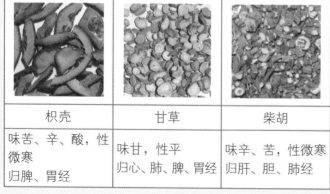

【制法】 上述药加水浸泡24小时。大火烧开1小时，转小火煮3小时，滤汁去渣，如此三煎，合并滤液，加热浓缩为膏，再将蜂蜜、冰糖等辅料，冲入清膏和匀，小火熬炼至挂旗，收膏即可。

【用法】 每次15～20g，每日2次，在两餐之间，用温开水冲服。

【注意事项】 伴中风病血瘀明显者，可加用大活络丹。

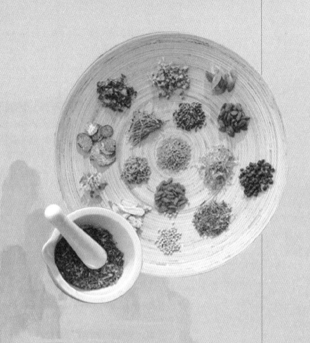

第十章

中老年睡眠障碍
疾病调养膏方

一、中老年睡眠障碍疾病的特点分析

睡眠障碍（somnipathy）系指睡眠—觉醒过程中表现出来的各种功能障碍。睡眠质量下降是人们常见的症状，成年人群中长期睡眠障碍者可多至 15%。广义的睡眠障碍应该包括各种原因导致的失眠、过度嗜睡、睡眠呼吸障碍以及睡眠行为异常，后者包括睡眠行走、睡眠惊恐、不宁腿综合征等。而老年人的睡眠障碍发生率高，与生理性老化，患有其他疾病，从而干扰了正常睡眠有关。

本病属于中医学的"不寐"等范畴。

国际上关于睡眠功能障碍的分类并不规范，各国诊断标准亦不统一。主要的分类又包括睡眠障碍和深眠状态两大类。

睡眠障碍包括内源性睡眠障碍及外源性睡眠障碍。

内源性睡眠障碍：如睡眠过度，失眠、睡眠呼吸暂停综合征、不宁腿综合征、周期性腿动。

外源性睡眠障碍：如不良睡眠卫生和睡眠节律紊乱（跨时区睡眠节律紊乱、工作变动综合征）。

深眠状态包括非快眼动睡眠（Don-rapid eye movement sleep, NREMS）、睡眠相关梦行症、快速动眼（Rapid eye movement sleep, REM）睡眠行为障碍（RBD）。

（一）睡眠障碍分类

（1）睡眠过度（hypersomnolence）。睡眠呼吸暂停、发作性睡眠、原发性中枢神经系统性睡眠过度、不适当的睡眠时间、周期性肢体运动障碍、药物性。

（2）失眠（inxomnia）。睡眠不充分的感觉，可有质和（或）量的不足。分为难以入睡（睡眠开始型失眠）、频繁或持续觉醒（睡眠维持型失眠）及醒转过早（凌晨早醒型失眠）；根据症状延续时间分为暂时性失眠（数天以内）、短暂失眠（数天至3周）及长期性失眠（以年或月计）等。急性以心理紧张、躯体疾病、旅行时差等所致；慢性可见精神障碍、条件性失眠、睡眠卫生不良、生理节律紊乱、疼痛或疾病、不宁腿综合征。

（3）深眠状态（parasomnia）。梦惊、睡眠行走或谈话、快动眼睡眠行为障碍、夜间抽搐发作。

（二）中老年睡眠障碍疾病临床表现

（1）两种时相交替出现，每晚共经历4~6个周期。NREM又分四期，第3、4期进入"深"睡眠。老年人NREM第1期延长，第3、4期明显缩短，且REM的数量减少，时程缩短、表现夜间入睡缓慢，多次醒转及再入睡困难，白天则常感疲惫。

（2）中老年人睡眠障碍以失眠最为多见。65岁以上老年人失眠的患病率可高达1/3（12%~43%）。老年人失眠以女性、独居、收入微薄及文化水平较低占较大比例，常与抑郁症相伴。

（三）中老年睡眠障碍疾病诊断要点

失眠是疾病主要表现，并非其他疾病所致。详细询问病史；判断失眠特征；寻求失眠原因；进行完善体检；确定实验室检查项目（多导睡眠图能根据脑电图、眼动图和肌电图的连续描记客观记载睡眠结构的变化，还可根据病情给予化验及影像学检查排除其他病变导致的继发性失眠）。

（四）辨证膏方

不寐首先应辨虚实。虚证多为阴血不足，心失所养。如虽能入睡，但睡间易醒，兼见体质瘦弱，面色无华，神疲懒言，心悸健忘，多

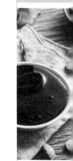

属心脾两虚证；如心烦失眠，不易入睡，兼见心悸，五心烦热，潮热，多属阴虚火旺证；如入睡后容易惊醒，平时善惊，多为心虚胆怯证或血虚肝旺证。实证为邪热扰心，心神不安。如心烦易怒，不寐多梦，兼见口苦咽干，便秘溲赤，为肝火扰心证；如不寐头重，痰多胸闷，为痰热扰心证。

1. 肝火扰心症

【症候】　不寐多梦，甚则彻夜不眠，急躁易怒，伴有头晕头胀，目赤耳鸣，口干而苦，便秘溲赤，舌红苔黄，脉弦而数。

【治法】　疏肝泻火，镇心安神。

膏方

【方药】　龙胆草 50g、黄芩 50g、栀子 50g、泽泻 50g、车前子（包煎）50g、当归 100g、生地黄 150g、柴胡 50g、甘草 50g、生龙骨 200g、生牡蛎 200g、磁石 200g。

【图解】

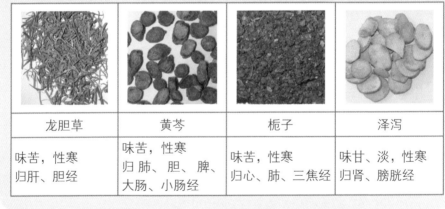

龙胆草	黄芩	栀子	泽泻
味苦，性寒 归肝、胆经	味苦，性寒 归肺、胆、脾、大肠、小肠经	味苦，性寒 归心、肺、三焦经	味甘、淡，性寒 归肾、膀胱经

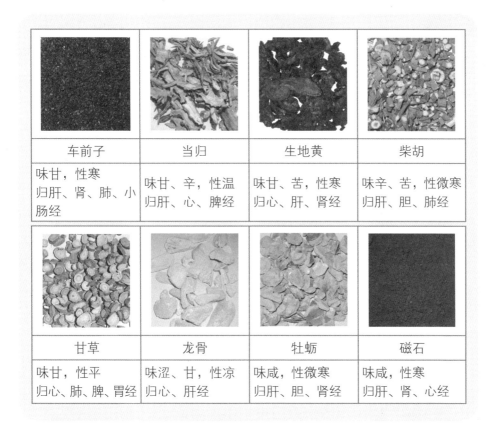

车前子	当归	生地黄	柴胡
味甘，性寒 归肝、肾、肺、小肠经	味甘、辛，性温 归肝、心、脾经	味甘、苦，性寒 归心、肝、肾经	味辛、苦，性微寒 归肝、胆、肺经

甘草	龙骨	牡蛎	磁石
味甘，性平 归心、肺、脾、胃经	味涩、甘，性凉 归心、肝经	味咸，性微寒 归肝、胆、肾经	味咸，性寒 归肝、肾、心经

【制法】 上述药物加水浸泡24小时。其中生龙骨、生牡蛎、磁石先煎2小时，余药大火烧开1小时，小火煮3小时，滤汁去渣，如此三煎，合并滤液，加热浓缩为膏，再将蜂蜜、冰糖等辅料，冲入清膏和匀，小火熬炼至挂旗，收膏即可。

【用法】 每次15～20g，每日2次，在两餐之间，用温开水冲服。

【注意事项】 方中龙胆苦寒，合并脾胃虚寒者，酌情减量。

2. 痰热扰心症

【症候】 心烦不寐，胸闷脘痞，泛恶嗳气，口苦，头重，目眩，舌偏红，苔黄腻，脉滑数。

【治法】 清化痰热，和中安神。

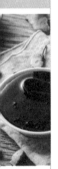

膏方

【方药】 法半夏 100g、陈皮 100g、茯苓 300g、枳实 100g、黄连 50g、竹茹 50g、珍珠母 200g、磁石 200g。

【图解】

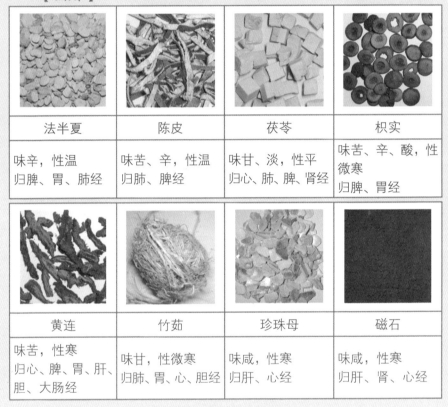

法半夏	陈皮	茯苓	枳实
味辛，性温 归脾、胃、肺经	味苦、辛，性温 归肺、脾经	味甘、淡，性平 归心、肺、脾、肾经	味苦、辛、酸，性微寒 归脾、胃经

黄连	竹茹	珍珠母	磁石
味苦，性寒 归心、脾、胃、肝、胆、大肠经	味甘，性微寒 归肺、胃、心、胆经	味咸，性寒 归肝、心经	味咸，性寒 归肝、肾、心经

【制法】 上述药物加水浸泡 24 小时。其中珍珠母、磁石先煎 2 小时，和余药大火烧开 1 小时，小火煮 3 小时，滤汁去渣，如此三煎，合并滤液，加热浓缩为膏，再将蜂蜜、冰糖等辅料，冲入清膏和匀，小火熬炼至挂旗，收膏即可。

【用法】 每次 15～20g，每日 2 次，在两餐之间，用温开水冲服。

3. 心脾两虚症

【症候】 不寐，多梦易醒，心悸健忘，神疲食少，头晕目眩，四肢倦怠，腹胀便秘，面色少华，舌淡苔薄，脉细无力。

【治法】　补益心脾，养血安神。

膏方

【方药】　白术 90g、当归 90g、茯神 90g、黄芪 120g、远志 60g、龙眼肉 120g、炒酸枣仁 120g、人参 60g、木香 60g、炙甘草 30g、生姜 60g、大枣 30g。

【图解】

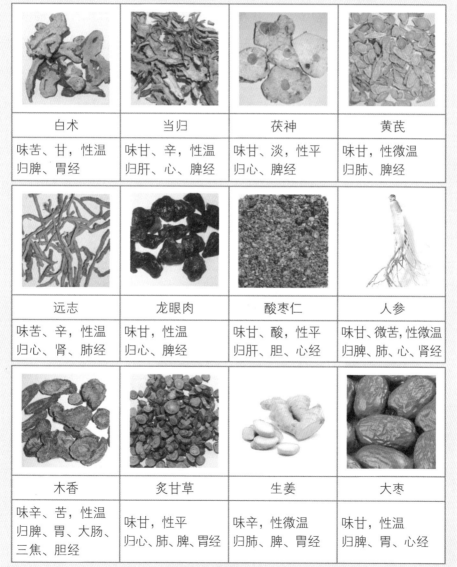

白术	当归	茯神	黄芪
味苦、甘，性温 归脾、胃经	味甘、辛，性温 归肝、心、脾经	味甘、淡，性平 归心、脾经	味甘，性微温 归肺、脾经
远志	龙眼肉	酸枣仁	人参
味苦、辛，性温 归心、肾、肺经	味甘，性温 归心、脾经	味甘、酸，性平 归肝、胆、心经	味甘、微苦，性微温 归脾、肺、心、肾经
木香	炙甘草	生姜	大枣
味辛、苦，性温 归脾、胃、大肠、三焦、胆经	味甘，性平 归心、肺、脾、胃经	味辛，性微温 归肺、脾、胃经	味甘，性温 归脾、胃、心经

【制法】 上述药物加水浸泡24小时。其中人参先煎2小时，和余药大火烧开1小时，小火煮3小时，滤汁去渣，如此三煎，合并滤液，加热浓缩为膏，再将蜂蜜、冰糖等辅料，冲入清膏和匀，小火熬炼至挂旗，收膏即可。

【用法】 每次15~20g，每日2次，在两餐之间，用温开水冲服。

【注意事项】 偏阳虚者可易人参为红参，偏阴虚者可用西洋参代替人参。

4. 心肾不交症

【症候】 心烦不寐，入睡困难，心悸多梦，伴头晕耳鸣，腰膝酸软，潮热盗汗，五心烦热，咽干少津，男子遗精，女子月经不调，舌红少苔，脉细数。

【治法】 滋阴降火，交通心肾。

膏方

【方药】 熟地黄300g、山茱萸300g、山药300g、泽泻150g、茯苓150g、丹皮150g、黄连50g、肉桂50g。

【图解】

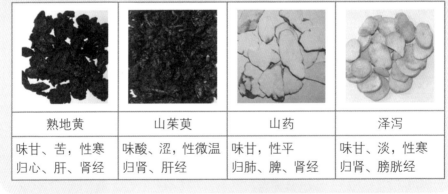

熟地黄	山茱萸	山药	泽泻
味甘、苦，性寒归心、肝、肾经	味酸、涩，性微温归肾、肝经	味甘，性平归肺、脾、肾经	味甘、淡，性寒归肾、膀胱经

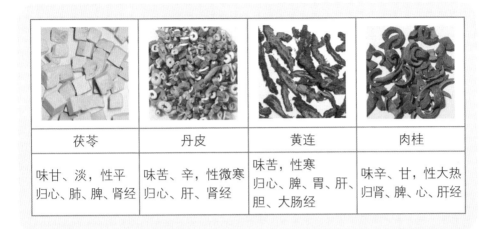

茯苓	丹皮	黄连	肉桂
味甘、淡，性平 归心、肺、脾、肾经	味苦、辛，性微寒 归心、肝、肾经	味苦，性寒 归心、脾、胃、肝、胆、大肠经	味辛、甘，性大热 归肾、脾、心、肝经

【制法】　上述药物加水浸泡 24 小时。大火烧开 1 小时，小火煮 3 小时，滤汁去渣，如此三煎，合并滤液，加热浓缩为膏，再将蜂蜜、冰糖等辅料，冲入清膏和匀，小火熬炼至挂旗，收膏即可。

【用法】　每次 15～20g，每日 2 次，在两餐之间，用温开水冲服。

5. 心胆气虚症

【症候】　不寐，多噩梦，易于惊醒，触事易怒，终日惕惕，胆怯心悸，伴气短自汗，倦怠乏力，舌淡，脉弦细。

【治法】　益气镇惊，安神定志。

膏方

【方药】　人参 100g、茯苓 150g、炙甘草 100g、茯神 150g、远志 100g、龙齿 300g、石菖蒲 100g、川芎 100g、酸枣仁 300g、知母 100g。

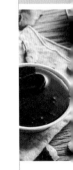

【图解】

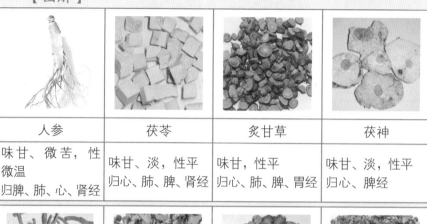

人参	茯苓	炙甘草	茯神
味甘、微苦，性微温 归脾、肺、心、肾经	味甘、淡，性平 归心、肺、脾、肾经	味甘，性平 归心、肺、脾、胃经	味甘、淡，性平 归心、脾经

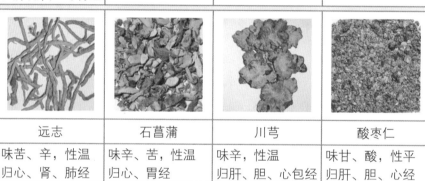

远志	石菖蒲	川芎	酸枣仁
味苦、辛，性温 归心、肾、肺经	味辛、苦，性温 归心、胃经	味辛，性温 归肝、胆、心包经	味甘、酸，性平 归肝、胆、心经

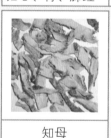

知母
味苦、甘，性寒 归肺、胃、肾经

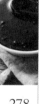

【制法】　上述药物加水浸泡 24 小时。其中人参先煎 2 小时，和余药大火烧开 1 小时，小火煮 3 小时，滤汁去渣，如此三煎，合并滤液，加热浓缩为膏，再将蜂蜜、冰糖等辅料，冲入清膏和匀，小火熬炼至挂旗，收膏即可。

【用法】　每次 15～20g，每日 2 次，在两餐之间，用温开水冲服。

二、老年抑郁疾病的特点分析

抑郁症（depression）表现为持续性情绪低落，伴焦虑、躯体不适和睡眠障碍等。同时可有各种认知障碍和躯体症状。一般亚急性或慢性起病，部分有精神刺激或躯体疾病等促发因素可急性起病。中老年发病率居高，国外报道抑郁症占65岁以上总人口的7%~10%，有躯体疾病的老年人比例可高达50%。根据世界卫生组织发表的《2002年世界卫生组织报告》，抑郁症目前已成为世界第四大疾患，到2020年可能成为仅次于心脏病的第二大疾病，是一个全球性的严重问题。

本病属于中医学的"郁证"范畴。

本病常由社会心理因素或躯体疾病诱发，造成病人缺乏自信、悲观失望，部分病人的发病与生化方面的改变有关，如脑内的去甲肾上腺素或五羟色胺（5-HT）水平下降等。

（一）临床表现

（1）情绪忧郁。持续性情绪低落、忧郁、心境恶劣是抑郁症的典型症状之一。这类情绪低落的压抑状态是原发性的、内源性的，即无明显外界因素作用下发生的。病人呈现特殊的哭丧面容，两眉紧闭、愁眉苦脸、双目凝视、面无表情，暗自流泪。

（2）焦虑和激越。焦虑和抑郁常相伴出现，抑郁症患者伴有焦虑症状者约占70%。常见的焦虑症状为坐立不安、心神不宁，出现莫名其妙的惊恐、多虑和焦躁不安，是一种病理性的紧张、恐怖状态，还可出现易激动、易发怒。这种焦虑症状突出的抑郁症被称为"激越性抑郁症"，多见于更年期抑郁症病人。

（3）脑功能下降。通常表现为思维困难，脑力劳动的效率明显下降。一向思维敏捷的科技人员或白领人士患抑郁症后，常感到自己思维迟钝、记忆力下降、注意力涣散、思考困难，很难胜任日常工作，更谈不上有创造性。不少病人谈到自己主观体验时说："整个头脑

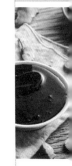

犹如一桶糨糊。"

（4）消极思维。忧郁心境可导致思维消极、悲观和自责、自卑，犹如戴着有色眼镜看世界，感到任何事情都困难重重，对前途悲观绝望。病人把自己看得一无是处，对微不足道的过失和缺点无限夸大，感到自己对不起他人、家属和社会，认为自己罪恶深重，是一个"十恶不赦"的坏蛋。有的病人还感到活着毫无意义，生活在人世间徒然受苦，只有一死才能逃出苦海得以解脱。这种自杀观念强烈者如果得不到及时医治或监护，自杀率相当高。

（5）精神运动性阻滞。典型表现是行动迟缓，精力减退，缺乏兴趣和活力，总感到心有余而力不足，家务和日常活动都懒得去做，整天无精打采、身心疲惫，严重者呆若木鸡或呈抑郁性木僵状态。病人对周围一切事物都不感兴趣，对工作没有一点儿热情，平素衣着整洁的人也变得不修边幅。

（二）常规分类

（1）内源性抑郁症。主要由于脑内儿茶酚胺类神经递质代谢障碍所致，有的可发现有家族遗传史。部分病人在发病前可找到某些不良刺激因素，但这些刺激因素并非发病的根本原因。

（2）心因性抑郁症。主要由受到外界的不良刺激或者内心的矛盾冲突所致。往往在受到超强精神打击后急性发病，如遭遇天灾人祸等，也有少数是缓慢起病的，如长期被拘禁后因绝望而发病。

（3）抑郁性神经症。又称抑郁型神经官能症，是一种较轻型的抑郁症。它表现为持续的情绪低落状态,常伴有神经衰弱的许多症状,其预后较良好。

（4）继发性抑郁症。①继发于某些精神障碍。②继发于肝炎、流感、甲状腺功能减退及阿狄森病等躯体疾病。③继发于利血平、皮质激素等药物的副作用。

（5）隐匿性抑郁症。躯体症状十分明显，可涉及各个系统，但以疼痛为主诉者较常见，隐藏很深的抑郁症状反被掩盖了，如不警

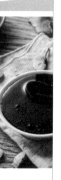

惕可长期误诊。

（6）更年期忧郁症。首次发病在更年期，常以某些精神因素或躯体因素为诱因，多有绝经期综合征的表现，临床症状以焦虑抑郁为主，智能良好。

（三）诊断标准

以心境显著而持久的改变——低落为基本临床表现，伴有相应的思维和行为改变，有反复发作的倾向，间歇期完全缓解。发作症状较轻者可达不到精神病的程度。本病发作可表现为抑郁相，其含义和诊断标准为：患者心境低落，与所处的境遇不相称，可以从闷闷不乐到悲痛欲绝，甚至发生木僵状态。严重者可出现妄想、幻觉等精神病性症状，某些病例中焦虑与运动性激越比抑郁更为显著。

（1）症状标准，以心境低落为主要特征且持续至少2周，在此期间至少有下述症状中的四项：①对日常活动丧失兴趣，无愉快感；②精力明显减退，无原因的持续疲乏感；③精神运动性迟滞或激越；④自我评价过低，或自责，或有内疚感，可达妄想程度；⑤联想困难，或自觉思考能力显著下降；⑥反复出现想死的念头，或有自杀行为；⑦失眠，或早醒，或睡眠过多；⑧食欲不振，或体重明显减轻；⑨性欲明显减退。

（2）严重程度标准，精神障碍至少造成下述情况之一：①社会功能受损；②给本人造成痛苦或不良后果。

（3）排除标准：①不符合脑器质性精神障碍、躯体疾病与精神活性物质和非依赖性物质所致精神障碍；②可存在某些分裂性症状，但不符合精神分裂症的诊断标准。若同时符合精神分裂症的症状诊断标准，鉴别诊断可参考分裂情感性精神病的诊断标准。

（四）辨证膏方

辨六郁及主次：郁证的症状纷杂，应综合病史，抓住主症，辨别六郁及主次。郁证的发生每有精神刺激、七情所伤，导致肝失疏

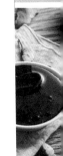

泄，脾失健运，心失所养，故郁证以气郁为主要病变，常兼有血瘀、化火、痰结、湿阻、食积。胸胁胀满，痛无定处，为气郁；胸胁胀痛，痛有定处，舌有瘀点，则为血瘀；性情急躁易怒，口苦咽干，便秘，舌红苔黄，为火郁；胸胁满闷，咽中如有异物哽塞者，为痰郁；身重，脘腹胀满，口腻，便溏者，为湿郁；胃脘胀满，嗳气吞酸，不思饮食者，为食郁。

辨脏腑：一般说来，气郁、血郁、火郁主要关系于肝，食郁、湿郁、痰郁主要关系于脾；而虚证则与心的关系最为密切，如心神失养、心血不足、心阴亏虚等均为心系病变，其次是肝脾肾的亏虚。

辨虚实：本病初起一般以气、瘀、痰、火等为主，属实；而日久易伤正气，气血阴精不足，则属虚。

1. 肝气郁结症

【症候】　精神抑郁，情绪不宁，胸胁不舒，痛无定处，善太息，月经不调。苔薄白，脉弦。

【治法】　疏肝解郁，理气畅中。

膏方

【方药】　炙甘草 200g，枳实 200g，柴胡 300g，白芍 300g。

【图解】

炙甘草	枳实	柴胡	白芍
味甘，性平 归心、肺、脾、胃经	味苦、辛、酸，性微寒 归脾、胃经	味辛、苦，性微寒 归肝、胆、肺经	味苦、酸，性微寒 归肝、脾经

【制法】　上述药物加水浸泡 24 小时。大火烧开 1 小时，小火

煮3小时，滤汁去渣，如此三煎，合并滤液，加热浓缩为膏，再将蜂蜜、冰糖等辅料，冲入清膏和匀，小火熬炼至挂旗，收膏即可。

【用法】 每次15~20g，每日2次，在两餐之间，用温开水冲服。

2. 气郁化火症

【症候】 急躁易怒，胸闷胁胀，头痛目赤，口苦，嘈杂泛酸，便结尿黄，舌红，苔黄，脉弦数。

【治法】 疏肝解郁，清泻肝火。

膏方

【方药】 当归200g、白术200g、茯苓200g、甘草200g、白芍200g、柴胡100g、栀子100g、牡丹皮100g。

【图解】

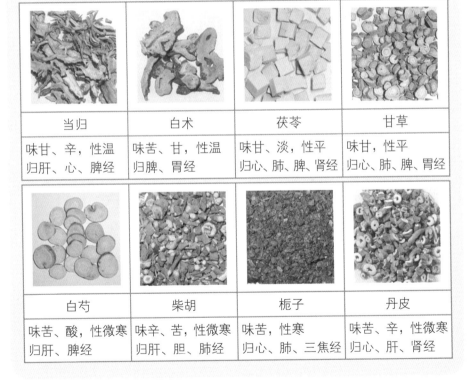

当归	白术	茯苓	甘草
味甘、辛，性温 归肝、心、脾经	味苦、甘，性温 归脾、胃经	味甘、淡，性平 归心、肺、脾、肾经	味甘，性平 归心、肺、脾、胃经
白芍	柴胡	栀子	丹皮
味苦、酸，性微寒 归肝、脾经	味辛、苦，性微寒 归肝、胆、肺经	味苦，性寒 归心、肺、三焦经	味苦、辛，性微寒 归心、肝、肾经

【制法】 上述药物加水浸泡24小时。大火烧开1小时，小火煮3小时，滤汁去渣，如此三煎，合并滤液，加热浓缩为膏，再将蜂蜜、

冰糖等辅料，冲入清膏和匀，小火熬炼至挂旗，收膏即可。

【用法】 每次15~20g，每日2次，在两餐之间，用温开水冲服。

3. 痰气郁结症

【症候】 精神抑郁，胸闷，咽中如有物堵塞，吞之不下，咯之不出，沉默寡言，胸闷如塞，胁肋胀满，苔薄，脉弦滑。

【治法】 行气开郁，化痰散结。

膏方

【方药】 法半夏200g、厚朴150g、茯苓200g、生姜250g、紫苏叶100g。

【图解】

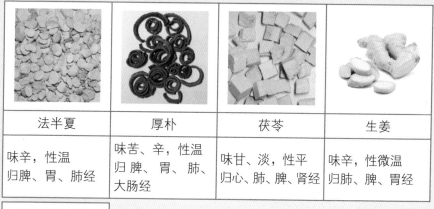

法半夏	厚朴	茯苓	生姜
味辛，性温 归脾、胃、肺经	味苦、辛，性温 归脾、胃、肺、大肠经	味甘、淡，性平 归心、肺、脾、肾经	味辛，性微温 归肺、脾、胃经

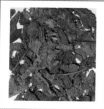

紫苏叶
味辛，性温 归肺、脾经

【制法】 上述药物加水浸泡24小时。大火烧开1小时，小火煮3小时，滤汁去渣，如此三煎，合并滤液，加热浓缩为膏，再将蜂蜜、

冰糖等辅料，冲入清膏和匀，小火熬炼至挂旗，收膏即可。

【用法】 每次15～20g，每日2次，在两餐之间，用温开水冲服。

4. 心脾两虚症

【症候】 善思多疑不解，胸闷心悸，失眠健忘，面色萎黄，头晕，神疲倦怠，易汗，纳谷不香，舌淡，苔薄白，脉弦细或细数。

【治法】 健脾养心，补益气血。

膏方

【方药】 白术90g、当归90g、茯神90g、黄芪120g、远志60g、龙眼肉120g、炒酸枣仁120g、人参60g、木香60g、炙甘草30g、生姜60g、大枣30g。

【图解】

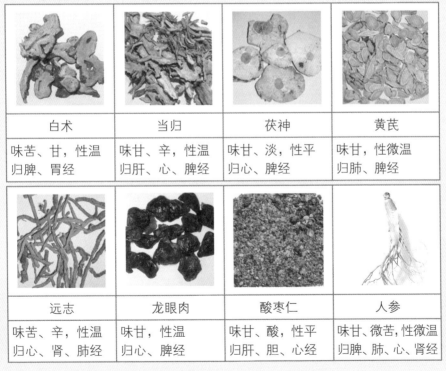

白术	当归	茯神	黄芪
味苦、甘，性温 归脾、胃经	味甘、辛，性温 归肝、心、脾经	味甘、淡，性平 归心、脾经	味甘，性微温 归肺、脾经

远志	龙眼肉	酸枣仁	人参
味苦、辛，性温 归心、肾、肺经	味甘，性温 归心、脾经	味甘、酸，性平 归肝、胆、心经	味甘、微苦,性微温 归脾、肺、心、肾经

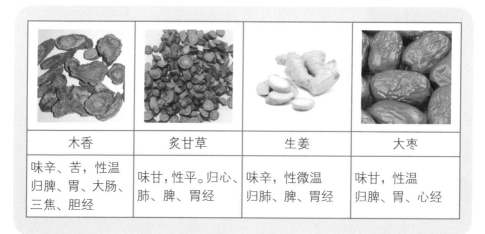

木香	炙甘草	生姜	大枣
味辛、苦，性温 归脾、胃、大肠、三焦、胆经	味甘，性平。归心、肺、脾、胃经	味辛，性微温 归肺、脾、胃经	味甘，性温 归脾、胃、心经

【制法】 上述药物加水浸泡 24 小时。其中人参先煎 2 小时，和余药大火烧开 1 小时，小火煮 3 小时，滤汁去渣，如此三煎，合并滤液，加热浓缩为膏，再将蜂蜜、冰糖等辅料，冲入清膏和匀，小火熬炼至挂旗，收膏即可。

【用法】 每次 15～20g，每日 2 次，在两餐之间，用温开水冲服。

【注意事项】 偏阳虚者可易人参为红参，偏阴虚者可用西洋参代替人参。

5. 心肾阴虚症

【症候】 情绪不宁，心悸，眩晕，健忘，失眠，多梦，心烦易怒，口燥咽干，或遗精腰酸，妇女则月经不调，舌红少津，脉细数。

【治法】 滋养心肾。

膏方

【方药】 生地黄 120g、当归 60g、天门冬 60g、麦门冬 60g、柏子仁 60g、炒枣仁 60g、五味子 60g、人参 15g、玄参 15g、丹参 15g、茯苓 15g、远志 15g、桔梗 15g。

【图解】

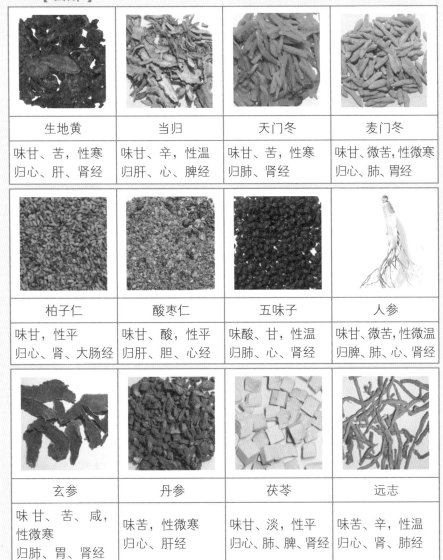

生地黄	当归	天门冬	麦门冬
味甘、苦，性寒 归心、肝、肾经	味甘、辛，性温 归肝、心、脾经	味甘、苦，性寒 归肺、肾经	味甘、微苦，性微寒 归心、肺、胃经
柏子仁	酸枣仁	五味子	人参
味甘，性平 归心、肾、大肠经	味甘、酸，性平 归肝、胆、心经	味酸、甘，性温 归肺、心、肾经	味甘、微苦，性微温 归脾、肺、心、肾经
玄参	丹参	茯苓	远志
味甘、苦、咸， 性微寒 归肺、胃、肾经	味苦，性微寒 归心、肝经	味甘、淡，性平 归心、肺、脾、肾经	味苦、辛，性温 归心、肾、肺经

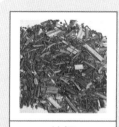

桔梗

味苦、辛，性平
归肺经

【制法】　上述药物加水浸泡 24 小时。其中人参先煎 2 小时，和余药大火烧开 1 小时，小火煮 3 小时，滤汁去渣，如此三煎，合并滤液，加热浓缩为膏，再将蜂蜜、冰糖等辅料，冲入清膏和匀，小火熬炼至挂旗，收膏即可。

【用法】　每次 15～20g，每日 2 次，在两餐之间，用温开水冲服。

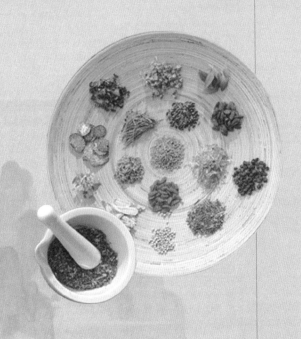

第十一章

中老年泌尿生殖
疾病调养膏方

泌尿生殖系统疾病范围广，中西医对其认识亦不相同。西医是以发生器质性病变所出现的疾病为名，如急慢性肾炎、肾盂肾炎、肾功能不全、前列腺增生等；而中医的肾病既指肾脏器质性病变的疾病，也包括中医五脏"肾"的功能失常出现的多种症状，如腰膝酸痛、疲劳无力、头昏健忘、耳鸣耳聋、少寐多梦、遗精滑精、阳痿早泄等。

泌尿生殖系统疾病种类繁多，病情复杂，但究其病因不外本虚标实。肺、脾、肾三脏亏虚为本，湿热瘀毒羁留为标。主要病变脏腑在肾，往往与其他脏腑有关，有时牵连多个脏腑、多个系统。有时可以完全以实证为表现，如肾炎、水肿、肉眼血尿、蛋白尿等，在发病初期绝大多数以实为主，即使到了肾衰竭出现恶心呕吐、口有秽味、大便偏干等症时亦属本虚标实证。在膏方处方时要重在补虚为主，虚是引起慢性肾病的主要病症，应用"虚则补之"的原则，在临床上，不论春夏秋冬，只要见到虚象，都可用补法治疗，但应根据气血阴阳虚损之不同，辨证施补。慢性肾病患者本身正气不足，在冬季受到严寒气候的影响，御邪能力就更低下，故易感受外邪。同时，慢性肾病患者体内积有痰涎、湿浊、食滞、瘀血等实邪，易形成虚中挟实的复杂的症候，故多宜采用攻补兼施的方法，以扶正祛邪外出。对于邪气盛实的患者，也可先治实邪，等邪气衰减时，再给予膏方治疗。

膏方通过补肾填精，补益肺脾，柔肝养血，益气养阴，活血化瘀，利湿泄浊等治疗可以起到以下几方面的作用：①控制疾病的发作；

②减少发病频次，减轻症状；③慢性疾病缓解期的巩固治疗；④减轻西药不良反应；⑤改善生活质量。

前列腺和尿路疾病临床表现多围绕小便异常，出现尿频、尿急、尿痛的尿道刺激症状，排尿不畅、尿变细、尿中断、尿等待，甚至尿潴留的尿路梗阻症状，蛋白尿、血尿、乳糜尿等尿性状改变。慢性前列腺炎和尿路感染还可出现小腹痛、腰酸背痛、会阴胀痛、睾丸坠胀、肛门胀痛等盆腔症状，病久可出现失眠、神疲乏力、健忘、焦虑、抑郁等精神症状。大部分泌尿生殖系统疾病缠绵难愈，生活质量下降，前列腺增生后期并发急性尿潴留甚至危及生命。

本类疾病发生机制各不相同，主要起因是素体禀赋不足，或偏于阴虚内热，或偏于阳虚内寒，复因过食膏粱厚味或辛辣炙煿，或房劳过度，或久坐少动，或房事不洁，或感受外邪。这些致病因素或生痰助火，使相火内盛，痰瘀阻滞，或气滞血瘀，寒湿凝滞经脉；或感受外邪，化湿生热，湿热下注膀胱而成。日久导致湿热痰瘀与肝脾肾虚损相互夹杂，虚实寒热并存的复杂病理状态。

二、反复尿路感染膏方

尿路感染（urinary tract infection，UTI）简称尿感，是指各种病原微生物在尿路中生长、繁殖而引起的炎症性疾病，分为上尿路感染（主要为肾盂肾炎）和下尿路感染（主要为膀胱炎）。临床上常见膀胱刺激征表现，即尿频、尿急、尿痛，但亦可见无症状者。老年人因免疫力低下，常迁延难愈，尤其是老年女性，因其尿道解剖结构的原因，更易导致尿路感染反复发作，且症状不典型，容易被忽略。本病属于中医"淋证"范畴，其中反复发作者归于"劳淋"。本节主要论述慢性反复性尿路感染。

（一）临床表现

（1）症状：主要表现为尿频、尿急、尿痛、排尿不适、下腹部疼痛、腰痛、发热等症状，老年患者临床表现常不典型，如纳差、乏力、腰酸等，有些甚至无明显症状。

（2）体征：慢性尿路感染患者常无明显特异性体征，少数病情急性加重可出现发热、肾区叩击痛等体征。

（二）理化检查

（1）尿常规检查。可有白细胞尿、血尿和微量蛋白尿。尿沉渣镜检白细胞数＞5/HP 即为白细胞尿，对诊断尿路感染有较大意义；部分尿路感染患者尿沉渣镜检红细胞数 3–10/HP，称为镜下血尿，一般尿红细胞形态呈均一性；尿蛋白多为阴性或微量。

（2）尿培养。可采用清洁中段尿、导尿或膀胱穿刺尿做细菌培养，其中膀胱穿刺尿培养结果最可靠，但因其为有创操作，临床最常用中段尿培养，中段尿细菌定量培养 ≥ 105/ml 称为真性菌尿，可确诊为尿路感染；细菌定量培养 104 ~ 105/ml，为可疑阳性，需复查；如＜ 104/ml 可能为污染标本。

（3）血常规检查。可见白细胞、中性粒细胞升高。

（4）影像学检查。如 B 超、X 线腹部平片、静脉肾盂造影、排尿期膀胱输尿管反流造影、逆行性肾盂造影等，了解是否有结石、梗阻、反流、畸形等导致尿路感染反复发作的因素。

（三）辨证膏方

本病为本虚标实，正虚为本，邪实为标；以正虚为纲，邪实为目。临床辨证急性发作期以邪实为主，迁延期以正虚为主，治疗多采用扶正与祛邪兼顾，标本同治，但应分清标本主次，轻重缓急，实则清利，虚则补益。膀胱湿热则清热利湿，热灼血络则凉血止血，脾虚为主则健脾益气，肾虚为主则补虚益肾，虚实夹杂则通补兼施。

1. 实证（急性期）

【症候】　小便频数短涩，灼热刺痛，尿色黄赤，少腹拘急胀痛，或有发热，口苦，呕恶，或有腰腹拒按，或有大便秘结，苔黄腻，

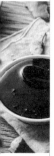

脉滑数。

【治法】　清热利湿通淋。

【来源】　本膏方记载于汪文娟等主编的《中医膏方指南》，由《太平惠民和剂局方》八正散化裁而来。《太平惠民和剂局方》卷六："治大人、小儿心经邪热，一切蕴毒，咽干口燥，大渴引饮，心忪面热，烦躁不宁，目赤睛疼，唇焦鼻衄，口舌生疮，咽喉肿痛。又治小便赤涩，或癃闭不通，及热淋、血淋，并宜服之。"

【组成】　车前子150g、萹蓄150g、瞿麦150g、滑石（包煎）200g、制大黄50g、栀子100g、石韦150g、蒲公英200g、升麻30g、牛膝150g、黄柏100g、甘草50g。

【图解】

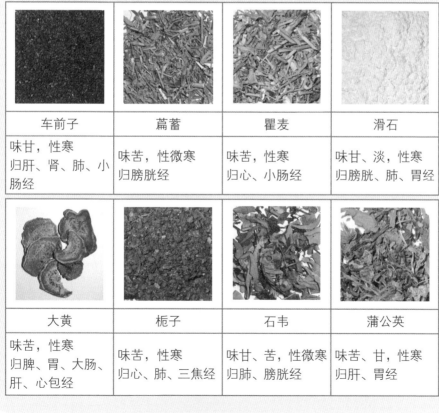

车前子	萹蓄	瞿麦	滑石
味甘，性寒 归肝、肾、肺、小肠经	味苦，性微寒 归膀胱经	味苦，性寒 归心、小肠经	味甘、淡，性寒 归膀胱、肺、胃经
大黄	栀子	石韦	蒲公英
味苦，性寒 归脾、胃、大肠、肝、心包经	味苦，性寒 归心、肺、三焦经	味甘、苦，性微寒 归肺、膀胱经	味苦、甘，性寒 归肝、胃经

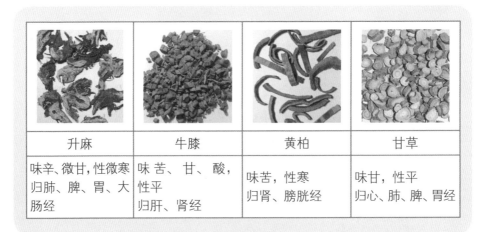

升麻	牛膝	黄柏	甘草
味辛、微甘,性微寒 归肺、脾、胃、大肠经	味苦、甘、酸,性平 归肝、肾经	味苦,性寒 归肾、膀胱经	味甘,性平 归心、肺、脾、胃经

【制法】 上述药物加水浸泡 24 小时。大火烧开 1 小时,转小火煮 3 小时,滤汁去渣,如此三煎,合并滤液,加热浓缩为膏,再将蜂蜜、冰糖等辅料,冲入清膏和匀,小火熬炼至挂旗,收膏即可。

【用法】 每次 15～20g,每日 2 次,在两餐之间,用温开水冲服。

【注意事项】 脾胃虚寒者忌用,中病即止,不可久服。

膏方二

【来源】 李俭主编的《中医膏滋方临床应用荟萃》。

【组成】 车前草 300g、甘草 50g、蒲公英 300g、白茅根 400g、萹蓄 200g、滑石(包煎)200g、瞿麦 200g、熟大黄 200g、柴胡 200g、黄芩 200g、川牛膝 200g、黄柏 200g、知母 200g、沉香 30g。

【图解】

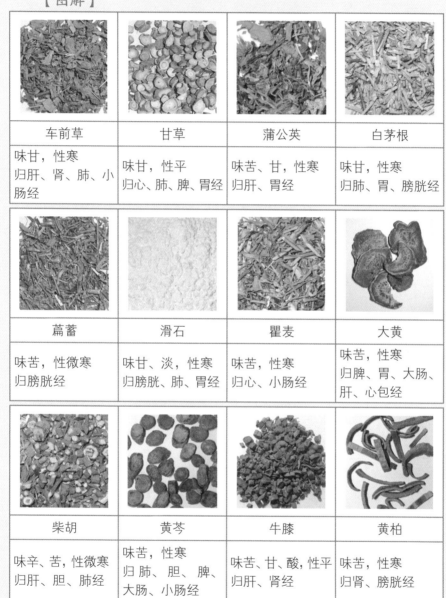

车前草	甘草	蒲公英	白茅根
味甘，性寒 归肝、肾、肺、小肠经	味甘，性平 归心、肺、脾、胃经	味苦、甘，性寒 归肝、胃经	味甘，性寒 归肺、胃、膀胱经
萹蓄	滑石	瞿麦	大黄
味苦，性微寒 归膀胱经	味甘、淡，性寒 归膀胱、肺、胃经	味苦，性寒 归心、小肠经	味苦，性寒 归脾、胃、大肠、肝、心包经
柴胡	黄芩	牛膝	黄柏
味辛、苦，性微寒 归肝、胆、肺经	味苦，性寒 归肺、胆、脾、大肠、小肠经	味苦、甘、酸，性平 归肝、肾经	味苦，性寒 归肾、膀胱经

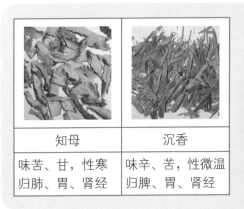

知母	沉香
味苦、甘，性寒 归肺、胃、肾经	味辛、苦，性微温 归脾、胃、肾经

【制法】　上述药物除沉香粉外，余药加水煎煮3次，滤汁去渣，合并滤液，加热浓缩为清膏，调入沉香粉，冲入清膏和匀，加入蜂蜜、冰糖等辅料，冲入清膏和匀，小火熬炼至挂旗，收膏即可。

【用法】　每次15~20g，每日2次，在两餐之间，用温开水冲服。

【注意事项】　脾胃虚寒者忌用，中病即止，不可久服。

2. 虚实夹杂症（慢性期）

【症候】　小便涩痛不甚，但淋漓不已，时作时止，遇劳即发，腰膝酸软，神疲乏力，舌淡，脉细弱。

【治法】　补脾益肾。

膏方一

【来源】　汪文娟等主编的《中医膏方指南》。

【组成】　党参150g、熟地黄150g、山药300g、白术150g、茯苓300g、山茱萸150g、泽泻150g、菟丝子150g、杜仲100g、牛膝150g、丹参150g、川芎30g、生地黄150g、石韦150g、滑石（包煎）150g、瞿麦150g、生甘草50g、阿胶150g。

【图解】

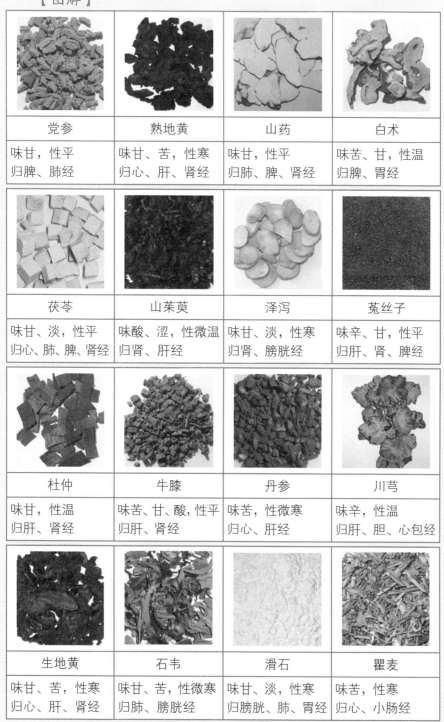

党参	熟地黄	山药	白术
味甘，性平 归脾、肺经	味甘、苦，性寒 归心、肝、肾经	味甘，性平 归肺、脾、肾经	味苦、甘，性温 归脾、胃经
茯苓	山茱萸	泽泻	菟丝子
味甘、淡，性平 归心、肺、脾、肾经	味酸、涩，性微温 归肾、肝经	味甘、淡，性寒 归肾、膀胱经	味辛、甘，性平 归肝、肾、脾经
杜仲	牛膝	丹参	川芎
味甘，性温 归肝、肾经	味苦、甘、酸，性平 归肝、肾经	味苦，性微寒 归心、肝经	味辛，性温 归肝、胆、心包经
生地黄	石韦	滑石	瞿麦
味甘、苦，性寒 归心、肝、肾经	味甘、苦，性微寒 归肺、膀胱经	味甘、淡，性寒 归膀胱、肺、胃经	味苦，性寒 归心、小肠经

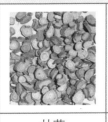	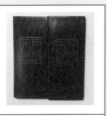
甘草	阿胶
味甘，性平 归心、肺、脾、胃经	味甘，性平 归肺、肝、肾经

【制法】　上述药物除阿胶外，余药加水煎煮3次，滤汁去渣，合并滤液，加热浓缩为清膏，将阿胶加适量黄酒，浸泡后隔水炖烊，冲入清膏和匀，加入蜂蜜、冰糖等辅料，小火熬炼至挂旗，收膏即可。

【用法】　每次15～20g，每日2次，在两餐之间，用温开水冲服。

【注意事项】　本膏方主要适用于脾肾两虚者，纯实证者不可服用。

膏方二

【来源】　吴银根，方泓主编的《中医膏方治疗学》。

【组成】　黄芪450g、当归150g、鸡血藤300g、川芎150g、葛根150g、肉苁蓉150g、泽兰150g、巴戟天150g、附子60g、桂枝60g、生地黄120g、续断120g、淫羊藿150g、生龙骨150g、生牡蛎150g、白术120g、党参200g、杜仲150g、桑寄生150g、知母120g、黄柏120g、丹参300g、陈皮45g、阿胶250g。

中医
中老年病证
调养膏方

【图解】

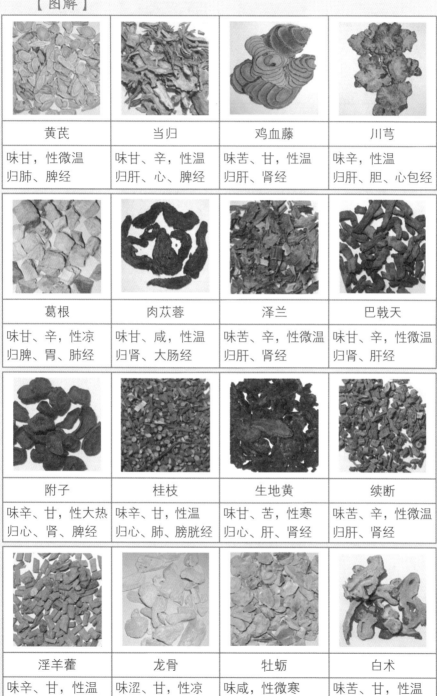

黄芪	当归	鸡血藤	川芎
味甘，性微温 归肺、脾经	味甘、辛，性温 归肝、心、脾经	味苦、甘，性温 归肝、肾经	味辛，性温 归肝、胆、心包经
葛根	肉苁蓉	泽兰	巴戟天
味甘、辛，性凉 归脾、胃、肺经	味甘、咸，性温 归肾、大肠经	味苦、辛，性微温 归肝、肾经	味甘、辛，性微温 归肾、肝经
附子	桂枝	生地黄	续断
味辛、甘，性大热 归心、肾、脾经	味辛、甘，性温 归心、肺、膀胱经	味甘、苦，性寒 归心、肝、肾经	味苦、辛，性微温 归肝、肾经
淫羊藿	龙骨	牡蛎	白术
味辛、甘，性温 归肝、肾经	味涩、甘，性凉 归心、肝经	味咸，性微寒 归肝、胆、肾经	味苦、甘，性温 归脾、胃经

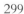

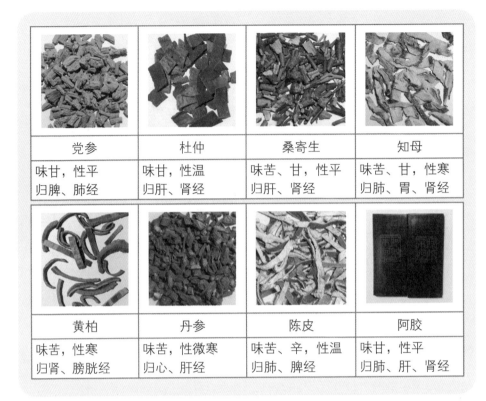

党参	杜仲	桑寄生	知母
味甘，性平 归脾、肺经	味甘，性温 归肝、肾经	味苦、甘，性平 归肝、肾经	味苦、甘，性寒 归肺、胃、肾经

黄柏	丹参	陈皮	阿胶
味苦，性寒 归肾、膀胱经	味苦，性微寒 归心、肝经	味苦、辛，性温 归肺、脾经	味甘，性平 归肺、肝、肾经

【制法】 上述药物除阿胶外，余药加水煎煮3次，滤汁去渣，合并滤液，加热浓缩为清膏，将阿胶加适量黄酒，浸泡后隔水炖烊，冲入清膏和匀，加入蜂蜜、冰糖等辅料，小火熬炼至挂旗，收膏即可。

【用法】 每次15～20g，每日2次，在两餐之间，用温开水冲服。

【注意事项】 纯实证及虚热者不可服用。

三、尿道综合征膏方

尿道综合症是指有下尿路刺激症状，包括尿频、排尿困难、耻骨上不适、下腹坠胀等，而无膀胱尿道器质性病变及明显菌尿，多见于中老年妇女。本病属于中医"尿频"范畴。

（一）临床表现

（1）症状。尿频、尿急、尿痛、排尿困难、尿道烧灼感，症状轻重不一。有的尿意急迫难忍，甚至发生急迫性尿失禁。疼痛方式常变化，多为耻骨上压迫感或疼痛，或尿道口不适。

（2）体征。尿道外口处可见黏膜水肿、尿道分泌物，有时还可见尿道肉阜、尿道处女膜融合和处女膜伞等。尿道、膀胱颈部有压痛且伴尿道硬结。

（二）理化检查

（1）尿常规。尿常规检查一般均正常，少数患者有少许白细胞及脓细胞，但每高倍视野一般不超过 5 个。

（2）尿培养。尿道综合征的诊断是排除法，只有排除了其他可以导致尿路刺激症状的疾病后才可确立诊断，为排除尿路感染多次尿培养是必要的，标本应在用药前采集。

（3）泌尿系 B 超（包括残余尿测定）。

（4）男性患者行前列腺 B 超；女性患者行妇科检查。

（5）根据病情需要可选择尿流动力学分析、盆腔 CT、静脉尿路造影、膀胱镜检查、肝功能、肾功能、血糖、前列腺指检、尿抗酸杆菌检查、尿道外括约肌肌电图检测、尿支原体和衣原体检查等。

（三）辨证膏方

本病多因肾气亏虚，膀胱气化失司，肾失固摄，故其治疗以补肾益气，固精缩尿为主要原则。

肾气亏虚症

【症候】 尿频或夜尿频数，尿后有余沥或失禁，腰脊酸痛，胫酸膝软或足跟痛，下腹部或尿道下坠感，耳鸣或耳聋，发脱或齿摇，头晕目眩，舌淡，或边有齿印，苔白，脉沉细弱。

【治法】 补益肾气，缩泉止遗。

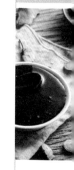

【来源】 李俭，秦玉峰，谢英彪主编的《中医膏滋方临床应用荟萃》。

【组成】 熟地黄300g、补骨脂300g、金樱子300g、覆盆子300g、山药300g、桑螵蛸200g、菟丝子200g、芡实200g、鹿角胶300g、枸杞子150g、乌药150g、炙甘草50g。

【图解】

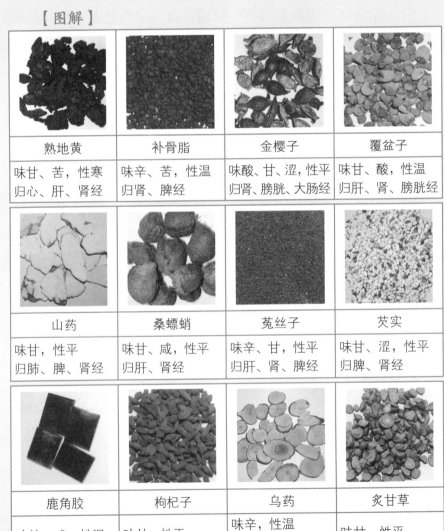

熟地黄	补骨脂	金樱子	覆盆子
味甘、苦，性寒 归心、肝、肾经	味辛、苦，性温 归肾、脾经	味酸、甘、涩，性平 归肾、膀胱、大肠经	味甘、酸，性温 归肝、肾、膀胱经
山药	桑螵蛸	菟丝子	芡实
味甘，性平 归肺、脾、肾经	味甘、咸，性平 归肝、肾经	味辛、甘，性平 归肝、肾、脾经	味甘、涩，性平 归脾、肾经
鹿角胶	枸杞子	乌药	炙甘草
味甘、咸，性温 归肝、肾经	味甘，性平 归肝、肾经	味辛，性温 归肺、脾、肾、膀胱经	味甘，性平 归心、肺、脾、胃经

【制法】 上述药物除鹿角胶外,余药加水煎煮3次,滤汁去渣,合并滤液,加热浓缩为清膏,将鹿角胶加适量黄酒,浸泡后隔水炖烊,冲入清膏和匀,加入蜂蜜、冰糖等辅料,小火熬炼至挂旗,收膏即可。

【用法】 每次15~20g,每日2次,在两餐之间,用温开水冲服。

【注意事项】 纯实证不可服用。

膏方二

【来源】 汪文娟等主编的《中医膏方指南》。

【组成】 金樱子300g、覆盆子300g、熟地黄300g、山药300g、补骨脂150g、桑螵蛸200g、菟丝子150g、川芎200g、丹参100g、鹿角胶200g。

【图解】

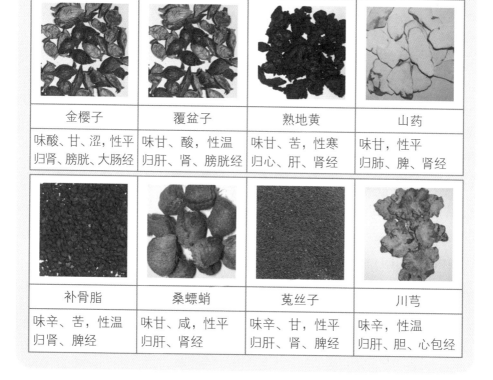

金樱子	覆盆子	熟地黄	山药
味酸、甘、涩,性平 归肾、膀胱、大肠经	味甘、酸,性温 归肝、肾、膀胱经	味甘、苦,性寒 归心、肝、肾经	味甘,性平 归肺、脾、肾经
补骨脂	桑螵蛸	菟丝子	川芎
味辛、苦,性温 归肾、脾经	味甘、咸,性平 归肝、肾经	味辛、甘,性平 归肝、肾、脾经	味辛,性温 归肝、胆、心包经

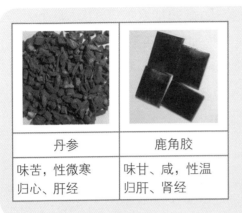

丹参	鹿角胶
味苦，性微寒 归心、肝经	味甘、咸，性温 归肝、肾经

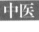

【制法】 上述药物除鹿角胶外，余药加水煎煮3次，滤汁去渣，合并滤液，加热浓缩为清膏，将鹿角胶加适量黄酒，浸泡后隔水炖烊，冲入清膏和匀，加入蜂蜜、冰糖等辅料，小火熬炼至挂旗，收膏即可。

【用法】 每次15~20g，每日2次，在两餐之间，用温开水冲服。

【注意事项】 纯实证不可服用。

四、男性前列腺增生膏方

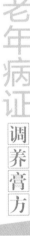

良性前列腺增生（benign prostatic hyperplasia，BPH）是引起中老年男性排尿障碍原因中最为常见的一种良性疾病，多发生于50岁以上的男性。它是前列腺基质和/或腺体增生的特殊病理改变，可以导致良性前列腺增大（benign prostatic enlargement，BPE）及膀胱出口梗阻（bladder outlet obstruction，BOO）。下尿路症状（lower urinary tract symptoms，LUTS）是中老年男性常见的症状，它可以在无BPE和BOO时出现，但良性前列腺增大引起不同程度的BOO，是引起LUTS的最常见疾病。根据其临床症状，本病属于中医"癃闭"范畴。

（一）临床表现

（1）症状：BPH临床上主要有三组症状，即膀胱刺激症状、梗阻症状及梗阻并发症。

膀胱刺激症状主要表现为尿频，当出现逼尿肌不稳定，低顺应性膀胱时,患者除尿频外,还伴有尿急、尿痛,甚至出现急迫性尿失禁。

梗阻症状主要有排尿困难，残余尿、尿潴留。

梗阻并发症包括血尿，尿路、生殖道感染、上尿路扩张、肾功能损害，膀胱结石，腹压增高所引起的症状，如腹股沟疝、脱肛、内痔等的发生。

（2）体征：直肠指检可发现腺体增大，边缘清楚，表面光滑，中央沟变浅或消失，质地柔韧而有弹性。前列腺大小分Ⅳ度，Ⅰ度增生腺体大小达正常腺体的 2 倍，估重为 20 ~ 25g；Ⅱ度为 2 ~ 3 倍，中央沟消失不明显，估重为 25 ~ 50g；Ⅲ度为 3 ~ 4 倍，中央沟消失，指诊可勉强触及前列腺底部，估重为 50 ~ 75g；Ⅳ度腺体增大超过 4 倍，指诊已不能触及腺体上缘，估重在 75g 以上。

（二）理化检查

（1）尿常规：可以确定下尿路症状患者是否有血尿、蛋白尿、脓尿等。

（2）血肌酐：BPH 伴血清肌酐升高是上尿路影像学检查的适应证，评估有无肾积水、输尿管扩张反流等情况。

（3）血清 PSA：血清 PSA 作为一项危险因素可以预测 BPH 的临床进展，从而指导治疗方法的选择。血清 PSA ≥ 1.6ng/ml 的 BPH 患者发生临床进展的可能性更大。

（4）超声检查：经腹壁探测可同时显示膀胱、前列腺、精囊，还能得到 BPH 的间接诊断依据，如膀胱壁小梁小室形成、膀胱憩室、膀胱结石、残余尿量等资料，也可以观察有无上尿路扩张、积水。虽然经腹壁 B 超应用最为普及，但显示前列腺内部结构和测量前列腺大小不如经直肠途径精确。经直肠 B 超用彩色多普勒血流显像（CDFI）能看到前列腺内部血流分布、走向和血流的频谱分析，可以测定整个前列腺和移行区的体积。测定移行区体积有更为实际

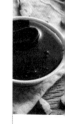

意义。

（5）尿流率检查：尿流率指单位时间内排出的尿量，通常用 ml/s 作计量单位。50 岁以上男性，Qmax ≥ 15ml/s 属正常，15 ~ 10ml/s 者可能有梗阻，< 10ml/s 者则肯定有梗阻。但是最大尿流率减低不能区分梗阻和逼尿肌收缩力减低，也不能说明是 BPH 梗阻或非 BPH 梗阻，还必须进一步做其他有关尿流动力学检查才能明确。Qmax < 10.6ml/s 的 BPH 患者发生临床进展的可能性更大。

（三）辨证膏方

本病总属本虚标实、虚实夹杂之证，肾虚为本，血瘀痰凝为标，常兼夹湿热下注。由于男子"八八肾气虚，天癸竭"，肾气渐衰，膀胱气化不利。气虚则血行不畅而瘀滞，水液气化不利聚而成痰，血瘀痰凝结成癥瘕，发而为病。常因受寒、劳累、过食辛辣等，引起湿热壅滞，下注膀胱。治疗当以滋肾活血，化痰软坚，清热利湿为纲。

1. 脾肾阳虚症

【症候】 小便频数，排尿无力，余沥不尽，腰膝酸软，神疲乏力，大便稀溏或便秘，舌淡，苔白，脉沉细。

【治法】 温肾健脾。

膏方

【来源】 贾跃进主编的《膏方妙用》。

【组成】 熟地黄 300g、山药 300g、山茱萸 200g、鹿角胶 200g、茯苓 200g、肉桂（后下）60g、车前子 150g、牡丹皮 150g、牛膝 150g、泽泻 120g、附子 90g、核桃肉 250g、阿胶 100g。

【图解】

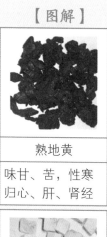	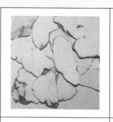		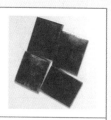
熟地黄	山药	山茱萸	鹿角胶
味甘、苦，性寒 归心、肝、肾经	味甘，性平 归肺、脾、肾经	味酸、涩，性微温 归肾、肝经	味甘、咸，性温 归肝、肾经
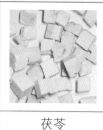	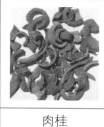		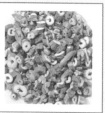
茯苓	肉桂	车前子	牡丹皮
味甘、淡，性平 归心、肺、脾、肾经	味辛、甘，性大热 归肾、脾、心、肝经	味甘，性寒 归肝、肾、肺、小肠经	味苦、辛，性微寒 归心、肝、肾经
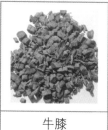	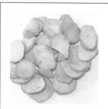	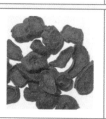	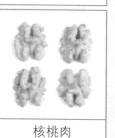
牛膝	泽泻	附子	核桃肉
味苦、甘、酸,性平 归肝、肾经	味甘、淡，性寒 归肾、膀胱经	味辛、甘，性大热 归心、肾、脾经	味甘，性温 归肾、肺、大肠经

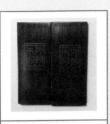

阿胶
味甘，性平 归肺、肝、肾经

【制法】 附子先煎 1 小时，余药除鹿角胶、阿胶外，余药加水煎煮 3 次，滤汁去渣，合并滤液，加热浓缩为清膏，将鹿角胶、阿胶加适量黄酒，浸泡后隔水炖烊，冲入清膏和匀，加入蜂蜜、冰糖等辅料，小火熬炼至挂旗，收膏即可。

【用法】 每次 15～20g，每日 2 次，在两餐之间，用温开水冲服。

【注意事项】 实证及虚热证不可用。

2. 肾阴亏虚症

【症候】 小便频数或淋漓不畅，时发时止，遇劳即发，经久不愈，或伴头晕耳鸣，舌红少苔或无苔，脉细数。

【治法】 滋阴益肾。

膏方

【来源】 贾跃进主编的《膏方妙用》。

【组成】 猪苓 150，丹皮 150g、山药 150g、茯苓 150g、枸杞 150g、车前子 150g、牛膝 150g、山茱萸 120g、泽泻 120g、核桃肉 250g、龟板胶 300g。

【图解】

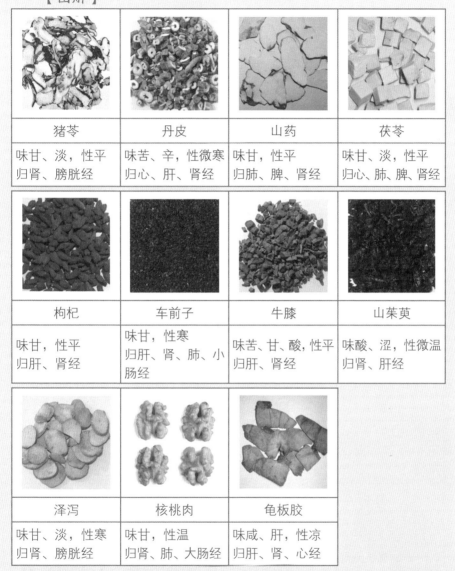

猪苓	丹皮	山药	茯苓
味甘、淡，性平 归肾、膀胱经	味苦、辛，性微寒 归心、肝、肾经	味甘，性平 归肺、脾、肾经	味甘、淡，性平 归心、肺、脾、肾经
枸杞	车前子	牛膝	山茱萸
味甘，性平 归肝、肾经	味甘，性寒 归肝、肾、肺、小肠经	味苦、甘、酸，性平 归肝、肾经	味酸、涩，性微温 归肾、肝经
泽泻	核桃肉	龟板胶	
味甘、淡，性寒 归肾、膀胱经	味甘，性温 归肾、肺、大肠经	味咸、肝，性凉 归肝、肾、心经	

【制法】 上述药物除龟板胶外，余药加水煎煮3次，滤汁去渣，合并滤液，加热浓缩为清膏，将龟板胶加适量黄酒，浸泡后隔水炖烊，冲入清膏和匀，加入蜂蜜、冰糖等辅料，小火熬炼至挂旗，收膏即可。

【用法】 每次15~20g，每日2次，在两餐之间，用温开水冲服。

【注意事项】 实证及虚寒证不可用。

3. 湿热蕴结症

【症候】 小便点滴不通，或频数短涩，终末尿浑浊，或口渴不欲饮，大便秘结，舌红，苔黄腻，脉沉数或滑数。

【治法】 清热利湿。

膏方

【来源】 贾跃进主编的《膏方妙用》。

【组成】 甘草120g、车前子150g、萹蓄150g、瞿麦150g、大黄60g、黄柏80g、栀子100g、生地黄100g、猪苓100g、知母100g、陈皮100g、白术200g、滑石200g、薏苡仁200g、茯苓200g、鸡内金90g。

【图解】

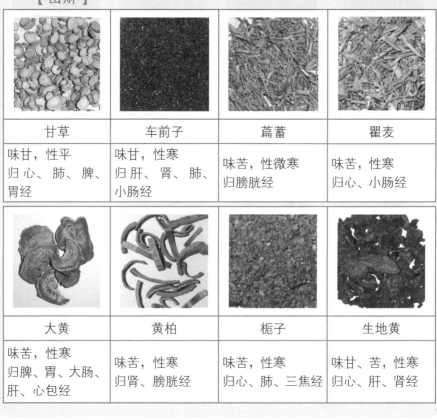

甘草	车前子	萹蓄	瞿麦
味甘，性平 归心、肺、脾、胃经	味甘，性寒 归肝、肾、肺、小肠经	味苦，性微寒 归膀胱经	味苦，性寒 归心、小肠经

大黄	黄柏	栀子	生地黄
味苦，性寒 归脾、胃、大肠、肝、心包经	味苦，性寒 归肾、膀胱经	味苦，性寒 归心、肺、三焦经	味甘、苦，性寒 归心、肝、肾经

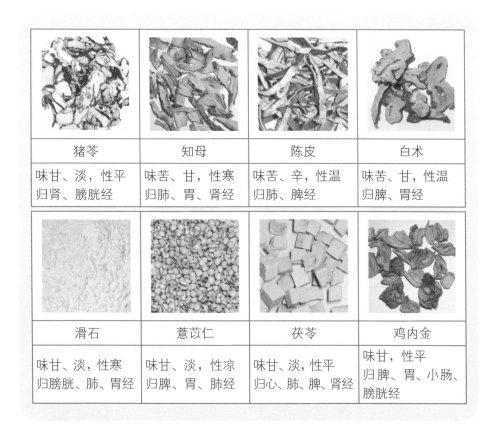

猪苓	知母	陈皮	白术
味甘、淡，性平 归肾、膀胱经	味苦、甘，性寒 归肺、胃、肾经	味苦、辛，性温 归肺、脾经	味苦、甘，性温 归脾、胃经
滑石	薏苡仁	茯苓	鸡内金
味甘、淡，性寒 归膀胱、肺、胃经	味甘、淡，性凉 归脾、胃、肺经	味甘、淡，性平 归心、肺、脾、肾经	味甘，性平 归脾、胃、小肠、膀胱经

【制法】 上述药物加水浸泡 24 小时。大火烧开 1 小时，转小火煮 3 小时，滤汁去渣，如此三煎，合并滤液，加热浓缩为膏，再将蜂蜜、冰糖等辅料，冲入清膏和匀，小火熬炼至挂旗，收膏即可。

【用法】 每次 15~20g，每日 2 次，在两餐之间，用温开水冲服。

【注意事项】 虚证、寒证不可用。

4. 气血瘀阻症

【症候】 小便不通，或滴沥不畅，或尿细如线，小腹胀满疼痛，舌紫暗或有瘀点，脉涩或细数。

【治法】 理气活血。

【来源】　贾跃进主编的《膏方妙用》。

【组成】　当归200g、穿山甲150g、郁金150g、牛膝150g、茯苓150g、桂枝90g、乌药100g、川芎50g、桃仁120g、泽兰120g、泽泻120g、青皮120g。

【图解】

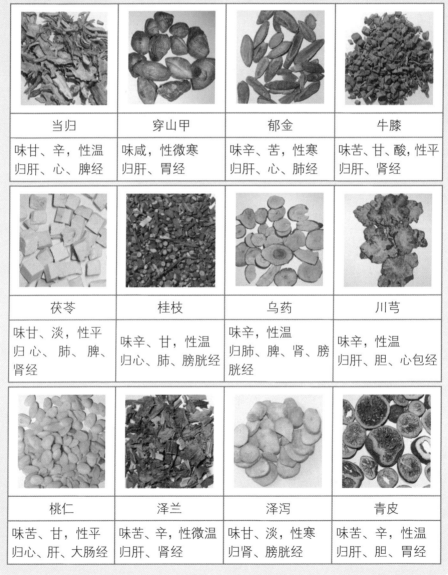

当归	穿山甲	郁金	牛膝
味甘、辛，性温 归肝、心、脾经	味咸，性微寒 归肝、胃经	味辛、苦，性寒 归肝、心、肺经	味苦、甘、酸，性平 归肝、肾经
茯苓	桂枝	乌药	川芎
味甘、淡，性平 归心、肺、脾、肾经	味辛、甘，性温 归心、肺、膀胱经	味辛，性温 归肺、脾、肾、膀胱经	味辛，性温 归肝、胆、心包经
桃仁	泽兰	泽泻	青皮
味苦、甘，性平 归心、肝、大肠经	味苦、辛，性微温 归肝、肾经	味甘、淡，性寒 归肾、膀胱经	味苦、辛，性温 归肝、胆、胃经

【制法】 上述药物加水浸泡 24 小时。大火烧开 1 小时，转小火煮 3 小时，滤汁去渣，如此三煎，合并滤液，加热浓缩为膏，再将蜂蜜、冰糖等辅料，冲入清膏和匀，小火熬炼至挂旗，收膏即可。

【用法】 每次 15~20g，每日 2 次，在两餐之间，用温开水冲服。

【注意事项】 虚证不可用。

5. 肝郁气滞症

【症候】 情志抑郁，或多烦善怒，小便不通或通而不畅，胁腹胀满，舌红苔薄黄，脉弦。

【治法】 疏肝理气。

膏方

【来源】 贾跃进主编的《膏方妙用》。

【组成】 柴胡 200g、滑石 200g、香附 150g、当归 150g、石韦 150g、延胡索 100g、陈皮 120g、王不留行 120g、郁金 120g。

【图解】

柴胡	滑石	香附	当归
味辛、苦，性微寒 归肝、胆、肺经	味甘、淡，性寒 归膀胱、肺、胃经	味辛、微苦、微甘，性平 归肝、脾、三焦经	味甘、辛，性温 归肝、心、脾经

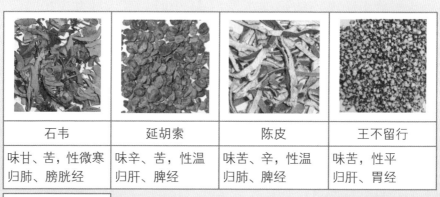

石韦	延胡索	陈皮	王不留行
味甘、苦，性微寒 归肺、膀胱经	味辛、苦，性温 归肝、脾经	味苦、辛，性温 归肺、脾经	味苦，性平 归肝、胃经

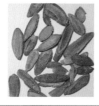

郁金
味辛、苦，性寒 归肝、心、肺经

【制法】 上述药物加水浸泡 24 小时。大火烧开 1 小时，转小火煮 3 小时，滤汁去渣，如此三煎，合并滤液，加热浓缩为膏，再将蜂蜜、冰糖等辅料，冲入清膏和匀，小火熬炼至挂旗，收膏即可。

【用法】 每次 15~20g，每日 2 次，在两餐之间，用温开水冲服。

【注意事项】 虚证不可用。

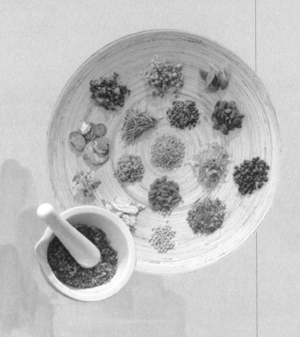

第十二章

中老年妇科
疾病调养膏方

一、中老年妇科疾病的特点分析

中医学认为人体生长发育及盛衰变化是由肾气主宰的。女性绝经后，由于肾气的自然衰退，生理上发生一系列变化。肾气渐衰，天癸将竭，冲任虚衰，故月经开始紊乱，逐渐稀少而绝经，生殖能力丧失，女性特有的器官萎缩。肾又主骨，其华在发，老年期头发开始斑白，稀疏乃至脱落，腰背酸痛，牙齿脱落。肾又藏精。寓元阴元阳，为五脏六腑之本，肾气衰竭则阴阳失衡，肝体失养，心阴失济，脾阳失煦，故易发生烘热汗出、烦躁易怒、记忆力下降或痞满嗳气，或大便易溏易秘结，肥胖。

西医学认为妇女衰老主要表现为内分泌及泌尿生殖器官两方面的变化。内分泌的变化主要表现为：

（1）卵巢功能衰退。包括卵泡的自然耗竭、卵泡对垂体促性腺激素反应性降低或消失。

（2）卵巢解剖组织的改变。女性绝经后卵巢的重量由原来的10g逐渐减至4g，质地变硬，皮质萎缩，残留有少数不发育的卵泡。髓质增宽，间质细胞不萎缩，纤维组织增生。

（3）性激素的变化。①雌二醇降低约90%；②绝经后停止排卵，孕激素可能来自肾上腺；③雄烯二酮明显减少，主要来自肾上腺，绝经后卵巢分泌睾酮增加。④垂体促性腺激素升高，促卵泡生成素水平高于促黄体生成素，促性性激素释放激素分泌增加。

（4）影响骨代谢激素的改变而发生骨质疏松，包括以下几个方面。①雌激素降低，蛋白质合成降低，而其分解并不减少，其结果使骨基质含量降低，直接作用于骨或提高骨对甲状旁腺素的敏感性

中医

中老年病证

调养膏方

而促进骨吸收；②甲状旁腺素增加，雌激素不直接作用于成骨细胞，而是拮抗甲状旁腺激素的破骨效应，导致骨吸收增加，骨总量减少而发生骨质疏松；③降钙素减少，促进骨吸收；④ D3 浓度下降，由于户外活动减少，皮肤合成减少，肾合成亦减少，导致肠吸收钙减少。

（5）脂代谢的改变。妇女在更年期以后血清脂质和脂蛋白含量变化较大，胆固醇、低密度脂蛋白在绝经后显著增高，而高密度脂蛋白则反之。

泌尿生殖器官变化主要表现为：

（1）生殖器官结构的改变。与雌激素关系密切，表现为外阴萎缩，严重者外阴干枯，阴毛稀疏，腺体减少，萎缩可延及会阴及肛门。阴道变薄，极易发生老年性阴道炎，严重者可导致阴道粘连。宫颈萎缩、狭窄甚至堵塞，可发生宫腔积脓、积血。子宫萎缩，小如拇指，原有的肌瘤可消失，子宫内膜变薄，输卵管及卵巢亦萎缩。

（2）泌尿器官的改变。①解剖改变：70 岁以上的老年妇女做膀胱镜检查，常见有小梁及憩室形成。膀胱小梁的形成是由逼尿肌与支持组织失去弹性所致。肥大的逼尿肌束网间形成小蜂房，有的小蜂房突出在膀胱之外，形成憩室，尿道憩室晚期可形成尿道肉阜。尿道与阴道的上皮在胚层发育时期同属一源，都是由泌尿生殖窦衍化而来，同时受雌激素影响，老年妇女雌激素水平下降后，常引起阴道炎、尿道炎。②功能改变：a. 残余尿，老年妇女常有残余尿 100ml 以内。b. 膀胱容量减少，老年妇女膀胱容量为 250ml 左右，尿量稍超过积聚量即会引起不受抑制的膀胱收缩即尿意感。因此老年妇女尿意发作的时间较晚，常在尿液积聚已达膀胱容量时才感觉。c. 夜尿，老年妇女约 40% 有夜尿症，每晚至少排尿 2~3 次。d. 尿频、尿急、排尿困难、灼热，老年妇女主诉常有尿频、尿急、排尿困难、灼热等症状，化验检查并无明显的泌尿道感染，尿培养也无致病菌，有学者将这组症状成为尿道综合征。

老年女性妇科疾病的中医治疗原则包括补肾法、疏肝养肝、健脾和胃、活血化瘀、清热利湿。补肾之法又有补肾固肾、温肾助阳、滋肾益肾、填精补髓之不同。

二、老年性阴道炎膏方

老年性阴道炎常见于绝经后的老年妇女，因卵巢功能衰退，雌激素水平降低，阴道壁萎缩，黏膜变薄，上皮细胞内糖原含量减少，阴道内 pH 值上升，局部抵抗力降低，致病菌易入侵繁殖引起炎症。主要症状为阴道分泌物增多及外阴瘙痒、灼热感。本病属于中医"阴痒"范畴。

（一）临床表现

（1）症状：①阴道分泌物增多、稀薄、呈淡黄色，严重者呈脓血性白带，有臭味；②外阴瘙痒或灼热感；③阴道黏膜萎缩，可伴有性交痛，有时有小便失禁；④感染还可侵犯尿道而出现尿频、尿急、尿痛等泌尿系统的刺激症状。

（2）体征：妇科检查可见阴道黏膜呈萎缩性改变，皱襞消失，上皮菲薄并变平滑，阴道黏膜充血，有小出血点，有时有表浅溃疡，溃疡面可与对侧粘连，检查时粘连可因分开而引起出血。粘连严重时造成阴道狭窄甚至闭锁，炎性分泌物引流不畅形成阴道积脓或宫腔积脓。

（二）理化检查

（1）阴道分泌物检查滴虫及念珠菌，排除特异性阴道炎。
（2）宫颈刮片、局部组织活检，排除阴道癌。

（三）辨证膏方

本病与脾虚有关，如饮食不节、劳倦、思虑过度、情志抑郁等都可损伤脾气导致运化失常，水谷之精微不能上输以化血，反聚而成湿，流注下焦，发为本病。此外，如因外阴不洁，或久居潮湿之地，湿邪乘虚入侵，亦可致病。总之，本病是由于年老体虚，精血亏损，肝肾阴虚，外阴失养，不荣而痒所致，总以祛湿止痒为原则，兼以清热、健脾、补肾等。

1. 湿热症

【症候】　带下色黄、质稠、有气味，阴部作痒，或有红肿、灼热刺痛，口干不多饮，小便黄赤，舌苔薄黄，脉濡数。

【治法】　清热利湿。

膏方

【来源】　李俭，秦玉峰，谢英彪主编的《中医膏滋方临床应用荟萃》。

【组成】　鸡冠花 300g、金银花 300g、车前草 300g、蒲公英 300g、生地黄 300g、马齿苋 300g、大枣 200g、薏苡仁 300g、萆薢 200g、赤小豆 200g、白扁豆 150g、生甘草 50g。

【图解】

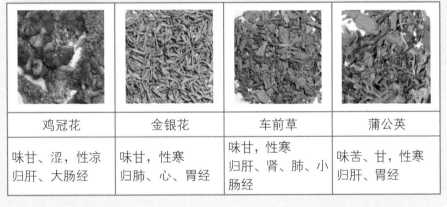

鸡冠花	金银花	车前草	蒲公英
味甘、涩，性凉 归肝、大肠经	味甘，性寒 归肺、心、胃经	味甘，性寒 归肝、肾、肺、小肠经	味苦、甘，性寒 归肝、胃经

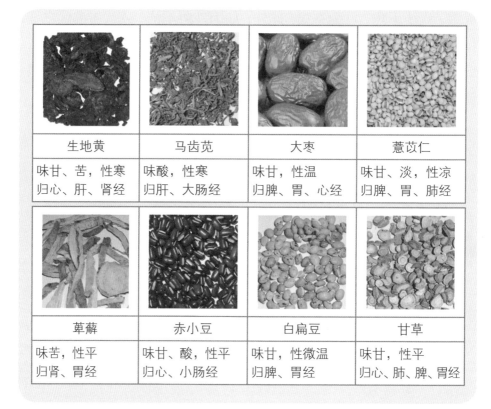

生地黄	马齿苋	大枣	薏苡仁
味甘、苦，性寒 归心、肝、肾经	味酸，性寒 归肝、大肠经	味甘，性温 归脾、胃、心经	味甘、淡，性凉 归脾、胃、肺经
萆薢	赤小豆	白扁豆	甘草
味苦，性平 归肾、胃经	味甘、酸，性平 归心、小肠经	味甘，性微温 归脾、胃经	味甘，性平 归心、肺、脾、胃经

【制法】　上述药物加水浸泡 24 小时。大火烧开 1 小时，转小火煮 3 小时，滤汁去渣，如此三煎，合并滤液，加热浓缩为膏，再将蜂蜜、冰糖等辅料，冲入清膏和匀，小火熬炼至挂旗，收膏即可。

【用法】　每次 15 ～ 20g，每日 2 次，在两餐之间，用温开水冲服。

【注意事项】　虚证不可服之。

2. 脾虚症

【症候】　带下色白或淡黄，质稀如涕，无气味，面色少华，食少，头晕，乏力，足肿，舌苔淡薄，脉细弱。

【治法】　健脾利湿。

膏方

【来源】　李俭，秦玉峰，谢英彪主编的《中医膏滋方临床应用荟萃》。

【组成】　党参 300g、苍术 300g、白术 300g、山药 300g、白芍 200g、陈皮 150g、柴胡 150g、车前草 300g、薏苡仁 300g、茯苓 300g、白扁豆 200g、莲子 200g、鸡冠花 200g、炙甘草 50g。

【图解】

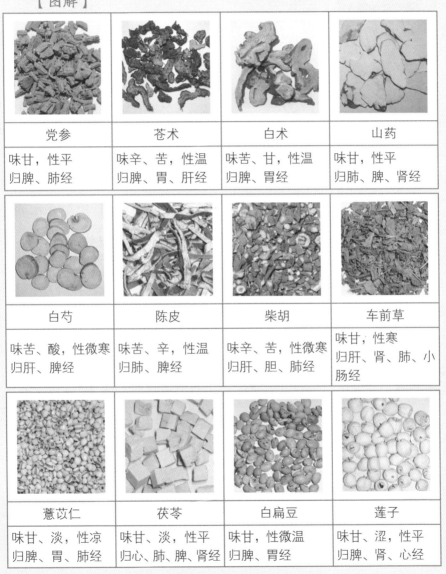

党参	苍术	白术	山药
味甘，性平 归脾、肺经	味辛、苦，性温 归脾、胃、肝经	味苦、甘，性温 归脾、胃经	味甘，性平 归肺、脾、肾经
白芍	陈皮	柴胡	车前草
味苦、酸，性微寒 归肝、脾经	味苦、辛，性温 归肺、脾经	味辛、苦，性微寒 归肝、胆、肺经	味甘，性寒 归肝、肾、肺、小肠经
薏苡仁	茯苓	白扁豆	莲子
味甘、淡，性凉 归脾、胃、肺经	味甘、淡，性平 归心、肺、脾、肾经	味甘，性微温 归脾、胃经	味甘、涩，性平 归脾、肾、心经

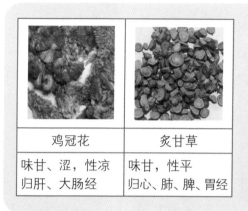

鸡冠花	炙甘草
味甘、涩，性凉 归肝、大肠经	味甘，性平 归心、肺、脾、胃经

【制法】　上述药物加水浸泡24小时。大火烧开1小时，转小火煮3小时，滤汁去渣，如此三煎，合并滤液，加热浓缩为膏，再将蜂蜜、冰糖等辅料，冲入清膏和匀，小火熬炼至挂旗，收膏即可。

【用法】　每次15～20g，每日2次，在两餐之间，用温开水冲服。

【注意事项】　实证不可服之。

3. 肾虚症

【症候】　带下量多、质清稀，腰酸如折，小腹有冷感，舌淡苔白，脉沉迟。

【治法】　补肾固涩。

膏方

【来源】　李俭，秦玉峰，谢英彪主编的《中医膏滋方临床应用荟萃》。

【组成】　熟地黄300g、山药200g、枸杞150g、山茱萸100g、菟丝子300g、续断200g、杜仲200g、芡实200g、牡蛎300g、覆盆子150g、炙黄芪200g、紫河车粉30g、五味子100g、金樱子150g、鹿角胶200g。

【图解】

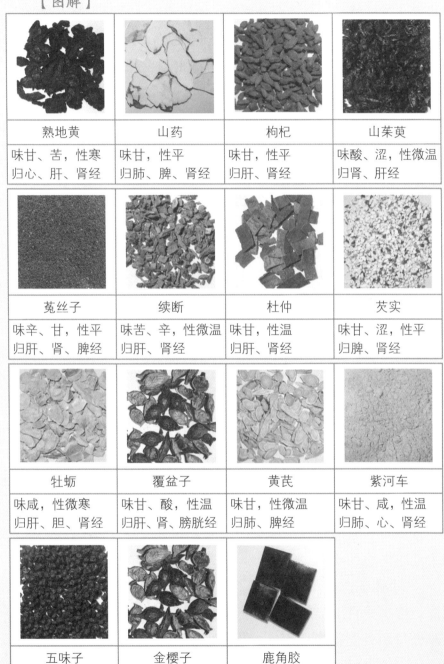

熟地黄	山药	枸杞	山茱萸
味甘、苦，性寒 归心、肝、肾经	味甘，性平 归肺、脾、肾经	味甘，性平 归肝、肾经	味酸、涩，性微温 归肾、肝经
菟丝子	续断	杜仲	芡实
味辛、甘，性平 归肝、肾、脾经	味苦、辛，性微温 归肝、肾经	味甘，性温 归肝、肾经	味甘、涩，性平 归脾、肾经
牡蛎	覆盆子	黄芪	紫河车
味咸，性微寒 归肝、胆、肾经	味甘、酸，性温 归肝、肾、膀胱经	味甘，性微温 归肺、脾经	味甘、咸，性温 归肺、心、肾经
五味子	金樱子	鹿角胶	
味酸、甘，性温 归肺、心、肾经	味甘、酸，性温 归肝、肾、膀胱经	味甘、咸，性温 归肝、肾经	

【制法】 上述药物除蛤蚧粉、紫河车粉、鹿角胶外，余药加水煎煮3次，滤汁去渣，合并滤液，加热浓缩为清膏，调入蛤蚧粉、紫河车粉，再将鹿角胶加适量黄酒，浸泡后隔水炖烊，冲入清膏和匀，加入蜂蜜、冰糖等辅料，小火熬炼至挂旗，收膏即可。

【用法】 每次15～20g，每日2次，在两餐之间，用温开水冲服。

【注意事项】 实证不可服之。

三、子宫脱垂膏方

子宫脱垂是指子宫从正常位置沿阴道下降，子宫颈外口达坐骨棘水平以下，甚至子宫全部脱出于阴道口外，常伴发阴道前、后壁膨出。围绝经期妇女由于卵巢功能逐渐减退，卵巢的雌激素分泌减少，使盆腔支持组织变薄，张力减低；再加年龄增长，全身组织衰退，盆腔的支持结构减弱。在已有分娩损伤的基础上，附加一些其他因素，如腹压增加、体势用力等，容易形成子宫脱垂。本病属中医"阴挺"范畴。

（一）临床表现

（1）症状：①腰骶部疼痛或下坠感，走路、负重、久蹲后症状加重，休息后可减轻；②肿块自阴道脱出，初起于腹压增加时脱出，休息卧床后能自动回缩；③脱出的组织淤血、水肿、肥大。甚至无法还纳，长期暴露于阴道口外，糜烂、溃疡、感染，渗出脓性分泌物；④小便困难，尿潴留，经常有残余尿，并有反复发作的尿路感染或张力性尿失禁。

（2）体征：患者向下屏气，增加腹压即见子宫体或子宫颈位置下降，根据子宫下降的程度，将子宫脱垂分为3度。Ⅰ度：轻型，宫颈外口距处女膜缘＜4cm，未达处女膜缘；重型，宫颈已达处女膜缘，阴道口可见宫颈。Ⅱ度：轻型，宫颈脱出阴道口，宫体仍在阴道内；重型，宫颈及部分宫体脱出阴道口。Ⅲ度：宫颈与宫体全部脱出于阴道口外。

（二）理化检查

主要为妇科检查：①嘱患者向下屏气，增加腹压即见子宫体或子宫颈位置下降，如子宫颈口达坐骨棘水平以下或露于阴道口，诊断即可确立。②检查时除注意子宫脱垂的分度外，还应确定是否伴有膀胱膨出、直肠膨出及肠疝。③观察肿块表面有无水肿、糜烂及溃疡等。④观察会阴有无陈旧性裂伤。⑤令患者屏气或咳嗽，检查有无尿液自尿道口流出，如有尿液流出再用示、中两指压迫尿道两侧后重复上述检查，压迫后咳嗽无尿液溢出则表示有张力性尿失禁存在。

（三）辨证膏方

子宫脱垂与分娩损伤有关，产伤未复，中气不足，或肾气不固，带脉失约，日渐下垂脱出；亦见于年老体弱，肾气亏虚，冲任不固，带脉失约，无力系胞。故其治疗多从补气扶正着手，或补中益气，或补肾益气，佐以升提。

1. 气虚症

【症候】　子宫下移或脱出于阴道口外，阴道壁松弛膨出，劳则加重，小腹下坠；身倦懒言，面色不华，四肢乏力，小便频数，带下量多，质稀色淡，舌淡苔薄，脉缓弱。

【治法】　补中益气，升阳举陷。

膏方

【来源】　李祥云主编的《妇科膏方应用指南》。

【组成】　党参 300g、黄芪 150g、当归 90g、川芎 45g、鸡血藤 150g、香附 120g、升麻 90g、桑葚子 120g、生地黄 120g、熟地黄 120g、枸杞子 120g、陈皮 90g、谷芽 300g、杜仲 120g、淫羊藿 300g、龟板 120g、鳖甲 120g。

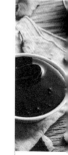

【图解】

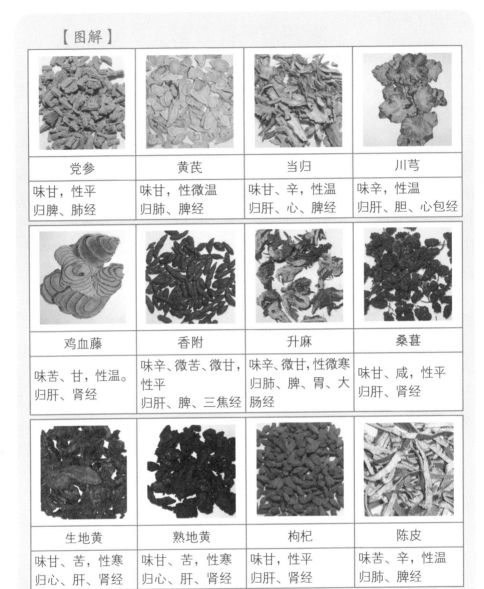

党参	黄芪	当归	川芎
味甘，性平 归脾、肺经	味甘，性微温 归肺、脾经	味甘、辛，性温 归肝、心、脾经	味辛，性温 归肝、胆、心包经
鸡血藤	香附	升麻	桑葚
味苦、甘，性温。 归肝、肾经	味辛、微苦、微甘，性平 归肝、脾、三焦经	味辛、微甘，性微寒 归肺、脾、胃、大肠经	味甘、咸，性平 归肝、肾经
生地黄	熟地黄	枸杞	陈皮
味甘、苦，性寒 归心、肝、肾经	味甘、苦，性寒 归心、肝、肾经	味甘，性平 归肝、肾经	味苦、辛，性温 归肺、脾经

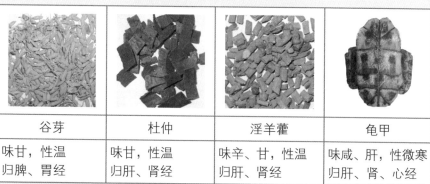

谷芽	杜仲	淫羊藿	龟甲
味甘，性温 归脾、胃经	味甘，性温 归肝、肾经	味辛、甘，性温 归肝、肾经	味咸、肝，性微寒 归肝、肾、心经

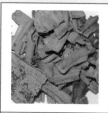

鳖甲
味咸，性微寒 归肝、肾经

【制法】　上述药物除龟甲、鳖甲外，余药加水煎煮 3 次，滤汁去渣，合并滤液，加热浓缩为清膏，将龟甲、鳖甲加适量黄酒，浸泡后隔水炖烊，冲入清膏和匀，加入蜂蜜、冰糖等辅料，小火熬炼至挂旗，收膏即可。

【用法】　每次 15～20g，每日 2 次，在两餐之间，用温开水冲服。

【注意事项】　实证不可服用。

2. 肾虚症

【症候】　子宫下脱，日久不愈，头晕耳鸣，腰膝酸软冷痛，小腹下坠，小便频数，入夜尤甚，带下清稀，舌淡红，脉沉弱。

【治法】　补肾固脱，益气升提。

膏方

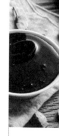

【来源】　李祥云主编的《妇科膏方应用指南》。

【组成】 党参300g、黄芪300g、升麻120g、茯苓120g、牡丹皮120g、丹参120g、生地黄120g、熟地黄120g、枸杞子150g、泽泻120g、车前子90g、黄芩90g、黄柏90g、知母90g、淫羊藿150g、金樱子120g、五味子45g、桂圆肉150g、阿胶250g。

【图解】

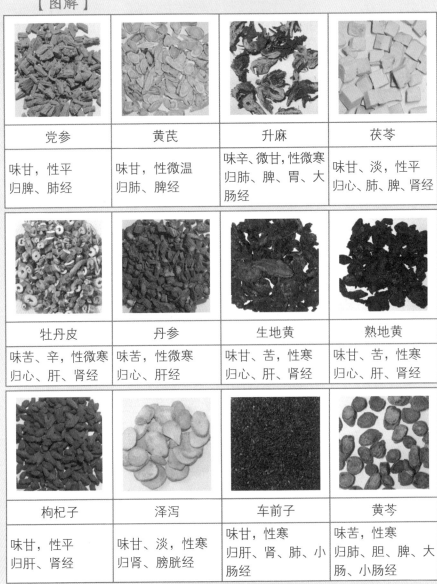

党参	黄芪	升麻	茯苓
味甘，性平 归脾、肺经	味甘，性微温 归肺、脾经	味辛、微甘，性微寒 归肺、脾、胃、大肠经	味甘、淡，性平 归心、肺、脾、肾经

牡丹皮	丹参	生地黄	熟地黄
味苦、辛，性微寒 归心、肝、肾经	味苦，性微寒 归心、肝经	味甘、苦，性寒 归心、肝、肾经	味甘、苦，性寒 归心、肝、肾经

枸杞子	泽泻	车前子	黄芩
味甘，性平 归肝、肾经	味甘、淡，性寒 归肾、膀胱经	味甘，性寒 归肝、肾、肺、小肠经	味苦，性寒 归肺、胆、脾、大肠、小肠经

中医

中老年病证
调养膏方

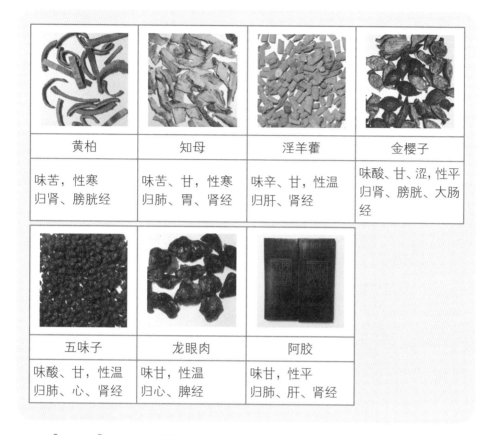

黄柏	知母	淫羊藿	金樱子
味苦，性寒 归肾、膀胱经	味苦、甘，性寒 归肺、胃、肾经	味辛、甘，性温 归肝、肾经	味酸、甘、涩，性平 归肾、膀胱、大肠经

五味子	龙眼肉	阿胶
味酸、甘，性温 归肺、心、肾经	味甘，性温 归心、脾经	味甘，性平 归肺、肝、肾经

【制法】 上述药物除阿胶外，余药加水煎煮3次，滤汁去渣，合并滤液，加热浓缩为清膏，将阿胶加适量黄酒，浸泡后隔水炖烊，冲入清膏和匀，加入蜂蜜、冰糖等辅料，小火熬炼至挂旗，收膏即可。

【用法】 每次15~20g，每日2次，在两餐之间，用温开水冲服。

【注意事项】 纯实证不可服之。

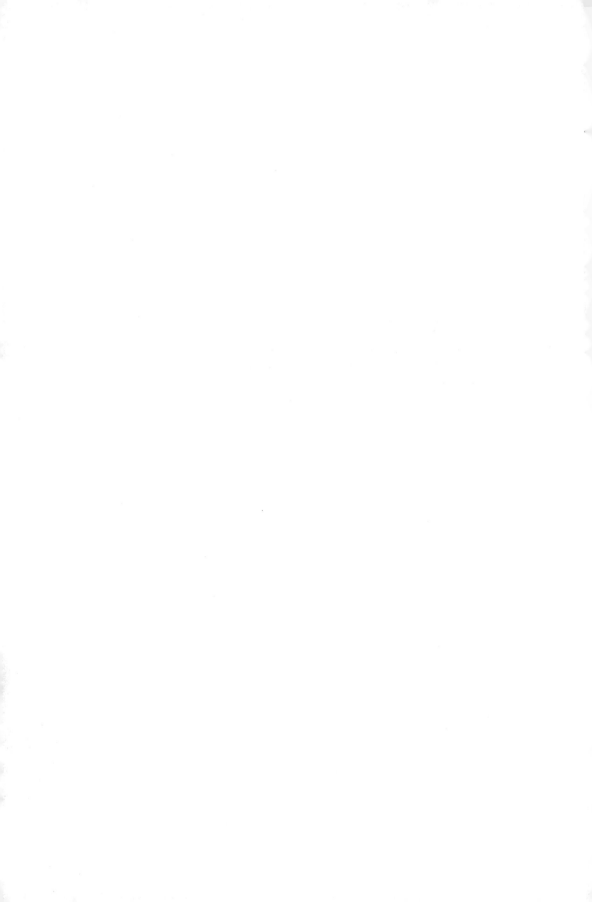

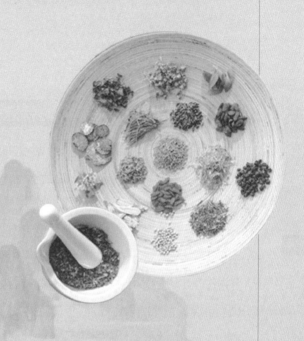

第十三章

中老年骨关节病调养膏方

一、中老年骨关节病的特点分析

相关数据显示，在我国老龄化加剧的过程中，出现骨关节病的概率逐渐提升。此疾病不仅仅会对患者的生活质量产生一定的影响，而且也会加重患者心理负担。骨性关节炎在 55~64 岁的人群中发病率达 40%，所以，积极的研究老年退行性骨关节病至关重要。

骨关节病属于中医学"骨痹"的范畴，《内经》有云"肝主筋，肾主骨"，是指肝藏血，能濡筋而束骨，肾藏精髓能滋骨而充骨。肝肾同源，故骨病由肾所主，与肝有关。老年骨病主要为肾精亏虚，不能生髓养骨，而见骨质疏松、增生，骨关节活动不利等病。"肝为罢极之本""肾为作强之官"，所谓"罢极""作强"都与人的劳作、活动相关。"正气存内、邪不可干，邪之所凑、其气必虚。"可见痹症是由于正虚于内，腠理不密，风寒湿之邪侵犯机体，阻滞经络，致气血凝滞，血行不畅，从而发生骨质疏松、增生和骨关节活动不利所致的诸症，如拘紧、麻木、疼痛、活动受限，甚则骨质疏松而导致骨折或骨质异生而生骨刺，妨碍骨关节的正常功能。骨质增生压迫脉道，影响气血运行，还会发生脑失血养之眩晕，脑脉瘀阻之中风等变症。

二、中老年骨性关节炎调养膏方

骨性关节炎（Osteoarthritis，OA）是指由多种因素引起关节软骨纤维化、皲裂、溃疡、脱失而导致的关节疾病，是中老年人常见病、多发病。临床上以关节疼痛为主要表现，活动后疼痛加重，休息后可缓解，部分表现为晨僵和黏滞感。本病属于中医学的"骨痹""痹病"等范畴。

（一）临床表现

（1）症状。骨关节病好发于负重大、活动多的关节，膝关节是负重最大、活动最多、最易劳损的关节，其次是脊柱关节，再就是髋、踝、手指等关节。不同部位的关节症状略有差异，主要的临床表现：关节疼痛，关节僵硬、屈伸不利、功能受限，关节无力、活动障碍。

（2）体征。关节肿胀、关节压痛、骨摩擦音。

（二）理化检查

（1）血常规、蛋白电泳、免疫复合物及血清补体等指标一般在正常范围。伴有滑膜炎的患者可出现 C- 反应蛋白（CRP）和血细胞沉降率（ESR）轻度升高。继发性患者可出现原发病的实验室检查异常。

（2）X 线检查：关节间隙狭窄、软骨下骨板硬化和骨赘形成是骨关节病的基本 X 线特征；早期仅有软骨退行性改变时，X 线片可无异常表现；随着关节软骨变薄，关节间隙逐渐变窄，间隙狭窄可呈不匀称改变，个别关节间隙甚至可以消失。软骨下骨板致密、硬化，骨赘形成或不同程度关节积液，出现游离体或关节变形，周围软组织肿胀等。

（三）辩证膏方

本病的发生与肝、肾、筋、骨、风、寒、湿、瘀有密切的关系。肝肾亏虚、精血不足，不能充养、束约骨骼，为发生本病的内在因素。风、寒、湿、瘀邪阻经脉致不通则痛，为本病发生的外在因素。故本病病因病机为"本虚标实，邪实正虚"，肝肾亏虚、精血不足为本，风、寒、湿、瘀为标。

在使用膏方治疗痹病时，归经药的应用尤为重要，有助于提高疗效。如病位在颈、腰部，膏方中常选用太阳经、肾经、督脉的药物；

如治颈椎病常选独活、羌活、川芎、葛根等；治腰椎间盘突出症常选杜仲、金狗脊、菟丝子、淫羊藿、小茴香等；治膝关节疼痛用木瓜、牛膝等以提高疗效。

1. 肝肾亏损型

【症候】 面色无华，神疲乏力，腰膝酸软，肌肉痿软，四肢不温，关节疼痛，小便清长，舌淡苔薄，脉沉细。

【治法】 补益肝肾。

膏方：独活寄生汤

【来源】 《内经》"肝主筋""肾主骨"，是指肝藏血，能濡筋而束骨，肾藏精髓能滋骨而充骨，独活寄生汤为唐代孙思邈的创制方，出自《备急千金要方》，为治疗久痹而致肝肾两虚，气血不足证之经方，临床广泛应用于骨性关节炎的治疗。

【组成】 独活 200g、桑寄生 150g、牛膝 150g、杜仲 150g、秦艽 150g、防风 150g、肉桂 100g、细辛 100g、川芎 150g、当归 150g、白芍 150g、甘草 100g、熟地黄 150g、人参 150g、茯苓 150g。

【图解】

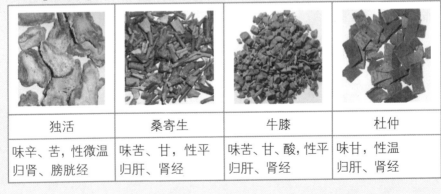

独活	桑寄生	牛膝	杜仲
味辛、苦，性微温 归肾、膀胱经	味苦、甘，性平 归肝、肾经	味苦、甘、酸，性平 归肝、肾经	味甘，性温 归肝、肾经

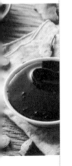

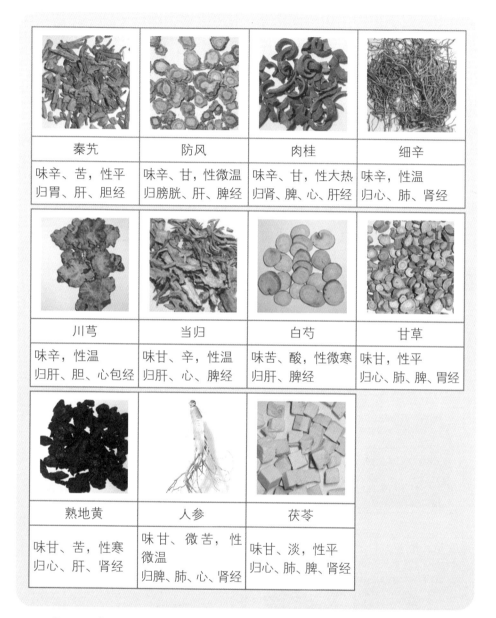

秦艽	防风	肉桂	细辛
味辛、苦，性平 归胃、肝、胆经	味辛、甘，性微温 归膀胱、肝、脾经	味辛、甘，性大热 归肾、脾、心、肝经	味辛，性温 归心、肺、肾经
川芎	当归	白芍	甘草
味辛，性温 归肝、胆、心包经	味甘、辛，性温 归肝、心、脾经	味苦、酸，性微寒 归肝、脾经	味甘，性平 归心、肺、脾、胃经
熟地黄	人参	茯苓	
味甘、苦，性寒 归心、肝、肾经	味甘、微苦，性微温 归脾、肺、心、肾经	味甘、淡，性平 归心、肺、脾、肾经	

【制法】 上述药物加水浸泡24小时。大火烧开1小时，小火煮3小时，滤汁去渣，如此三煎，合并滤液，加热浓缩为膏，再将蜂蜜、冰糖等辅料，冲入清膏和匀，小火熬炼至挂旗，收膏即可。

【用法】 每次15～20g，每日2次，在两餐之间，用温开水冲服。

【注意事项】 痹证日久，以麻木不仁、心悸气短气血虚为主，则重用补气血之药；无畏寒喜温、肢冷之症，则可去肉桂；若正虚不甚，可减人参、地黄之品；若以腰部隐痛，肢冷尿频等症明显者，则酌加温补肾阳之品；若以腰腿疼痛为主者，则加制乳香、制没药、地龙等活血止痛药；又风寒湿三邪根据偏胜情况，侧重祛风、散寒、除湿的重点不同。肾功能不全者去细辛。

2. 气血两虚型

【症候】 精神萎靡，神情倦怠，面黄少华，少气懒言，关节肌肉酸痛无力，或肌肉萎缩、关节变形，舌淡苔薄白，脉细弱。

【治法】 补气养血，活血通痹。

膏方：益气养荣蠲痹膏

【来源】 湖北省中医院冬季进补膏方选。

【组成】 党参200g、黄芪600g、当归200g、生白术200g、白芍200g、鸡血藤300g。

【图解】

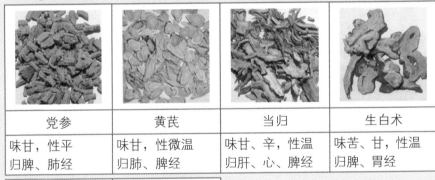

党参	黄芪	当归	生白术
味甘，性平 归脾、肺经	味甘，性微温 归肺、脾经	味甘、辛，性温 归肝、心、脾经	味苦、甘，性温 归脾、胃经

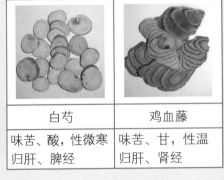

白芍	鸡血藤
味苦、酸，性微寒 归肝、脾经	味苦、甘，性温 归肝、肾经

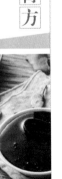

【制法】　上述药物加水浸泡 24 小时。大火烧开 1 小时，小火煮 3 小时，滤汁去渣，如此三煎，合并滤液，加热浓缩为膏，再将蜂蜜、冰糖等辅料，冲入清膏和匀，小火熬炼至挂旗，收膏即可。

【用法】　每次 15 ~ 20g，每日 2 次，在两餐之间，用温开水冲服。

3. 寒湿痹阻型

【症候】　关节冷痛重着，屈伸不利，疼痛逢寒加剧，遇热则减，昼轻夜重，或关节肿胀，舌淡苔白腻，脉弦紧。

【治法】　温经散寒，祛风除湿，活血通脉。

膏方：乌附麻辛桂姜汤加减

【来源】　本方是成都中医药大学已故戴云波老师在数年临床实践中创制的一个著名方剂，临床应用广泛，特别是针对某些慢性顽疾收效甚佳。因乌头附子细辛皆为有毒之品，此方需在医生指导下应用。

【组成】　制草乌 100g、熟附子 100g、干姜 100g、麻黄 100g、细辛 50g、桂枝 100g、甘草 50g。

【图解】

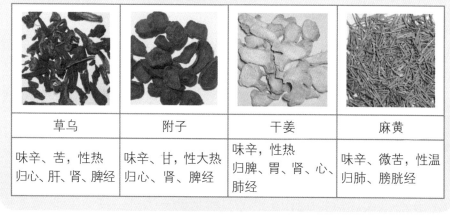

草乌	附子	干姜	麻黄
味辛、苦，性热归心、肝、肾、脾经	味辛、甘，性大热归心、肾、脾经	味辛，性热归脾、胃、肾、心、肺经	味辛、微苦，性温归肺、膀胱经

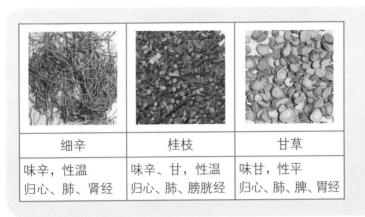

细辛	桂枝	甘草
味辛，性温 归心、肺、肾经	味辛、甘，性温 归心、肺、膀胱经	味甘，性平 归心、肺、脾、胃经

【制法】 上述药物加水浸泡 24 小时。大火烧开 1 小时，小火煮 3 小时，滤汁去渣，如此三煎，合并滤液，加热浓缩为膏，再将蜂蜜、冰糖等辅料，冲入清膏和匀，小火熬炼至挂旗，收膏即可。

【用法】 每次 15~20g，每日 2 次，在两餐之间，用温开水冲服。

【注意事项】 若寒甚加制草乌 100g；痛偏上肢加羌活 100g、威灵仙 100g，千年健 100g；痛偏下肢加独活 100g、牛膝 100g、防己 200g；痛偏于腰加桑寄生 200g、杜仲 200g、续断 150g、淫羊藿 150g。

（四）自我调摄

骨关节炎大多发病缓慢，骨关节病急性发作时，应让受累关节充分休息，一旦关节炎症状消除，应尽快恢复受累关节锻炼。

骨关节炎与肥胖、脱钙、维生素 A 和 D 缺乏有关，因此，在饮食起居上需注意：

（1）合理饮食。合理饮食及注重相关营养素的摄取对骨关节炎有预防作用，研究表明，进食高钙食品及维生素 A、维生素 B、维生素 D 的摄入，对骨关节炎患者有所帮助；另外，减少高脂肪食物和热量的摄入，有利于体重的控制。另有研究表面，活性氧可能在骨关节炎发病中对关节软骨的损害具有一定作用，由于维生素 C 是食物中最主要的抗氧化剂，因此常吃富含维生素 C 的水果和绿水蔬菜，辅以适当运动和锻炼，有助于避免骨关节炎的发生。

（2）控制体重。国内外研究均表明，当体重指数明显超标时，单位面积关节软骨将承受更高负荷，被损害的概率也将明显增加。

（3）避寒保暖。"风寒湿三气杂至，合而为痹"，寒冷潮湿的气候和环境是骨关节炎发病的危险因素之一。因此，普通人群及骨关节病患者避风、寒、湿邪，注意关节保暖。

（4）避免劳损。长期不良姿势导致关节过劳。下蹲时间过长，工作强度大均为骨关节病的危险因素。因此，生活中合理的姿势可有效保护关节，避免关节过劳可有效减少或延缓骨关节炎的发生。

（5）精神调摄。关于情绪与骨关节病的关系较少有人研究，但中医重视七情调摄，七情调畅则脏腑功能正常，气血和调，身体健康；否则情志不畅，气血失调，日久关节受累。有相关流行病学调查研究同样支持了这一观点，证明情绪紧张与颈椎病有关。因此，消除悲观心理，避免急躁情绪，保持快乐、平和心态，有利于退行性骨关节疾病的康复。

三、中老年骨质疏松病调养膏方

骨质疏松症（osteoporosis，OP）是以骨量减少，骨的微结构退化为特征，致使骨的脆性增加以致易于发生骨折的全身性骨骼疾病。骨质疏松症是由多种原因引起的骨骼的系统性、代谢性骨病之一，其病因和发病机制比较复杂，与激素调控、营养因素、物理因素、遗传因素等相关。这些因素造成人体骨代谢处于负平衡状态，使骨变脆而易发生骨折。骨质疏松症属中医"骨痿""骨痹"范畴。

（一）临床表现

（1）疼痛：在骨质疏松早期即可出现，具有不典型性，可表现为腰背酸痛或周身酸痛，伴乏力，常常不能引起患者的重视。

（2）脊柱变形：椎体压缩可以表现为身高缩短和驼背，常被误

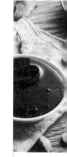

认为是老化的自然表现，严重者会导致胸廓畸形，并影响心肺功能。

（3）脆性骨折：轻度外伤或日常活动后诱发的骨折为脆性骨折。最常见的部位为椎体、髋部和腕部。其他部位亦可发生骨折。发生过一次脆性骨折后，再次发生骨折的风险明显增加。骨折将严重影响患者的生活质量，导致致残率和死亡率明显增高，是骨质疏松防治的重点。

（二）理化检查

（1）骨密度测定。骨密度检测的目的是早期发现骨质疏松症，预测发生骨折的危险性。

（2）常用检测指标。血清钙、磷、25-羟维生素 D3 和 1，25-2 羟维生素 D3。

（3）骨形成指标。血清碱性磷酸酶、骨钙素、骨源性碱性磷酸酶，I 型胶原 C 端肽和 N 端肽。

（4）空腹 2 小时的尿钙 / 肌酐值、血浆抗酒石酸酸性磷酸、尿吡啶啉和脱氧吡啶啉。

（三）辨证膏方

本病治疗以补益肝肾，健脾益气为主。肾为先天之本，主藏精，肾精得补，则髓满骨实。骨痿日久，可酌加活血化瘀药物和血肉有情之品。

1. 肝肾亏虚型

【症候】 体倦乏力，腰膝酸软，伛偻日进，步履艰难，少寐健忘，头晕目眩，耳鸣口干，舌红苔少，脉沉细。

【治法】 补益肝肾。

膏方：独活寄生汤

【来源】 独活寄生汤出自《备急千金要方》，是治疗肝肾亏虚型痹证的经典古方，具有补益肝肾、强筋健骨功效，临

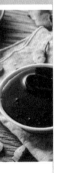

床用于治疗肝肾两虚型痹证效果显著。

【组成】 独活 200g、桑寄生 150g、牛膝 150g、杜仲 150g、秦艽 150g、防风 150g、肉桂 150g、细辛 150g、川芎 150g、当归 150g、芍药 150g、熟地黄 150g、人参 150g、茯苓 150g、甘草 100g。

【图解】

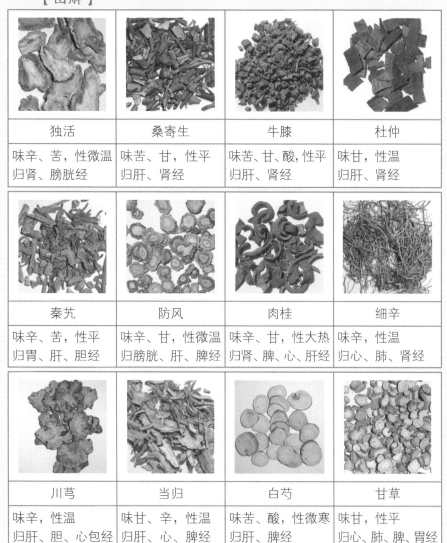

独活	桑寄生	牛膝	杜仲
味辛、苦，性微温 归肾、膀胱经	味苦、甘，性平 归肝、肾经	味苦、甘、酸，性平 归肝、肾经	味甘，性温 归肝、肾经
秦艽	防风	肉桂	细辛
味辛、苦，性平 归胃、肝、胆经	味辛、甘，性微温 归膀胱、肝、脾经	味辛、甘，性大热 归肾、脾、心、肝经	味辛，性温 归心、肺、肾经
川芎	当归	白芍	甘草
味辛，性温 归肝、胆、心包经	味甘、辛，性温 归肝、心、脾经	味苦、酸，性微寒 归肝、脾经	味甘，性平 归心、肺、脾、胃经

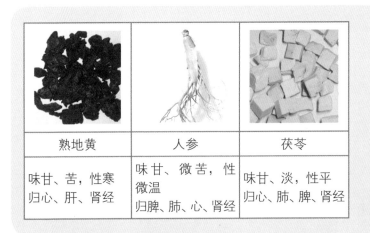

熟地黄	人参	茯苓
味甘、苦，性寒 归心、肝、肾经	味甘、微苦，性 微温 归脾、肺、心、肾经	味甘、淡，性平 归心、肺、脾、肾经

【制法】 上述药物加水浸泡24小时。大火烧开1小时，小火煮3小时，滤汁去渣，如此三煎，合并滤液，加热浓缩为膏，再将蜂蜜、冰糖等辅料，冲入清膏和匀，小火熬炼至挂旗，收膏即可。

【用法】 每次15～20g，每日2次，在两餐之间，用温开水冲服。

2. 脾肾虚弱型

【症候】 神疲体倦，面色萎黄不华，肢冷畏寒，腰背酸痛，纳谷不馨，便溏溲清，舌淡苔薄白，脉弱。

【治法】 健脾益肾化瘀增骨。

膏方：益精健脾增骨膏

【来源】 湖北省中医院冬季进补膏方选。

【组成】 菟丝子200g、肉苁蓉200g、鹿角霜200g、生白术200g、红花200g。

【图解】

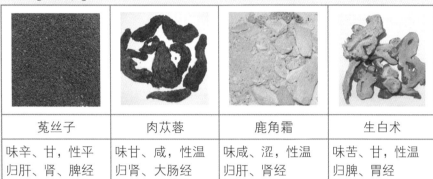

菟丝子	肉苁蓉	鹿角霜	生白术
味辛、甘，性平 归肝、肾、脾经	味甘、咸，性温 归肾、大肠经	味咸、涩，性温 归肝、肾经	味苦、甘，性温 归脾、胃经

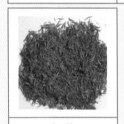

红花
味辛，性温 归心、肝经

【制法】　上述药物加水浸泡 24 小时。大火烧开 1 小时，小火煮 3 小时，滤汁去渣，如此三煎，合并滤液，加热浓缩为膏，再将蜂蜜、冰糖等辅料，冲入清膏和匀，小火熬炼至挂旗，收膏即可。

【用法】　每次 15～20g，每日 2 次，在两餐之间，用温开水冲服。

3. 正虚邪侵型

【症候】　骨痛，腰背疼痛，腿膝酸软，易发生骨折，由其他疾病继发者兼有原发性疾病症状；由药物因素引起者，往往会有诱发本病的药物可能产生的不良反应。

【治法】　扶正祛邪。

膏方：通督祛痹膏

【来源】　湖北省中医院冬季进补膏方选。

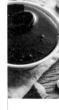

【组成】 鹿角胶 200g、菟丝子 300g、续断 200g、狗脊 200g、萆薢 200g、乌药 200g。

【图解】

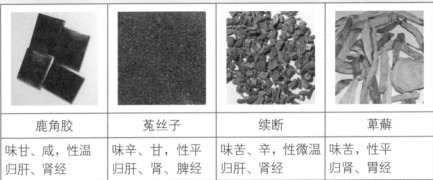

鹿角胶	菟丝子	续断	萆薢
味甘、咸，性温 归肝、肾经	味辛、甘，性平 归肝、肾、脾经	味苦、辛，性微温 归肝、肾经	味苦，性平 归肾、胃经

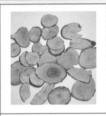

乌药
味辛，性温 归肺、脾、肾、膀胱经

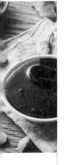

【制法】 上述药物除鹿角胶外，加水煎煮 3 次，滤汁去渣，合并滤液，加热浓缩为清膏，再将鹿角胶加适量黄酒，浸泡后隔水炖烊，冲入清膏和匀，加入蜂蜜、冰糖等辅料，小火熬炼至挂旗，收膏即可。

【用法】 每次 15～20g，每日 2 次，在两餐之间，用温开水冲服。

（四）自我调摄

（1）健康规律生活方式，戒除不良嗜好。平衡饮食、合理营养，骨骼的代谢需要饮食补充，平衡饮食可以提供更多的骨骼新陈代谢需要的营养，延缓骨质疏松。牛奶、豆类、瘦肉、鱼、虾皮、芝麻酱、核桃仁、蛋类等均含有大量钙，可经常选食。多晒太阳。生活中应尽量戒烟、限酒，减少咖啡、浓茶、碳酸饮料的摄入量。生活无规律、心理压力过重也会导致酸性物质的沉积，影响代谢的正常进行。故养成良好的生活习惯，保持良好的心情，适当的调节心情和自身压力可以保持弱碱性体质，从而预防骨质疏松的发生。

（2）坚持适当运动。运动中的肌肉和重力对骨骼的力学刺激会有助于增加骨密度，保证骨骼的正常生长发育及维持骨强度。运动也有助于提高峰值骨量、减少绝经后妇女的骨丢失、增加老年人平衡能力和自信心，并有利于预防摔倒。

（3）积极预防跌倒，防止骨折发生。有研究指出，65 岁以上在家居住的老年人跌倒的发生率为 20%。跌倒的危险因素很多，如感觉障碍、反应时间迟延、肌张力低下、平衡功能降低、视力降低等等。骨质疏松性骨折的危害很大，致残率及致死率较高，会造成沉重的家庭、社会和经济负担。故骨质疏松性骨折防大于治。

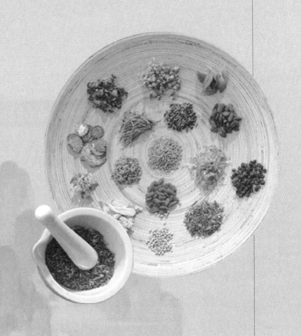

第十四章

中老年皮肤疾病
调养膏方

一、中老年皮肤的特点分析

（一）西医对于皮肤的认识

皮肤与外界环境直接接触，是解剖学和生理学上的重要边界器官。皮肤的结构较复杂并高度特化，是人体重要的屏障，可防止外界的刺激损伤体内组织，阻挡异物和微生物侵入，防止体液外渗。皮肤占成人体重的 16%，面积为 1.2～2.2m²，其厚度为 0.5～4.0mm。

皮肤由表皮、真皮和皮下组织三部分构成。其间含有神经、血管、淋巴管、皮肤附属器（毛发、甲、汗腺、皮脂腺）及肌肉，并借皮下组织与深部的深筋膜、腱膜或骨膜相连。皮肤的毛发、指（趾）甲、皮脂腺和汗腺等结构是胚胎发生时由表皮衍生的附属器官。皮肤的机械张力、角化程度、毛发、毛囊的大小及数目、腺体的类型和数量、色素化的程度、血管与神经的分布，在人体各部有相当的差别，并随着年龄发生变化。

皮肤是人体与外环境直接接触和抵御外界有害因素侵入的第一道防线，皮肤生理功能是否正常。对机体的健康起着十分重要的作用，皮肤对于机体而言，具有以下作用：

（1）屏障作用：完整健康的皮肤不但可防止体液散失和阻止外界有害物质的入侵，而且还可感受各种刺激，维持机体内环境的稳定。

（2）吸收作用：人体皮肤具有吸收外界物质的能力，如氧气、少量的水分、电解质及脂溶性物质如维生素 A 及维生素 D 等都能透皮吸收，这是现代皮肤科外用药物治疗皮肤病的理论基础。

（3）体温调节作用：皮肤具有温度感受器，可感知周围环境温度的变化，若低于或高于阈值时，皮肤感受器可向下丘脑传递信息，从而出现出汗增多或寒战反应，可起到一定体温调节作用。

（4）分泌和排泄作用：主要是通过汗腺和皮脂腺进行分泌和排泄。

（5）感觉作用：皮肤内分布有感觉神经及运动神经，它们的神经末梢和特殊感受器广泛的分布在表皮、真皮及皮下组织内，以感知体内外的触觉、痛觉、冷觉、温觉、压觉和痒觉等各种刺激，引起相应的神经反射，维护机体的健康。

（6）免疫器官和吸收紫外线作用：皮肤还是重要的免疫器官，并能够吸收照射到皮肤的紫外线，同时皮肤在日光照射下还能够合成维生素 D3，所以适当多晒太阳可预防佝偻病。

综上所述，完整健康的皮肤对于机体具有极其重大的作用。如果患了皮肤病，不但会影响皮肤功能的发挥，给患者带来不适和痛苦，甚至会危害患者的身体健康。

人到老年，皮肤也会出现老化，表现为真皮小血管细胞减少，皮下脂肪层变薄，汗腺及皮脂腺分泌减少，导致一系列功能的改变，如皮肤干燥、粗糙、皱纹多、弹性差，皮肤屏障功能、抵御感染、修复创伤及炎症反应能力均降低，极易发生老年性皮肤病。

（二）中医对皮肤的认识

中医学认为，"五体"即皮、肉、筋、骨、脉。皮即皮肤，它被覆在体表，通过经络与内在脏腑相联系，并同脏腑在生理、病理上有密切联系。同时，作为"五体"的一部分，皮肤在结构和功能上有其相对的独立性。

中医学认为，覆盖于体表的皮包括皮肤、腠理、汗孔、毛发、爪甲等部分。皮肤，即身体之表也。腠理是指皮下肌肉之间的空隙和皮肤的纹理。皮肤与肌肉通过腠理以沟通、联系；同时腠理也是气血、津液的中转站，使皮肤得以濡养；《金匮要略·脏腑经络先后病脉证并治》说："腠者是三焦通会元真之处，为气血所注。"故腠理也是外邪入侵人体的门户。皮肤上的汗孔，是汗液排泄的孔

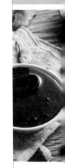

道。汗孔的开阖与腠理的疏密关系密切，腠理密则汗孔闭，体表无汗；腠理疏则汗孔开，汗外泄。而在正常情况下，卫气充斥于腠理之中，并控制和调节腠理的开阖；在病理状态下，汗孔亦是外邪入侵的通道之一。毛发包括头发、毫毛等。爪，手足甲也。无论是毛发还是爪甲，均与气血的盛衰、脏腑的强弱关系密切，故毛发、爪甲是机体的重要外征。中医学上，皮肤具有以下生理功能：

（1）卫气固表。皮肤是人体最外层的器官，也是外邪入侵人体的第一道屏障，皮肤、腠理覆于表，卫气贯其中，卫气强则腠理密，肌肤紧，外邪不得而入；卫气弱则腠理疏、毛孔开，邪气乘虚而入，导致疾病发生。

（2）体温调节，代谢津液。人的正常生理功能是阴阳保持协调平衡的结果，机体的阴阳平衡是通过五脏、六腑、五体协调、平衡来进行协调，皮肤、腠理、毛孔亦起着重要作用。当内热或外热郁于肌腠则腠理疏、汗孔开，同时热郁肌肤，灼津为汗，热随汗出；相反，寒邪袭表，则腠理密、汗孔闭，卫气得以温煦肌表，从而保证机体阴阳得以平衡。

（3）呼吸功能。肺合皮毛，主呼吸，所以毛孔的开阖亦有助于肺气的升降和宣泄。中医学把汗孔称作"气门"，即汗孔不仅排泄由津液所化之汗液，实际上也是随着肺的宣发和肃降进行着体内外气体的交换，所以，皮毛亦有"宣肺气"的作用。

皮肤病种类繁多，致病因素和病变机制也非常复杂，其常见的病因有六淫、毒邪、虫、疫疠、饮食、外伤、体质、七情、瘀血、痰饮等。

病机是疾病发生、发展、变化与转归的机制，是机体受邪后内在的病理变化，这种变化与人体正气的强弱和致病因素——邪气的盛衰有直接关系。皮肤病虽然表现在外表局部，但与全身有密切联系，皮肤的症状是全身疾病在局部的表现，脏腑功能失调可以反映于体表而发生皮肤病，即"有诸内者必形诸外"。同时，各种致病因素

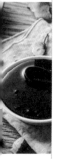

往往是先造成营卫、气血不和，脏腑功能失调，经络失疏，而后才引起皮肤的病理改变，即所谓"必先受于内，然后发于外"。疾病的发展全过程是邪正相争的过程，也就是阴阳失调的过程。

二、皮肤瘙痒症膏方

皮肤瘙痒症是无原发损害仅有瘙痒症状的皮肤病，常见继发损害有抓痕、血痂、色素及苔藓样变，是老年人最常见的皮肤病之一。

本病的发病因素比较复杂，可归纳为内因和外因两方面。常见的内因有感染性疾病、内分泌和代谢性疾病、肝脏疾病、肾脏疾病、自身免疫病、妊娠、神经性及神经精神性瘙痒、药物或食物过敏、中毒、酗酒等。外因与环境（季节、气温、湿度、工作场地等）、生活习惯（碱性强的肥皂、穿着毛衣或化纤物）、皮肤状况（皮肤干燥、皮肤萎缩）等有关。排除疾病因素的影响，老年人皮肤干燥是最常见的原因。

皮肤瘙痒症属中医"风瘙痒"范畴。中医学认为本病多因血虚肝旺，或风邪入侵，以致阴血不足，肌肤失养，生风生燥而成，或风湿热之邪，蕴阻于肌肤，肌肤蕴热，不得疏泄所致。本病辨证选用膏滋方有一定疗效。

（一）临床表现

多见于老年人，冬季易发，春夏症状则减轻甚至痊愈。阵发性剧烈瘙痒，病发常有定时，病人常强力搔抓至皮肤破溃流血；瘙痒发作后一切正常，见有明显的抓痕、血痂，重者呈现湿疹样改变。

根据瘙痒的部位和范围不同，分为：

1. 全身性瘙痒症

多见于成人，瘙痒常从一处开始，逐渐扩展到全身。常为阵发性，尤以夜间为重，严重者呈持续性瘙痒伴阵发性加剧，饮酒、咖啡、茶、情绪变化、辛辣饮食刺激、机械性搔抓、温暖被褥、甚至某种暗示都能促使瘙痒的发作和加重。常继发抓痕、血痂、色素沉着，甚至出现湿疹样变、苔藓样变、脓皮病以及淋巴管炎和淋巴结炎。老年

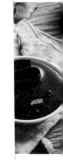

人因皮肤腺体功能减退，皮肤萎缩、干燥、粗糙，易发生全身性瘙痒，称为老年性瘙痒症。与季节关系明显者，如每逢冬季因寒冷诱发瘙痒而春暖缓解，或每逢夏季瘙痒而秋凉自愈，称为季节性瘙痒症。

2. 局限性瘙痒症

（1）肛门瘙痒症：多见于中年男性，患蛲虫病的儿童也可患病。瘙痒一般局限于肛门及其周围皮肤，有时可蔓延至会阴、女阴和阴囊。因经常搔抓致使肛门皮肤肥厚，亦可呈苔藓样变或湿疹样变等继发性损害。

（2）阴囊瘙痒症：瘙痒主要局限于阴囊，有时也可累及阴茎、会阴和肛门。由于不断搔抓，引起苔藓样变、湿疹样变及继发感染等。

（3）女阴瘙痒症：瘙痒常发生于大、小阴唇。因不断搔抓，阴唇部常有皮肤肥厚及浸渍，阴蒂及阴道黏膜可有红肿及糜烂。

（二）诊断要点

根据病史，初发时仅有症状而无皮疹，可诊断为本病。同时要仔细询问病史，寻找病因，排除内脏疾患和肿瘤的存在。

（三）辩证选用膏滋方

1. 血虚风燥症

【症候】 多见于体质虚弱及老年人，病程缠绵，痒无定处，入夜尤甚，皮肤干燥脱屑；舌质淡或淡红，苔薄，脉细数或弦滑。

【治法】 养血润肤，疏风止痒。

膏方

【方药】 熟地黄200g、巴戟天300g、山茱萸300g、肉苁蓉300g、肉桂300g、茯苓300g、麦门冬300g、附子150g、五味子150g、石菖蒲150g、远志150g、鳖甲200g。

【图解】

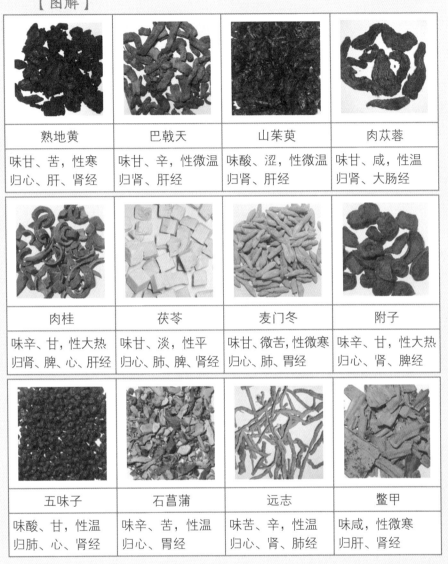

熟地黄	巴戟天	山茱萸	肉苁蓉
味甘、苦，性寒 归心、肝、肾经	味甘、辛，性微温 归肾、肝经	味酸、涩，性微温 归肾、肝经	味甘、咸，性温 归肾、大肠经
肉桂	茯苓	麦门冬	附子
味辛、甘，性大热 归肾、脾、心、肝经	味甘、淡，性平 归心、肺、脾、肾经	味甘、微苦，性微寒 归心、肺、胃经	味辛、甘，性大热 归心、肾、脾经
五味子	石菖蒲	远志	鳖甲
味酸、甘，性温 归肺、心、肾经	味辛、苦，性温 归心、胃经	味苦、辛，性温 归心、肾、肺经	味咸，性微寒 归肝、肾经

【制法】　附子先煎 1 小时，余药除鳖甲外加水浸泡 24 小时。大火烧开 1 小时，转小火煮 3 小时，滤汁去渣，如此三煎，合并滤液，加热浓缩为膏，鳖甲加适量黄酒，浸泡后隔水炖烊，冲入清膏和匀，加入蜂蜜、冰糖等辅料，小火熬炼至挂旗，收膏即可。

【用法】　每次 15~20g，每日 2 次，在两餐之间，用温开水冲服。

2. 风湿蕴热症

【症候】 剧痒灼热，遇热加剧，得凉则安；心烦口渴；舌质红，苔黄腻或薄黄脉弦滑或滑数。

【治法】 祛风燥湿，润肤止痒。

膏方

【方药】 熟地黄200g、白芍200g、当归300g、川芎100g、生地黄150g、防风150g、蝉蜕150g、知母150g、苦参150g、荆芥150g、苍术150g、石膏150g、生甘草100g、鳖甲150g。

【图解】

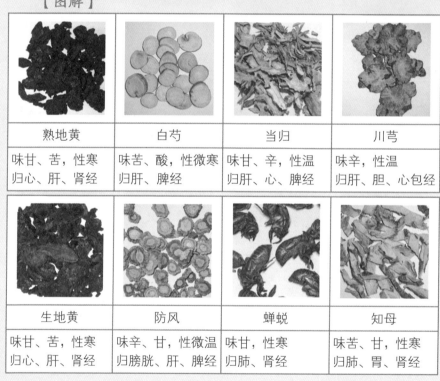

熟地黄	白芍	当归	川芎
味甘、苦，性寒 归心、肝、肾经	味苦、酸，性微寒 归肝、脾经	味甘、辛，性温 归肝、心、脾经	味辛，性温 归肝、胆、心包经
生地黄	防风	蝉蜕	知母
味甘、苦，性寒 归心、肝、肾经	味辛、甘，性微温 归膀胱、肝、脾经	味甘，性寒 归肺、肾经	味苦、甘，性寒 归肺、胃、肾经

中医

中老年病证

调养膏方

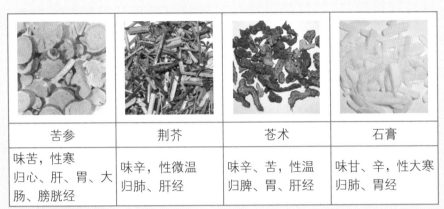

苦参	荆芥	苍术	石膏
味苦，性寒 归心、肝、胃、大肠、膀胱经	味辛，性微温 归肺、肝经	味辛、苦，性温 归脾、胃、肝经	味甘、辛，性大寒 归肺、胃经

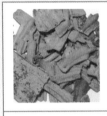

鳖甲
味咸，性微寒 归肝、肾经

【制法】 石膏先煎1小时，余药除鳖甲外加水浸泡24小时。大火烧开1小时，转小火煮3小时，滤汁去渣，如此三煎，合并滤液，加热浓缩为膏，鳖甲加适量黄酒，浸泡后隔水炖烊，冲入清膏和匀，加入蜂蜜、冰糖等辅料，小火熬炼至挂旗，收膏即可。

【用法】 每次15~20g，每日2次，在两餐之间，用温开水冲服。

（四）自我调摄

（1）生活规律，保持皮肤卫生。

（2）避免辛辣饮食、饮酒、浓茶及咖啡。

（3）冬季洗澡不宜过勤，水温不宜太高，避免过度揉搓，不用碱性强的肥皂或浴液，浴后保湿。便后、睡前及时清洗会阴、肛周并保持局部皮肤干燥，内衣宽松。

（4）积极治疗全身性疾病。

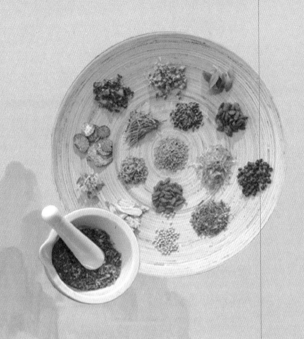

第十五章

亚健康调理及中老年
养生膏方

亚健康（Sub health）是指人体处于健康和疾病之间的一种状态。处于亚健康状态者，不能达到健康的标准，表现为一定时间内的活力降低、功能和适应能力减退的症状，但不符合现代医学有关疾病的临床或亚临床诊断标准。属于中医"未病"理论范畴。

（一）临床表现

躯体方面可表现有疲乏无力、肌肉及关节酸痛、头昏头痛、心悸胸闷、睡眠紊乱、食欲不振、脘腹不适、便溏便秘、性功能减退、怕冷怕热、易于感冒、眼部干涩等；心理方面可表现有情绪低落、心烦意乱、焦躁不安、急躁易怒、恐惧胆怯、记忆力下降、注意力不能集中、精力不足、反应迟钝等；社会交往方面可表现为不能较好地承担相应的社会角色，工作、学习困难，不能正常地处理好人际关系、家庭关系，难以进行正常的社会交往等。

（二）评判标准

在亚健康的判定过程中，可利用现有的医学诊断方法，如病史采集、神经精神状况和整体功能的评定、影像与实验室检查等，全面评估，排除医学上能解释患者目前症状表现的疾病，如果存在目前医学上不能解释的症状表现，且持续 3 个月或以上者，可判定为亚健康。

（三）辨证膏方

1. 肾阳虚症

【症候】　腰膝酸软，畏寒肢冷，性欲减退，精神萎靡，夜尿频多，下肢浮肿，动则气促，发槁齿摇，平素畏冷，手足不温，喜热饮食，精神不振，舌质淡，苔白，脉沉迟无力。

【治法】 补肾壮阳。

膏方一：补肾膏1号方

【来源】 来自湖北省中医院巴元明教授。此膏方以右归丸和锁阳固精丸加减而成，经临床实践证明有效。

【方药】 巴戟天100g、淫羊藿100g、肉苁蓉100g、杜仲50g、党参200g、白术60g、鹿角胶100g、桑寄生100g、牛膝50g、黄芪100g、当归50g、制首乌100g、陈皮30g、菟丝子100g、丹参60g、木香30g、茯苓100g、熟地黄100g、威灵仙50g、肉桂10g。

【图解】

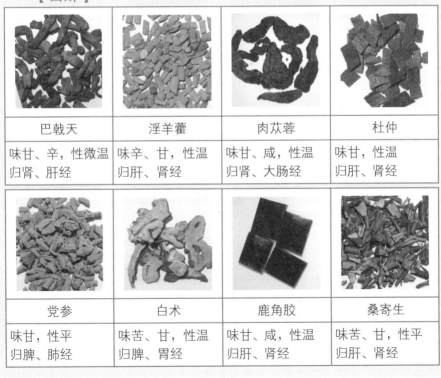

巴戟天	淫羊藿	肉苁蓉	杜仲
味甘、辛，性微温 归肾、肝经	味辛、甘，性温 归肝、肾经	味甘、咸，性温 归肾、大肠经	味甘，性温 归肝、肾经
党参	白术	鹿角胶	桑寄生
味甘，性平 归脾、肺经	味苦、甘，性温 归脾、胃经	味甘、咸，性温 归肝、肾经	味苦、甘，性平 归肝、肾经

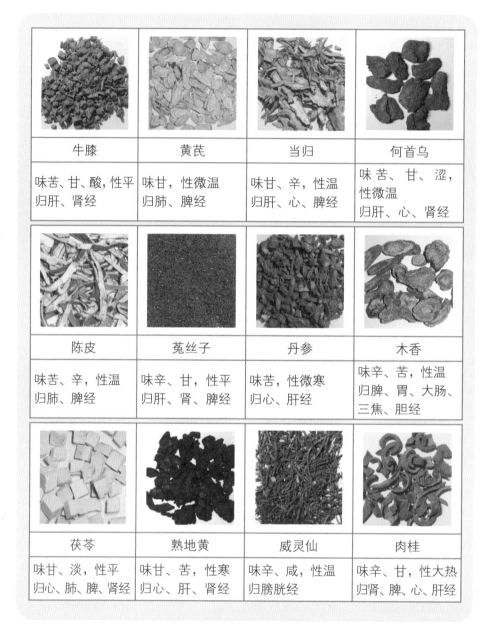

牛膝	黄芪	当归	何首乌
味苦、甘、酸,性平 归肝、肾经	味甘,性微温 归肺、脾经	味甘、辛,性温 归肝、心、脾经	味苦、甘、涩,性微温 归肝、心、肾经

陈皮	菟丝子	丹参	木香
味苦、辛,性温 归肺、脾经	味辛、甘,性平 归肝、肾、脾经	味苦,性微寒 归心、肝经	味辛、苦,性温 归脾、胃、大肠、三焦、胆经

茯苓	熟地黄	威灵仙	肉桂
味甘、淡,性平 归心、肺、脾、肾经	味甘、苦,性寒 归心、肝、肾经	味辛、咸,性温 归膀胱经	味辛、甘,性大热 归肾、脾、心、肝经

【制法】 上述药物除鹿角胶外,余药加水煎煮3次,滤汁去渣,合并滤液,加热浓缩为清膏,将鹿角胶加适量黄酒,浸泡后隔水炖烊,冲入清膏和匀,加入蜂蜜、冰糖等辅料,小火熬炼至挂旗,收膏即可。

【用法】 每次15~20g,每日2次,在两餐之间,用温开水冲服。

【注意事项】 忌食萝卜,不宜食用芥菜、绿豆等,也不宜茶水送服。

膏方二：甘氏养生膏Ⅱ号方

【来源】 来自湖北省中医院甘爱萍教授。

【方药】 白术45g、陈皮15g、丹参30g、茯苓45g、黄精45g、黄芪45g、麦门冬30g、砂仁15g、生地黄30g、天门冬30g、菟丝子45g、西洋参30g、淫羊藿30g、郁金30g、浙贝30g、知母30g、鹿角胶45g。

【图解】

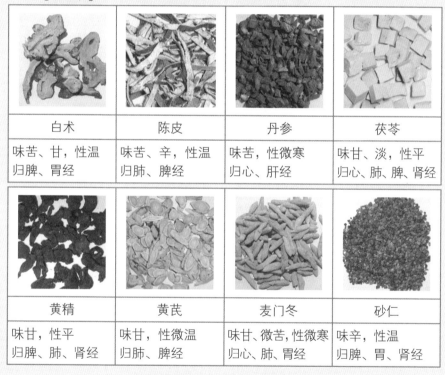

白术	陈皮	丹参	茯苓
味苦、甘，性温 归脾、胃经	味苦、辛，性温 归肺、脾经	味苦，性微寒 归心、肝经	味甘、淡，性平 归心、肺、脾、肾经
黄精	黄芪	麦门冬	砂仁
味甘，性平 归脾、肺、肾经	味甘，性微温 归肺、脾经	味甘、微苦，性微寒 归心、肺、胃经	味辛，性温 归脾、胃、肾经

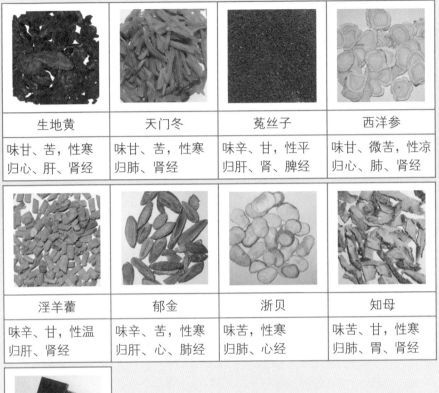

生地黄	天门冬	菟丝子	西洋参
味甘、苦，性寒 归心、肝、肾经	味甘、苦，性寒 归肺、肾经	味辛、甘，性平 归肝、肾、脾经	味甘、微苦，性凉 归心、肺、肾经

淫羊藿	郁金	浙贝	知母
味辛、甘，性温 归肝、肾经	味辛、苦，性寒 归肝、心、肺经	味苦，性寒 归肺、心经	味苦、甘，性寒 归肺、胃、肾经

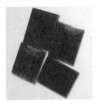

鹿角胶
味甘、咸，性温 归肝、肾经

【制法】 上述药物除鹿角胶外，余药加水煎煮3次，滤汁去渣，合并滤液，加热浓缩为清膏，将鹿角胶加适量黄酒，浸泡后隔水炖烊，冲入清膏和匀，加入蜂蜜、冰糖等辅料，小火熬炼至挂旗，收膏即可。

【用法】 每次15～20g，每日2次，在两餐之间，用温开水冲服。

【注意事项】 忌食萝卜，不宜食用芥菜、绿豆等，也不宜茶水送服。

2. 肾阴虚症

【症候】 腰膝酸软，五心烦热，头晕耳鸣，口燥咽干，潮热盗汗，或骨蒸发热，形体消瘦，失眠健忘，性情急躁，齿松发脱，遗精，早泄，经少、经闭，大便干燥，舌质红少津，少苔或无苔，脉细数。

【治法】 益肾滋阴。

膏方一：补肾膏Ⅱ号方

【来源】 来自湖北省中医院巴元明教授。此膏方以左归丸和知柏地黄丸加减而成，经多年临床实践证明有效。

【方药】 生地黄 100g、山药 100g、山茱萸 100g、龟板胶 50g、泽泻 35g、丹皮 50g、枸杞 100g、菊花 50g、川芎 35g、知母 50g、黄柏 50g、女贞子 65g、制首乌 100g、麦芽 50g、谷芽 50g、阿胶 100g、党参 100g、白术 65g、陈皮 50g、木香 65g、黄芪 100g、白芍 65g、当归 65g、菟丝子 100g。

【图解】

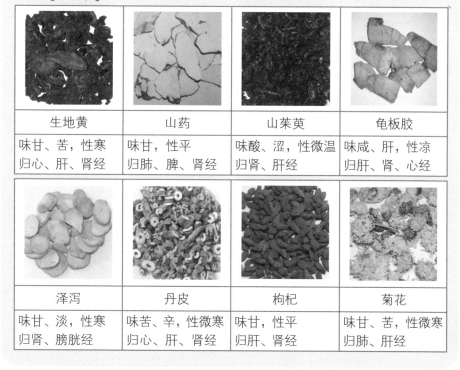

生地黄	山药	山茱萸	龟板胶
味甘、苦，性寒 归心、肝、肾经	味甘，性平 归肺、脾、肾经	味酸、涩，性微温 归肾、肝经	味咸、肝，性凉 归肝、肾、心经

泽泻	丹皮	枸杞	菊花
味甘、淡，性寒 归肾、膀胱经	味苦、辛，性微寒 归心、肝、肾经	味甘，性平 归肝、肾经	味甘、苦，性微寒 归肺、肝经

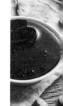

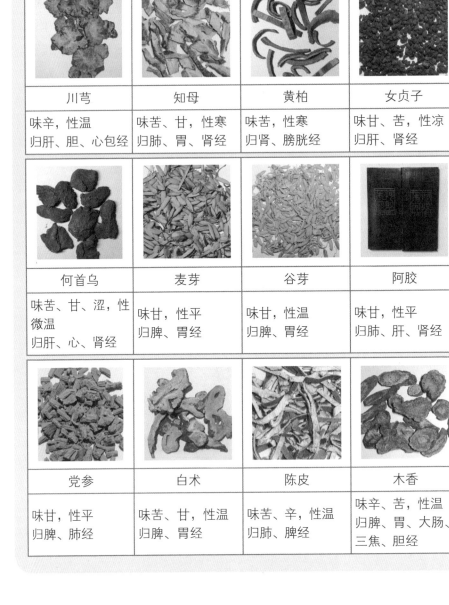

川芎	知母	黄柏	女贞子
味辛，性温 归肝、胆、心包经	味苦、甘，性寒 归肺、胃、肾经	味苦，性寒 归肾、膀胱经	味甘、苦，性凉 归肝、肾经
何首乌	麦芽	谷芽	阿胶
味苦、甘、涩，性 微温 归肝、心、肾经	味甘，性平 归脾、胃经	味甘，性温 归脾、胃经	味甘，性平 归肺、肝、肾经
党参	白术	陈皮	木香
味甘，性平 归脾、肺经	味苦、甘，性温 归脾、胃经	味苦、辛，性温 归肺、脾经	味辛、苦，性温 归脾、胃、大肠、 三焦、胆经

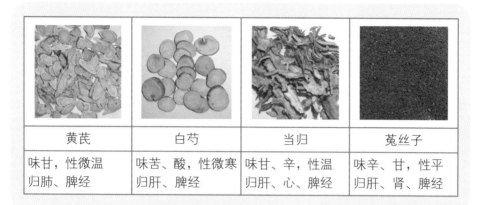

黄芪	白芍	当归	菟丝子
味甘，性微温 归肺、脾经	味苦、酸，性微寒 归肝、脾经	味甘、辛，性温 归肝、心、脾经	味辛、甘，性平 归肝、肾、脾经

【制法】 上述药物除龟板胶、阿胶外，余药加水煎煮3次，滤汁去渣，合并滤液，加热浓缩为清膏，将龟板胶、阿胶加适量黄酒，浸泡后隔水炖烊，冲入清膏和匀，加入蜂蜜、冰糖等辅料，小火熬炼至挂旗，收膏即可。

【用法】 每次15~20g，每日2次，在两餐之间，用温开水冲服。

【注意事项】 忌食萝卜，不宜食用芥菜、绿豆等，也不宜茶水送服。

膏方二：甘氏养生膏1号方

【来源】 湖北省中医院甘爱萍教授。

【方药】 炒白术45g、当归45g、佛手15g、黄柏25g、麦门冬30g、砂仁15g、生白芍45g、石斛45g、天门冬30g、西洋参45g、郁金30g、丹皮30g、阿胶45g、茯苓45g、黄芪45g、芡实45g、山药30g、生地黄25g、熟地黄25g、浙贝30g。

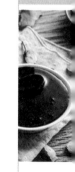

【图解】

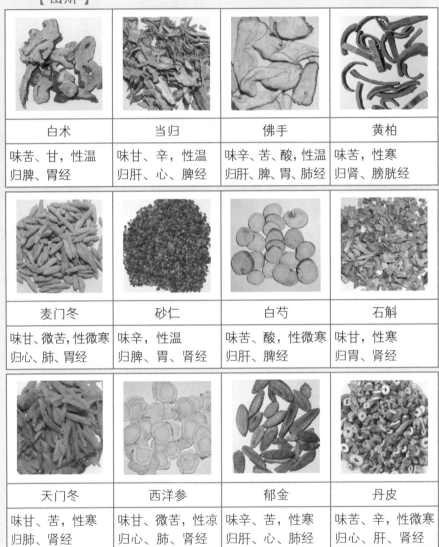

白术	当归	佛手	黄柏
味苦、甘，性温 归脾、胃经	味甘、辛，性温 归肝、心、脾经	味辛、苦、酸，性温 归肝、脾、胃、肺经	味苦，性寒 归肾、膀胱经
麦门冬	砂仁	白芍	石斛
味甘、微苦，性微寒 归心、肺、胃经	味辛，性温 归脾、胃、肾经	味苦、酸，性微寒 归肝、脾经	味甘，性寒 归胃、肾经
天门冬	西洋参	郁金	丹皮
味甘、苦，性寒 归肺、肾经	味甘、微苦，性凉 归心、肺、肾经	味辛、苦，性寒 归肝、心、肺经	味苦、辛，性微寒 归心、肝、肾经

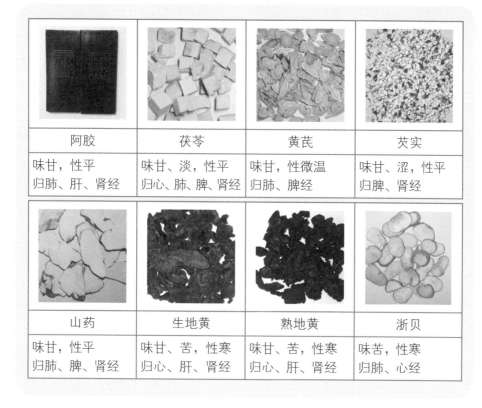

阿胶	茯苓	黄芪	芡实
味甘,性平 归肺、肝、肾经	味甘、淡,性平 归心、肺、脾、肾经	味甘,性微温 归肺、脾经	味甘、涩,性平 归脾、肾经
山药	生地黄	熟地黄	浙贝
味甘,性平 归肺、脾、肾经	味甘、苦,性寒 归心、肝、肾经	味甘、苦,性寒 归心、肝、肾经	味苦,性寒 归肺、心经

【制法】 上述药物除阿胶外,余药加水煎煮3次,滤汁去渣,合并滤液,加热浓缩为清膏,将阿胶加适量黄酒,浸泡后隔水炖烊,冲入清膏和匀,加入蜂蜜、冰糖等辅料,小火熬炼至挂旗,收膏即可。

【用法】 每次15~20g,每日2次,在两餐之间,用温开水冲服。

【注意事项】 忌食萝卜,不宜食用芥菜、绿豆等,也不宜茶水送服。

3. 气虚症

【症候】 胸闷气短,疲乏无力,自汗畏风,易于感冒,食欲不振,腹胀便溏,舌淡,苔白,脉细或弱。

【治法】 益气固表。

膏方：益气温阳膏

【来源】 来自河北省中医院刘淼。

【方药】 人参300g、党参300g、附子100g、桂枝300g、玉竹300g、鹿角胶300g、熟地黄200g、当归200g、茯苓200g、炒白术200g、山药200g、吴茱萸100g、五味子100g、巴戟天100g、女贞子100g、大枣50g、陈皮50g、当归50g、枸杞50g、川芎50g。

【图解】

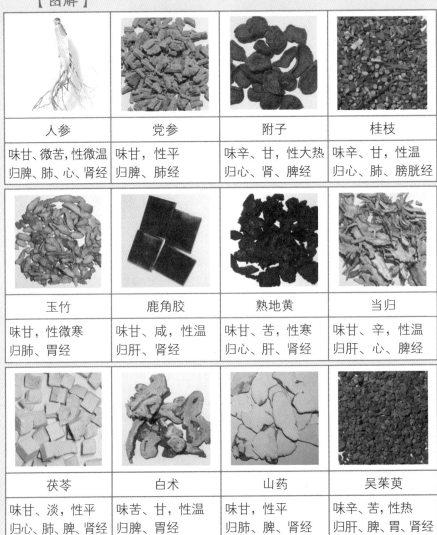

人参	党参	附子	桂枝
味甘、微苦,性微温 归脾、肺、心、肾经	味甘,性平 归脾、肺经	味辛、甘,性大热 归心、肾、脾经	味辛、甘,性温 归心、肺、膀胱经
玉竹	鹿角胶	熟地黄	当归
味甘,性微寒 归肺、胃经	味甘、咸,性温 归肝、肾经	味甘、苦,性寒 归心、肝、肾经	味甘、辛,性温 归肝、心、脾经
茯苓	白术	山药	吴茱萸
味甘、淡,性平 归心、肺、脾、肾经	味苦、甘,性温 归脾、胃经	味甘,性平 归肺、脾、肾经	味辛、苦,性热 归肝、脾、胃、肾经

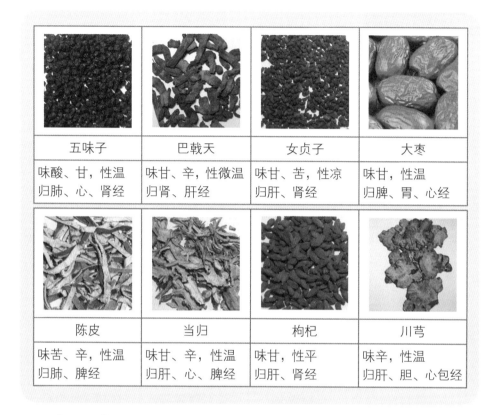

五味子	巴戟天	女贞子	大枣
味酸、甘，性温 归肺、心、肾经	味甘、辛，性微温 归肾、肝经	味甘、苦，性凉 归肝、肾经	味甘，性温 归脾、胃、心经

陈皮	当归	枸杞	川芎
味苦、辛，性温 归肺、脾经	味甘、辛，性温 归肝、心、脾经	味甘，性平 归肝、肾经	味辛，性温 归肝、胆、心包经

【制法】 上述药物除鹿角胶外，余药加水煎煮3次，滤汁去渣，合并滤液，加热浓缩为清膏，将鹿角胶加适量黄酒，浸泡后隔水炖烊，冲入清膏和匀，加入蜂蜜、冰糖等辅料，小火熬炼至挂旗，收膏即可。

【用法】 每次15~20g，每日2次，在两餐之间，用温开水冲服。

【注意事项】 忌食萝卜，不宜食用芥菜、绿豆等，也不宜茶水送服。

4. 肝郁脾虚症

【症候】 胸胁满闷，喜太息，周身窜痛不适，时发时止，情绪低落和（或）急躁易怒，咽喉部异物感，周身倦怠，神疲乏力，食欲不振，脘腹胀满，便溏不爽，或大便秘结，舌淡红或黯，苔白或腻，脉弦细或弦缓。

【治法】 疏肝健脾。

膏方：舒倦膏

【来源】　来自辽宁中医药大学第二附属医院张松兴。

【方药】　黄芪 200g、黄精 100g、山药 100g、白术 100g、党参 100g、砂仁 60g、陈皮 100g、茯苓 150g、柴胡 100g、郁金 100g、红花 150g、菟丝子 100g、杜仲 100g、牛膝 100g、麦芽 100g。

【图解】

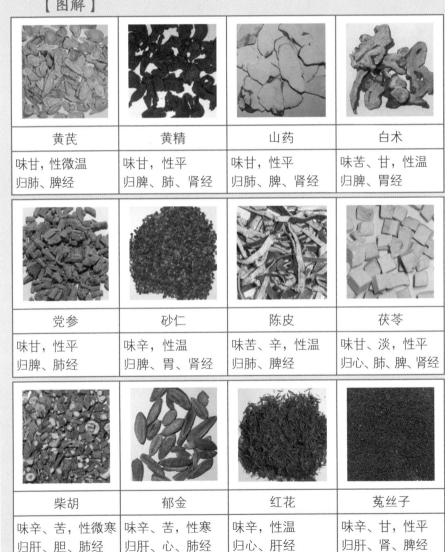

黄芪	黄精	山药	白术
味甘，性微温 归肺、脾经	味甘，性平 归脾、肺、肾经	味甘，性平 归肺、脾、肾经	味苦、甘，性温 归脾、胃经
党参	砂仁	陈皮	茯苓
味甘，性平 归脾、肺经	味辛，性温 归脾、胃、肾经	味苦、辛，性温 归肺、脾经	味甘、淡，性平 归心、肺、脾、肾经
柴胡	郁金	红花	菟丝子
味辛、苦，性微寒 归肝、胆、肺经	味辛、苦，性寒 归肝、心、肺经	味辛，性温 归心、肝经	味辛、甘，性平 归肝、肾、脾经

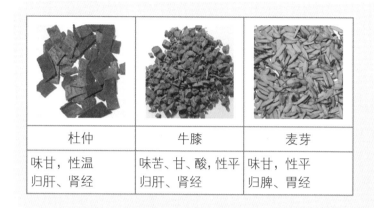

杜仲	牛膝	麦芽
味甘，性温 归肝、肾经	味苦、甘、酸，性平 归肝、肾经	味甘，性平 归脾、胃经

【制法】 上述药物加水浸泡 24 小时。大火烧开 1 小时，转小火煮 3 小时，滤汁去渣，如此三煎，合并滤液，加热浓缩为膏，再将蜂蜜、冰糖等辅料，冲入清膏和匀，小火熬炼至挂旗，收膏即可。

【用法】 每次 15～20g，每日 2 次，在两餐之间，用温开水冲服。

【注意事项】 忌食萝卜，不宜食用芥菜、绿豆等，也不宜茶水送服。

参考文献

[1] 屈岚，程丑夫.冠心病辨证分型研究概况及统计分析 [J]. 中华中医药学刊，2011（1）：175-178.

[2] 田金洲，李曰庆.中医老年病学 [M]. 上海：上海科学技术出版社，2002.

[3] 王利然.祛湿通脉膏方对痰湿质冠心病患者的干预效果分析 [J]. 中国中医药科技，2016，23（6）：702-703.

[4] 崔应珉.中华名医名方薪传 [M]. 郑州：河南医科大学出版社，1997.

[5] 汪文娟，庄燕鸿，陈保华.中医膏方指南 [M]. 上海：第二军医大学出版社.2003.

[6] 叶小汉，董明国，王婷，等.心脉康对兔动脉粥样硬化影响的实验研究 [J]. 中国中医药科技，2010，17（5）：405-406.

[7] 于云华，苏建春，塔衣尔江，等.118 例颈动脉粥样硬化中医辨证分型特点分析 [J]. 中华中医药杂志，2010（5）：798-800.

[8] 吕洪雪，王婷，叶小汉，等.180 例动脉粥样硬化患者中医证型特点分析 [J]. 广东医学院学报，2017，35（1）.

[9] 鲁东志，荣文平，周涛，等.黄芪通脉合剂治疗闭塞性动脉硬化症的临床与实验研究 [J]. 中国中西医结合杂志，2002，22（9）：670-673.

[10] 孔令越.颜德馨教授从气血为纲论治心律失常经验 [J]. 中国中医急症，2014，23（4）：641-643.

[11] 钱玥，钱钧.黄连温胆汤加减治疗痰火扰心型心悸 60 例 [J]. 浙江中西医结合杂志，2017，27（6）：485-487.

[12] 卢世秀，苏凤哲.路志正教授从中焦论治心悸撷要 [J]. 世界中西医结合杂志，2009，4（12）：837-838.

[13] 徐燕芳，冯萍萍，童宝燕，等.张融碧运用归脾汤化裁治疗健忘证经验 [J]. 湖南中医杂志，2017，33（7）：27-29.

[14] 谭子虎，兰汉超，杨琼，等.加减薯蓣丸对非痴呆血管性认知功能障碍早

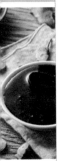

期干预的临床研究 [J]. 中国中西医结合杂志，2013，33（1）：27-30.

[15] 徐重白，贾坚，吴中华. 慢性心衰中医辨证分型及规范化治疗与预后的相关性 [J]. 江西中医药，2011，42（9）：9-11.

[16] 肖群杰. 慢性心衰中医病机及临床辨证治疗 [J]. 中国现代药物应用，2013，7（8）：131-132.

[17] 孙灿朝，高嵩山. 保元汤合桃红四物汤加减治疗心衰病气虚血瘀型临床观察 [J]. 中医临床研究，2014（17）：62-63.

[18] 顾颖敏. 加服真武汤加味治疗阳虚水泛型心衰的临床研究 [J]. 广西中医药，2012，35（2）：12-14.

[19] 宋岳涛，杨颖娜. 老年病的特点与预防 [J]. 实用心脑肺血管病杂志，2008，16（10）：82.

[20] 中华中医药学会肺系病分会 / 中国民族医药学会肺病分会. 普通感冒中医诊疗指南（2015 版）[J]. 中医杂志，2016，57（8）：716-720.

[21] 周仲瑛. 中医内科学 [M]. 2 版. 北京中国中医药出版社，2007：63.

[22] 宋恩峰，汪六林，宋金春. 清热解毒颗粒防治感冒疗效观察 [J]. 陕西中医，2013（12）.

[23] 范伟赢，王伯章. 体虚感冒的中医辨证论治 [J]. 陕西中医学院学报，2007(1).

[24] 李建生. 老年人普通感冒的中医辨证治疗概要 [J]. 河南中医，2010，30(4)：367-368.

[25] 田爱平，张洪利，彭会娟，等. 穴位贴敷联合膏方防治反复感冒的疗效观察 [J]. 北方药学，2015（6）.

[26] 李建生. 慢性阻塞性肺疾病中医辨证治疗概要 [J]. 河南中医学院学报，2009，24（4）：9-11.

[27] 周维，钟云青，杨红梅，等. 中药治疗慢性阻塞性肺疾病稳定期随机对照试验的系统评价 [J]. 中国循证医学杂志，2009，9（3）：311-318.

[28] 高德茹. 慢性咽炎的中医辨证施治 [J]. 黑龙江中医药，2007（4）.

[29] 杨少波，王孟薇，张子其，等. 胃癌前黏膜变化的自然演变规律研究 [J]. 中国综合临床，2005，21（3）：193-194.

[30] 中华中医药学会脾胃病分会. 慢性萎缩性胃炎中医诊疗共识意见 [J]. 中国中西医结合消化杂志，2010，18（5）：345-349.

[31] 中华中医药学会脾胃病分会. 慢性浅表性胃炎中医诊疗共识意见 [J]. 中国

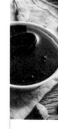

中西医结合消化杂志，2010，18（3）：207–209.

[32] 中华医学会消化病学分会.中国慢性胃炎共识意见 [J]. 胃肠病学，2013，18（1）：24–36.

[33] 高蔚，王增珍，黄绪，等.饮食行为与慢性胃炎 [J]. 医学与社会，1996，9（4）：18–19，26.

[34] 中华消化杂志编委会.消化性溃疡病诊断与治疗规范（2013，深圳）[J]. 全科医学临床与教育，2014，12（3）：243–246.

[35] 陈灏珠，林果为，王吉耀.实用内科学（14 版）[M]. 北京：人民卫生出版社，2013：1918.

[36] 陈冠华，彭永强.消化性溃疡复发的原因及防治策略 [J]. 吉林医学，2014，35（15）：3285–3286.

[37] 李整社，焦芬，麻友兵，等.消化性溃疡复发影响因素及预防策略 [J]. 河北医学，2013，19（10）：1561–1564.

[38] 郭静尹.消化性溃疡复发相关影响因素的临床分析 [J]. 中国医药导刊，2012，14（1）：30–31.

[39] 中华医学会消化病学分会胃肠动力学组，中华医学会外科学分会结直肠肛门外科学组.中国慢性便秘诊治指南（2013，武汉）[J]. 胃肠病学，2013，18（10）：605–612.

[40] 姚欣艳，刘朝圣，李点，等.熊继柏教授辨治便秘经验 [J]. 中华中医药杂志，2015，30（11）：3990–3992.

[41] 胡薇，喻德洪.便秘心理因素的评估和治疗 [J]. 大肠肛门病外科杂志，2004，10（2）：150–153.

[42] 颜乾麟，刑斌.实用膏方 [M]. 上海：上海科学普及出版社，2003.

[43] 李军，史嵩海，张学文.中医脑脏理论体系的构建及其临床应用 [J]. 陕西中医学院学报，2013（3）.

[44] 马斌，高颖.中风病恢复期症候要素的研究 [J]. 江苏中医药，2007，39（1）：27–29.

[45] 傅凯丽，张玉莲.动物类药在中风后遗症治疗中的应用 [J]. 吉林中医药，2012，32（1）：81–82.

[46] 路玉滨，张俊龙总.脑血管疾病 [M]. 北京：中医古籍出版社，2000.

[47] 陶根鱼，杜晓泉.益气活血法在缺血性中风病中的地位 [J]. 陕西中医学院

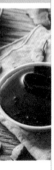

学报，1998（3）：1-2.

[48] 查良伦，沈自伊．补阳还五汤冲剂治疗缺血性中风的临床研究 [J]. 中国中西医结合杂志，1994（2）：74-75.

[49] 李录山．镇肝熄风汤加味治疗中风阴虚风动型疗效观察 [J]. 中国实用神经疾病杂志，2014，17（3）：93-94.

[50] 李俭，秦玉峰，谢英彪．中医膏滋方临床应用荟萃 [M]. 北京：人民军医出版社，2010.

[51] 吴银根，方泓．中医膏方治疗学 [M]. 北京：人民军医出版社，2011.

[52] 贾跃进．膏方妙用 [M]. 北京：人民军医出版社，2013.

[53] 李祥云．妇科膏方应用指南 [M]. 上海：上海中医药大学出版社，2005.

[54] 王育学．亚健康状态 [M]. 南昌：江西科学技术出版社，2002.

[55] 中华中医药学会．亚健康中医临床指南 [M]. 北京：北京中国中医药出版社，2006.

[56] 颜新．亚健康的调治 [M]// 胡冬裴．中国膏方学 [M]. 上海：上海中医药大学出版社，2004.

[57] 朱嵘．亚健康中医临床指南解读 [J]. 中国中医药现代远程教育杂志，2009，7（2）：54-55.

[58] 聂晨．冬令补肾膏方干预临床亚健康状态肾阳虚肾阴虚证的临床研究 [D]. 武汉：湖北中医药大学，2013.

[59] 黄风，周亚平．膏方治疗亚健康状态肾阳虚证 [J]. 长春中医药大学学报，2014，30（4）：676-677.

[60] 刘淼．益气温阳膏用于亚健康（气虚质兼阳虚质）临床治疗效果及预后评价 [J]. 光明中医，2008，40（4）：32-34.

[61] 杨志敏，谢东平，麦润汝，等．参芪益气膏调治亚健康疲劳状态的临床研究 [J]. 新中医，2009，41（4）：64-66.

[62] 汤宇，张松兴，霍华英．自拟舒倦膏方治疗劳倦的疗效观察 [J]. 山西医药杂志，2016，45（5）：602-603.

[63] Petsky H L，Cates C J，Lasserson T J，et al. A systematic review and meta-analysis： tailoring asthma treatment on eosinophilic markers（exhaled nitric oxide or sputum eosinophils）[J]. Thorax，2012，67（3）：199-208.

[64] Tang X D，Li B S，Zhou L Y，et al.Clinical practice guideline of Chinese

medicine for chronic gastritis[J].Chin J Integr Med，2012，18（1）：56-71.

[65] CHU H，ZHONG L，LI H，et al. Epidemiology characteristics of constipation for general population，pediatric population，and elderly population in China[J]. Gastroenterol. Res Pract：2014，532734. doi：10.1155/2014/532734.